U0223392

南詹正骨传承与创新

主编 邓芳文

世界图书出版公司

图书在版编目（CIP）数据

南詹正骨传承与创新 / 邓芳文主编 . -- 北京：世界图书出版公司，2021.12

ISBN 978-7-5192-9056-6

Ⅰ . ①南… Ⅱ . ①邓… Ⅲ . ①正骨疗法 Ⅳ . ① R274.2

中国版本图书馆 CIP 数据核字（2021）第 222836 号

书　　名	南詹正骨传承与创新
（汉语拼音）	NANZHAN ZHENGGU CHUANCHENG YU CHUANGXIN
主　　编	邓芳文
总 策 划	吴 迪
责任编辑	韩 捷　崔志军
装帧设计	刘 琦
出版发行	世界图书出版公司长春有限公司
地　　址	吉林省长春市春城大街 789 号
邮　　编	130062
电　　话	0431-86805559（发行）　0431-86805562（编辑）
网　　址	http://www.wpcdb.com.cn
邮　　箱	DBSJ@163.com
经　　销	各地新华书店
印　　刷	三河市嵩川印刷有限公司
开　　本	787 mm×1092 mm　1/16
印　　张	18.25
字　　数	358 千字
印　　数	1—2 000
版　　次	2022 年 1 月第 1 版　2022 年 1 月第 1 次印刷
国际书号	ISBN 978-7-5192-9056-6
定　　价	135.00 元

版权所有　翻印必究

（如有印装错误，请与出版社联系）

编委会

主　编

邓芳文

副主编

吴四平　尹新生　孙德贵

吴仕辉　欧　礼　陈玉英

吴益龙

编　委

肖运生　詹衡湘　雷怀钰

唐超雄　徐雪荣　肖　伟

尹书东　陈小华　周光华

陈一帆　吴超辉　廖国平

梁晋

序

南詹正骨作为家传秘方的一种正骨疗法，诞生于清代晚期的湖南常宁。南詹正骨中的疏经术、理经刀、鹤嘴式整骨钳、波浪板等专长绝技在2015年被列入"湖南省首批十八项中医药专长绝技"，在传统中医骨伤科学的发展中具有深远影响。

邓芳文院长作为常宁市中医医院院长，行医数十载，德艺双馨，学验俱丰，具有坚定的政治立场和较高的医疗业务水平。他在繁忙的工作之余，嗜学不厌，勤于笔耕，编写《南詹正骨传承与创新》一书。在他的书稿中可以看出，他在南詹正骨事业上取得了不凡成绩。

本书内容翔实，讲述了南詹正骨的渊源、精髓、手法整复、专长绝技与用药法，还收录了南詹正骨代表性学术论文、科普创作等。邓芳文院长将他多年的学术经验进行了总结。多年来，他勤耕杏林，积极带教，桃李满门，坚持中西医并重，守正创新。他医院管理经验丰富，工作作风扎实，专业技术精湛，培养了大批中医正骨人才，为祖国医学的发展做出了突出贡献。

在《南詹正骨传承与创新》一书即将付梓之际，欣然为其作序，祝愿邓芳文院长在南詹正骨事业上做出更大成绩！

第三届国医大师

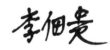

南詹正骨是一种运用专长绝技和家传秘方治疗骨伤疾病的中医正骨疗法，诞生于清代晚期的湖南常宁，历经数代传承人的努力，形成了以常宁市中医院为传承基地弟子遍布华南大地的传承体系，在湘南享有盛誉。2016 年被湖南省人民政府公布为湖南省第四批非物质文化遗产保护名录、湖南省非物质文化代表性项目，南詹正骨疏经术、南詹正骨理经刀、南詹正骨鹤嘴式整骨钳、南詹正骨波浪板等南詹正骨专长绝技在 2015 年被列入"湖南省首批十八项中医药专长绝技"。南詹正骨是湖南中医正骨"南詹北张"两大主流之一，在传统中医骨伤科学的发展史上具有重要学术地位和深远影响。

常宁市中医院创建于 1956 年 4 月，建院之初即由南詹正骨第二代传承人詹镇川成立骨伤科，应用南詹正骨疗法治疗骨伤科病人。经过半个多世纪的发展，常宁市中医院由建院初期的十几张床位，发展到现在开设临床科室 27 个、开放床位 1000多张，现已发展成以骨伤科为特色，集医疗、预防、保健、教学、科研为一体的国家三级中医医院、湖南中医药大学教学医院。医院技术力量雄厚，有着浓郁的中医专科特色，拥有 1 个全国基层名老中医药专家传承工作室、1 个省级南詹正骨疗法传承工作室、1 个湖南省直创伤中心（湘南片区）、1 个衡阳市级非物质文化遗产传承所，8 个省级、国家级重点建设专科，被誉为"湘南骨科泰斗""三湘中医的一面旗帜"。

为了弘扬南詹正骨学术思想，在做好传承的基础上，不断充实和创新南詹正骨医学体系，常宁市中医院自 2018 年起，即组织专门力量，广泛搜集南詹正骨的传承和学术资料，历经近三年时间，编撰、整理、完成了这本《南詹正骨传承与创新》。全书共分七章，分别介绍了南詹正骨源远流长，南詹正骨的精髓——秘传疏经术，南詹正骨的手法整复——要领与秘诀，南詹正骨的专长绝技，南詹正骨用药法，南詹正骨代表性学术论文，南詹正骨传承与创新。本书资料全面，史料翔实，使南詹正骨这一历经一百多年而不衰的中医正骨疗法的学术思想和临床经验，得以全面总结。

在本书即将出版之际，我们对始终关心、支持南詹正骨疗法和常宁市中医院建设和发展的各级领导、专家，对为传承和发展南詹正骨疗法做出奉献的常宁市中医院广大职工，对为本书的整理、编撰做出贡献的各位同人，一并表示衷心感谢。

由于我们水平所限，本书至交付出版时，仍有很多不尽如人意之处，恳请广大读者提出宝贵的意见。

编　者
2021 年 3 月

目　录

第一章　南詹正骨源远流长

❀ 第一节　南詹正骨鼻祖——詹顺庭

詹顺庭号善丞，常宁栗塘村（现南枫村）人，生于1874年，近代名医，"南詹正骨"技术创始人。

詹顺庭幼年家境贫寒，断断续续读了2年私塾后，从10岁起，就开始习武。13岁离家当童工，因爱武功，被在桂阳等地做牛马生意的范文标看中，收为徒弟，跟随范文标习武。后又拜在江湖郎中彭玉宣门下，跟随彭玉宣闯江湖卖草药。

对詹顺庭影响较深的还有一位师傅是常宁籍老乡正同人詹春芳，此人是清朝末年民国初期一代侠客，经常游走江湖，武艺高强，精通医术。詹顺庭在其门下学了不少武艺和医术，让詹顺庭快速成长起来。

云南法师刘发荣对詹顺庭影响最大。刘发荣拳脚功夫很好，并有不少绝招，医治跌打损伤亦有许多秘方。詹顺庭拜刘发荣为师后，跟随其遍游广东、广西、云南、贵州等省。詹顺庭向刘发荣学了不少技术，拳、棍、刀、剑样样皆能，尤其擅长治疗跌打损伤，甚得师傅喜爱。

詹顺庭青年时的这些阅历让他初步接触到中医药知识，为他以后成为一代骨科名医攒下实践经验。

1892年，18岁的詹顺庭报国投军。1894年7月25日，中日甲午战争爆发，詹顺庭奋击倭寇，由于作战英勇，表现突出，荣获五等勋章。

退役后，拥有一身武艺的詹顺庭往来于云南、广西、四川、贵州、湖南等数省，为富商保镖护送银圆货物，干起押镖营生。后在押镖过程中受伤，认识到押镖营生不是安生立身之本，受各位师傅的医术影响，于是就立志学医。

詹顺庭刻苦学习、钻研医术，自学《医林改错》等中医药书籍。经过自身不断努力，逐渐掌握医术要领，并融合众师之术，博采众长，经过自己反复的临床经验，独创出自己正骨体系"茅庐正骨医学"，即被后人尊称为"南詹正骨"疗法。

1906年（清光绪三十二年），詹顺庭回到常宁，遇到县城建造公信昌公司大楼工匠高处跌落摔伤事故，在他人束手无策之时，詹顺庭仔细检查伤者，用自己发明的理经刀和独创的疏经术，对昏迷者和筋骨损伤者进行穴位点拨、按压、化符喷水，几位昏迷者立即苏醒，稍作休息竟能活动自如。骨折者，经手法整复，就地取材，从建房用的杉树尾部取杉木皮，用刀刮成符合人体力学原理的外固定小夹板，将骨折部分固定，按摩受伤部位，又用碗化符喷水，经过一系列的专业手法处理，摔成骨折的伤员亦即能动颤。从此詹顺庭在常宁医名大震，乃悬壶于市，开始了自己正式的行医生涯。

1921年（民国十年），湖南省水口山铅锌矿务局矿山医院成立伤科，鉴于詹顺庭在常宁的名气，矿山医院特聘请詹顺庭为伤科科长，为矿工们医治工伤。

1922年11月22日，共产党员领导水口山工人运动取得胜利后，多名共产党员遭到敌人的追捕，詹顺庭以自己名气和行医的方便，掩护蒋先云等一批共产党员安全脱险。

1927年5月21日晚，国民党发动"马日事变"，詹顺庭因掩护十余名革命志士，后被矿务局当局怀疑，遂辞去水口山矿务局职务，回家乡粟塘继续行医，济世救民。

詹顺庭曾为多名党政要人诊治疾病，并取得良好治疗效果。同时利用其精湛骨科技术，惠民无数，不计报酬，深得民心！

1945年4月，充满传奇一生的詹顺庭因病逝世，享年72岁。

第二节　南詹正骨声名远　茅庐医庄世泽长

常宁城郊西北3千米，衡枣连接线旁400余米，是常宁市兰江乡南枫村栗塘湾，一个在常宁地图上毫不起眼的小村庄。提起它，知者寥寥。但要是说起南詹正骨，说起詹顺庭的大名，在湘南一带，甚至整个湖南，稍微上了点年纪的人，几乎无人不知、无人不晓。

南詹正骨的声名，早在清末及民国初期，就风靡国内乃至欧美各国。它集治疗、疏经、保健为一体，独有造诣，自成一派，传承发展为骨伤科一块靓丽瑰宝。

南詹正骨创始人詹顺庭，清同治人氏。追溯其近代史源，在南枫村栗山湾的神坛上，尚保存有一尊家先神龛，灵牌正中并竖两行，"显考詹公盛嵩、显妣陆氏夫人之神位"；左边书有"敕授六品顶戴"。灵牌上的神主，便是詹顺庭的先父母。其父詹盛嵩，雇农出身。于清咸丰年间投军，升任某部某职，征战广西退役湖南时，携广西南丹逃难之女陆氏还乡。成家后，仍贫居栗山湾务农，生二男一女。詹顺庭便是其次男。

栗山湾曾有一副对联，"栗木刚毅成大器，山村简陋不凡庸。"詹顺庭兄妹亲嫡威武英俊，聪敏好学，出类拔萃。大家庭分伙后，詹顺庭移居栗塘湾。

1937年以后，虽国民党政要多次电邀，詹顺庭均以年事已高谢绝。1944年，常宁沦陷，他避居山村，不为敌伪所用。1945年病故，享年72岁。

詹顺庭救治伤残无数，不计报酬，常为贫困者垫付药费，减收，免收治疗费，有求必应。因此，"詹法师妙手回春""佛佗""华佗"美誉广为流传，其居舍匾牌、锦旗无数。

詹因读书不多，他的伤科治疗术，十二子午流注穴位按摩疏经术、保健术未能写成理论著作，仅存《伤科汇方》抄本传世，其医术、医方多以言传手教与子孙后世（主要传与其子詹镇川、詹氏后嗣及世亲唐氏）。

从詹顺庭至其子、孙相当一段时期，全国各地特别是川、滇、黔及省内各地，常有患者远道赴常宁就医，均颇得满意效果，喜兴而归。詹顺庭从医大半生涯，医艺神奇，医德高尚，医效显著；从军、从政短暂，报国效民赤胆忠心。他奋斗毕生，家业稍有发迹，自建房产有正房舍（占地300余平方，青砖间土砖瓦盖）、庄房舍（占地300余平方，土砖茅盖）共两处。正房舍居栗塘湾中，庄房距湾200余米。时任民国湖南省主席何健，曾多次亲临詹顺庭居舍探访，并为其舍题金字匾牌"詹顺庭法师茅庐医庄"，寓德、才、艺喻亮。

新中国成立后，"土改"时，其正房舍划分他人居住，现虽破败和部分改建，尚基本保存；庄房舍留与子孙后嗣，后原位修缮改造。

詹顺庭故居其庄舍曾修缮两次（正房舍已由他人管业）。第一次是1978年，由第一代传承人即其子詹镇川主持。修缮后，全省首届骨科研讨会来常宁召开，到此参观、研讨。詹镇川于1988年病故。生前，他与唐益扬将医术除传承自家子嗣外，还培养了中医院骨伤科肖运生、谭辉刚等一代"南詹正骨"继承人。

第二次修缮是1990年，由第二代传承人即其孙詹经山主持（原湖南中医药大学骨科教授，全国外固定学会常务理事、湖南省骨科专科委员会常务理事、首届国际颈肩腰腿痛学会理事。曾多次特邀为毛致用、熊清泉、滕文生等领导及家属治病，受到赞赏和倚重）。此次修缮曾得到原中共中央委员滕文生的高度重视、湖南省物质厅及医学界人士的大力支持。詹经山于1992年病故，现在全国各地还有同仁及学生等名士多人。

詹经山病故后，其3个儿子分别另地置房居住，茅庐医庄由后嗣保管，产权不能分割，作为詹氏骨科即南詹正骨文物传承。医庄现藏有"全国华佗金像奖"一尊，各种省级以上奖品、证书百余件，名人题词匾牌、锦旗数十件，各届骨科研究纪念像数十张；已发表的论文百余篇，全国发行的《秘传疏经术》一册；与国防科技大学、中国航空航天工业部、湖南中医药大学合作获得国家专利证书的疏经治疗仪、锥形螺纹钉、外固定器等多种独特器械；湖南中医药大学《杉树皮小夹板的研究》的课题研究资料，幻灯片、实物等模型；还有 1982 年湖南民间科技研究院批准成立"詹顺庭骨伤科疏经术常宁研究所"，科研项目的批件，其获得湖南省计委"九五计划"的科研项目资金。

南詹正骨，是社会的非物质文化遗产；茅庐医庄，更是常宁的一张尚待完整开发利用、可持续发展的城市名片。

（詹柏林　詹慧群）

第三节　深切缅怀南詹正骨老前辈

记"南詹正骨"传人——我的父亲詹经山

詹衡湘

詹经山生于 1931 年 3 月 24 日，殁于 1992 年 1 月 22 日，享年 62 岁，祖居常宁市南枫村栗塘组，后迁入茅冲定居。此屋原系自家庄屋，仅仅有几间土坯斗墙茅草房，因年久失修，无人管理，未来得及翻盖淋漏不堪，八口之家，深夜聚居在滴漏之下，困苦难宿，度日如年，家庭生活十分困难。他老一到冬天，双足底边开裂渗血，行走在地上有血迹足印，疼痛难忍。他经常出外打短工，连挑煤炭都受别人排斥。因打零工出身，吃的是剩杂食物，有时犁田回家给几把干盐菜。他老性格坚韧，一般不求助别人的支援。因茅草房日晒，每年都要翻盖，他日间忙于劳动，夜间四处收稻草盖房，几经反复终不止漏，于 20 世纪 60 年代前期，搬至东塔村居住半年，由于别人需要用房，又重新搬回茅冲。数年后，干脆改盖杉树皮，因杉树皮质量差、皮薄，也经不住太阳暴晒及雨淋，大风一吹，杉皮连屋上树一起下地，同样日晒雨淋。20世纪70年中期改用红砖瓦片盖房才得到安居。

因当时是土地改革，单干农业生产，终须依赖风调雨顺，一旦遇到灾荒，生活很难得到保证，于是他老继承家传中医正骨医术的衣钵，边生产边学习，并跟随祖父镇川出师视诊。其实他早于1949年跟随祖父镇川公学习中医骨伤科，在祖父的指点下勤学医学古籍，苦练基本技能。

1953年，经县卫生部门考核，家父获得毕业文凭正式行医，在家乡走村串户，服务百姓，因待人和蔼可亲，视患者为亲人而得到好评。1954年，家父经县卫生科邵学文科长推荐，调入常宁县中医院继承祖父医术。1956年调常宁县松柏农村卫生院单独搞骨伤科。1959年由衡阳市卫生局调入衡阳市地区中医药研究所（原衡阳市中医院）工作。1961年，家父又调回常宁县中医院协助祖父整理家传骨伤科医术资料（图1-1、图1-2）。

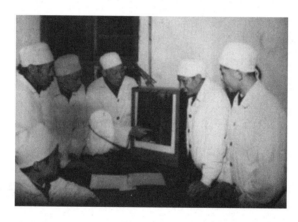

图1-1 南詹正骨传承人詹镇川、詹经山在传授南詹正骨疗法（1）

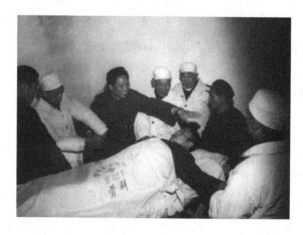

图1-2 南詹正骨传承人詹镇川、詹经山在传授南詹正骨疗法（2）

1962 年，由省卫生厅下令，家父调入湖南省中医药研究所（现湖南中医学院附属第二医院，即湖南省中医院）从事骨伤科，其间由省卫生厅分配到益阳县中医院整理刘向荣老医师的骨伤科资料。一年后又返回中医学院附属第二医院一直至 1992 年病故。

新中国成立后，在党的正确领导下，他光荣加入中国共产党，年年被评为优秀党员。由于他勤学苦练，由一个学徒医生晋升为副主任医师、教授，从县级医院进入高等学府，将家传正骨医术不断创新，发扬光大，受到国内医学界的好评。

1984 年任中国中医学会湖南省骨伤科专业委员会顾问，1985 年任全国骨伤科外固定学会常务理事，1986 年任中国中西医结合研究会湖南省骨伤科学会副主任，1988 年任中国残疾人医学会湖南分会理事，1988 年任中国康复医学会湖南分会理事，1989 年任中国红十字会湖南分会理事，1989 年任全国软组织疼痛研究会理事。

为了培养更多的骨伤科人才，其传人有儿子衡湘、华湘、建湘，宁乡县戴宁安，跟师的肖四旺、王涛、陈远旺、谭兴元、李衡，还有不少参师进修学习的。在教学方面，除了完成学院分配的教学任务外，还为中西医结合骨伤科学会举办的师资班及全省骨伤科提高班授课。由于工作成绩突出，先后十多次获省、学院先进工作者称号。他老在卫生系统工作近半个世纪，得到省卫生厅的认可，并命名为"詹氏茅芦正骨医学流派"继承人。

从新中国成立初期到"文化大革命"期间，他以临床工作为主，主攻中医系列骨伤科古籍和现代骨伤科专业文献，为了总结家传医学经验著述，对《卫、气、营、血的客观指征》一文进行整理，并创立骨伤科辨证法，即脏象为核心，以气血归类八纲属性的辨证方法为指导骨伤科辨证说理之要法。

1976 年，他发表《腕舟骨骨折进行研究报告》，指出该骨折超关节固定可做 15° 内屈伸活动，有利于加速骨折愈合。在治疗中总结出加速骨折愈合有效的方剂——益肾壮骨汤，为了全面掌握当代中西医内外骨伤科的学术动态，潜心摘录 10 多万份文卡，为医疗、科研、教学积累了宝贵资料。

在党的十一届三中全会后，中医骨伤科迎来了科学的春天。于是他老大胆地对骨折外固定器进行研究，对杉木皮夹板结构、规格、捆扎方法和有效的约束力等进行了专题组鉴定，获得华佗金像奖，并将家传四代的骨伤科独特理论与实践经验相结合，撰著 80 多万字的《伤科精粹》。

在发扬传统中医骨伤科特色的基础上吸收现代医学理论，创造性撰著了骨伤科病因学，并挖掘失传的理经刀挑拨疗法的理论，并进行总结。从 20 世纪 70 年代开始又将曾祖父顺庭公秘传的疏经术进行理论探讨，临床撰著《秘传经络疏导疗法》

和《治疗100种常见疾病手册》作为伤科普及本，并且成功研制出具有特殊性能的经络疏导探测仪和治疗仪。家父撰写的《秘传疏经术》于1991年由湖南科学技术出版社首次出版发行。同时《筋骨损伤疾病诊治学》《茅芦医学论文集》等书及疏经术的理论及临床经验在《湖南日报》、湖南广播电台等媒体相继播出。1989年1月7日的《中医报》报道："詹经山大夫推出经络疏导疗法"治愈不少疑难疾病，受到有关方面的关注。《大众卫生报》于1986年12月20日报道的标题"在人体上探寻奇迹的人"，《中国医药信息报》《中国金报》也相继报道了他老的优秀事迹。

1982年撰著《筋骨损伤疾病诊治学》一书，经过十多年总结并进行三次大修稿，已完成约100万字，现交湖南科学技术出版社排号出版。该书的特点是，其学术思想以詹氏正骨的学术思想为理论体系，以唯物辩证法观点作为指导，主张局部与整体相关，内因与外因不断发展变异，在一般病症中包含特殊病症的辨证论治原则。

1986年湖南中医学院附属第二医院首次创办筋损科，为筋损疾病开拓了新的治疗途径。它是根据茅芦正骨医学思想理论体系，沿着传统的学术观点，乃确定的论治方案思想，并用于指导临床实践。

药物在骨伤科领域里各有其论治法则，但筋骨损伤诊治学的用药原则有其独特优势，根据病情随证调遣化裁，不但重视内服药，还有不少的外用药配方系列，有膏、丹、丸、散、浸膏、浸液等剂型。由此看来，用药既要说理、立法、适方组药的化裁原则，又要认识到其药理作用的配伍概念，这样才能发挥药物更大的效果。

他老还有不少论文在《千家妙方》《长江医话》中发表，撰写论文50余篇，在全国和全省级学术交流会上宣讲。《中国骨伤》杂志刊登了他运用脊椎复位固定器治疗胸腰段骨折的报道。

总之，先父50年如一日，他老的事迹如蜻蜓点水，略知一二。他老的事业是围绕为患者的痛苦着想，使患者避免残疾，恢复健康；他老毫不利己，专门利人，在自己病情十分严重时还在坚持工作，躺在病床给患者治病，并教育后代要青出于蓝，更胜于蓝，要长江后浪推前浪，一代新人超旧人；行医要以德为重，要将南詹正骨技术不断发扬光大，为广大人民群众健康服务。

怀念家父唐益扬先生

唐梦雄　唐超雄

家父唐益扬先生，南詹正骨第三代传人，作为儿子、徒弟的我在他身边工作几十年，耳闻目睹，受其言传身教。父亲生平作风严谨，但而又不失诗人般的浪漫情怀，对工作精益求精，待人诚实，言谈幽默，术成仙，德近佛，因其术精德馨而成就三湘大地一代名医。

家父常教导我们行医要德先行，施治要灵活变通，与患者沟通要欲速达理，诊视时先不忙于下结论，应认真检查，察言观色，做到手摸心会，尤其是骨伤患者，痛苦大，求病心切，初诊时要调其情志，柔和心态，可达事半功倍之效，然后方可理其筋、正其骨、施其药。

父亲继承南詹正骨接骨术，并将其发扬光大，操作起来更是炉火纯青，有出神入化之妙。一伤者，近80高龄，因肱骨外科颈骨折来院就医，父亲初诊时询问，形似闲聊："老人来自何方？"患者答道："广州市。"父亲疑问："为何不在当地大医院治疗？"患者胆怯道："因大医院要开刀，恐惧，故求名医。"父亲未作答，而是轻握老人伤肢，屈肘90°，用绷带悬吊于胸前，老人一时因伤肢有附着力即感舒适。然后父亲手摸肩外侧，问道："此处疼吗？"患者回答："正是。"父亲随意再聊："孙儿几个？"父亲正当老者答话时，出其不意，持整骨钳夹住骨折断位顺势牵拉复位，只听到"咔嗒"一声即告成功。老者顿感轻松，神奇称道："真神医也！"并以厚礼相谢，父亲婉谢，并谦逊地说："医者父母心，救死扶伤，医伤解痛，乃道义也，此小技，不必言谢！"窥一斑而知全貌，父亲大医精诚。我们与父亲，时称先生，时敬父亲。父子脉、师生情。父亲离世前6天还在给患者亲诊，怎不叫人怀念，故以短文已作纪念。

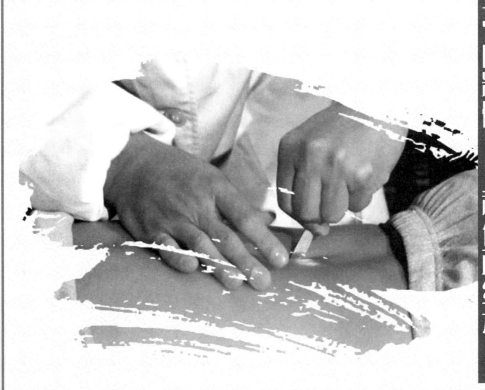

第二章　南詹正骨的精髓——秘传疏经术

秘传疏经术是先祖父以口传心授的方式流传下来的秘法。笔者于 20 世纪 70 年代起不断整理这一资料，首次公开此不传之秘，以奉献于社会。

这种疗法通过确诊、归经、定点、探测敏感点等步骤，经试治有效后，才进行系统治疗，以达到疏通经络、调和气血的目的。本术易懂、易学、操作安全，并可传授给患者，使患者在治疗时能认识到治疗规律，这是疏经术的特点之一。

秘传疏经术不同于针灸、电针、电疗、按摩等疗法。它有一整套辨证论治规律，还创立了试治方式。以其治病要求辨证、诊断准确，归经确切可靠，检测敏感点要测到精细部位，试治要立即反应有特殊舒适感，或疼痛减轻，或症状暂时消失，并能沿经络路线走向传感等，这些都是疏经术治病的关键所在。

根据 2068 例初诊患者的统计结果分析，疏经术对 200 余种各系统疾病，均有不同程度的效果。对运动系统、神经系统疾病疗效更突出。现在还在不断地深入探索治疗疑难病症。这种疗法不论用手指捻转或用治疗仪进行治疗，一般无不良反应、无禁忌证，敏感点部位无危险禁区。因此，这种疗法具有深入研究的价值。

经络疏导治疗仪不同于其他治疗机，虽然其他治疗机利用腧穴或阿是穴对某些疾病治疗有一定疗效，但往往是对症治疗的多。而疏经术的关键是以祖国医学经络理论为依据，进行辨证论治，结合现代医学知识，运用一些科学仪器，进行试治和治疗，这种治疗是辨证后的病因治疗，与其他治疗机的对症治疗有本质的不同。

★本章据"詹经山、詹衡湘、詹华湘、詹建湘著《秘传疏经术》，
湖南科学技术出版社，1992 年 1 月第 1 版"相关章节编辑整理

🌀 第一节　秘传疏经术的发展历程

秘传疏经术是 100 年前先祖父詹顺庭公所创。当时先祖父以此术专治伤科疾患，活人无数。1932 年湖南首届国术比赛时，何健（时任湖南省主席，系詹老徒弟）邀请詹老为本届高级保健顾问。正在夺魁决赛时，一位北方武术师被对方用拳头击中，从 10m 高处的擂合上仰面跌下在地，当时气息奄奄，人事不知。詹老随之从看台上跃下，诊查其病情，见骨骼未断，属气血瘀阻，乃以疏经术用手指弹拨捻转，疏通经络，

调理气血，即刻复苏，结合理经刀顺筋治疗，仅片刻间，武术师恙除病去，精神重振，复而纵上擂台，继续比武。当时全场鼓掌如雷，新闻界采访络绎不绝，各报刊以传奇之术广而报之。由此詹老医术轰动长沙古城。此乃疏经术之奇效也（此事在《常宁县志》中记载更详）。

由于疏经术疗效卓越，往往易为他人讹传冒用。故詹老再三嘱咐："此术为秘传绝术，传子不传徒，仅为心传口授，不得用文字记载，守口如瓶。"

此后，乃传授于先父镇川公，在临床实践中，累验累效。如1991年先父任湖南水口山矿务局医院伤科主任时，有次井下发生强烈的爆炸，造成严重塌方，有60余人受重伤。除了骨折移位者用手法复位外，绝大多数患者都用疏经术治疗有显效，特别是对因受震伤的单纯性瘫痪患者疗效更突出。于是先父对疏经术做进一步研究和探索，并将其提高到一个新阶段。由于受传统保守观念的影响，疏经术仍是以秘传方式继承，有的甚至失传，流传的也是肤浅之法。

新中国成立后，在党的领导下，振兴中医，发掘祖国医学遗产，为此我辈向先父反复解释，医术不能据为个人所有，要为广大人民服务，破除迷信，让疏经术从秘传中解放出来，进行文字记载、科学论证，以扩大交流范围，使其不断发展。

这样，自1970年后开始对疏经术进行发掘整理，从临床实践中反复探讨其辨证论治规律。在实践中，我们发现了敏感点的传感反应路线与经络的传感走向是一致的，敏感点的传感反应也比针灸的"得气"，顺经络传感反应程度高得多，但其敏感点的位置不是在腧穴位置。这一重大发现为日后疏经术的发展起了重要作用。

因此，在先父晚年时期，通过反复劝说，他终于同意对疏经术进行系统的文字整理，并定名为"秘传疏经术"，将刺激点定为敏感点，并用经络的脏腑名称来对敏感点命名，例如，肺一点、心一点等。

从此，我们在临床对疏经术不断地探索，到底哪些疾病适合这种疗法治疗？敏感点的准确位置在何处？1973年3月有位患颅脑外伤后综合征合并坐骨神经痛的患者，为了诊治颅脑外伤后综合征，在诊断方面，取双手第二掌骨头下尺侧的敏感点捻转，出现阳性反应后，再取心二点进行治疗。当时术者用拇指捻转时，患者头晕痛立即减轻，经过20多次持续治疗，头晕痛等症状消失。于是想到坐骨神经痛能否在足太阳膀胱经上寻找敏感点进行治疗呢？这样从患者患侧的头部沿足太阳膀胱经的起点进行试治，偶然在近天柱穴处捻转时，患者感觉有一股温热感沿足太阳膀胱经传感至足趾，感觉非常舒服。通过一刻钟的持续捻转操作，病情明显减轻，似乎胀痛感消失，连续治疗10天，坐骨神经痛病愈。

以后，便将这一点定为"膀胱一点"，凡是坐骨神经痛患者均先试用这种方法治疗。但是每天用手指在膀胱一点处捻转，采用泻法操作，由于用力过大，很多患者在捻转部位出现肿痛感，有的患者因不能耐受局部的压痛，在症状缓解后放弃治疗。因此，对秘传疏经术的研究工作，曾有一段较长的时间进展缓慢。

开展疏经术研究以来，沿用古法在广泛治疗中乃遇到不少困难，这是事物发展的必然规律。因此，我们从以下几个方面来攻克难关：①掌握捻转敏感点的有效压力，使其操作既有良好的刺激作用，又使局部组织不受损伤。如调节不同部位的捻转角度，在捻转时其压力必须保持使皮下脂肪层相互摩擦，产生舒适感，并沿经络传感。②探索更多的病种和经络传感规律。如治疗罕见的特异性遗尿症，这种病见水不能自觉控制排尿，乃探索到仅在督一点处用镊子夹一下，患者立即见水不拉尿，一次治愈未复发。这样一来，探索出很多治疗常见病和疑难病的有效点。③探寻这种疗法治疗疾病的补泻特点。

疏经术用治疗仪治疗，是 1985 年 9 月对一个患者的治疗时受到的启发。当时那位患者患腰椎间盘突出症，扶双拐杖稍能行走，日夜痛得不能安眠，经过 29 天用各种方法治疗无明显效果，乃要求用新方法治疗。于是试用治疗仪的两个电极，一端电极用胶布贴在膀胱一点，另一端电极用患侧手指握住，不到 10 分钟的治疗，患者就能弃杖行走。连续治疗 25 天，病愈出院。

在治疗这位患者的启发下，才认识到运用敏感点治疗，以电动能代替手指捻转，既解决了手指操作所存在的问题，又提高了疗效和工作效率。后来改用毫针，仅在膀胱一点范围内扎针套上电极，但效果欠佳。于是仍然用电极导线上的铜丝贴在敏感点上，效果较好。若电流张度较大，其刺激反应有如针刺痛感或烧灼痛感且刺激的传感反应并不理想。后来通过用多种导电方式反复试治，终于筛选出用 1cm 长的皮内针接在导线的铜丝上，刺入敏感点，这样其传感反应既敏感舒适，又能持久维持良性反应。经过一段时间的治疗观察，又发现很多患者用同样的敏感点治疗，有的传感反应良好，有的传感反应则不明显，经仔细观察，发现电极的导针尖仅刺在膀胱一点附近。经细心探测发现，真正的敏感点仅是一根毛发大的面积，只要导针尖接触到最敏感点处，则立即传感，而且其敏感反应良好。这样一来，证明真正的敏感点的接触面是非常小的，故将其称之为"主点"。在敏感主点进针疗效才最理想。而在敏感点附近 $1cm^2$ 范围内进针，也有弱阳性的传感反应，这样的进针范围我们定名为"附圈"。虽然在附圈内进针治疗有效，但同主点治疗的反应相比较，其疗效亦有明显差别。

疾病的病种是复杂的。如果对很多疾病都能探寻到敏感点，并能取得疗效，也是不容易的。经过多年的临床实践，从 1987 年元月至 1988 年 5 月，单纯运用疏经术治疗的患者 5000 多例，登记的为 2098 例，涉及 200 余种疾病，均有不同程度的疗效，尤其是对运动系统、神经系统的功能性病变疗效高。现将运动系统部分疾病的诊治例数统计如表 2-1 所示。

表 2-1 单纯疏经术治疗运动系统部分疾病诊治例数统计表

病名	例数	病名	例数
颈椎病	568	臀筋膜炎	561
梨状肌综合征	250	第三腰椎横突综合征	211
髌股骨骨骨关节病	171	后上锯肌综合征	130
坐骨神经卡压综合征	93	股管综合征	78
骶骨筋膜炎	64	棘上韧带炎	61
髌骨软骨炎	51	前臂伸肌综合征	64
膝关节部滑囊炎	38	前斜角肌炎	35
颅脑外伤综合征	31	腓肠肌筋膜炎	27
屈拇肌腱鞘炎	27	骶髂关节炎	27
腰扭伤	25	胸部挫伤	20
膝关节内侧副韧带伤	24	跟骨脂肪垫炎	18
肩关节周围炎	16	类风湿性关节炎	15
伸拇狭窄性腱鞘炎	18	股四头肌筋膜炎	15
胸肋软骨炎	13		

从单纯用疏经术诊治各种骨关节病及软组织疾病的情况来看，大多数患者患一种病，也有的患 2～6 种疾病，但不论是患一种病或合并多种疾病，运用这种方法治疗均有不同程度的效果。从治疗 568 例颈椎病的统计情况分析，有很多颈椎病过去误诊诊为肩关节周围炎。经过开展疏经术治疗以来，对颈椎病拟订了较系统的诊断指征，不但用现代医学方法分型，同时将颈椎病的病症传感路线归经，然后用本经络的敏感点试治，这样的归经定点治疗颈椎病疗效更显著。对 50 例治疗后的颈椎患者一年后进行随访复查，结果表明，优者 24 例，良者 20 例，较好的 6 例，没有一例治疗无效；又如从治疗 261 例臀筋膜炎的情况来看，过去只要是腰腿痛，大都诊断为坐骨神经痛，但运用疏经术以来，根据腰腿痛症的传感反应路线，若腿后侧疼痛，则诊断为坐骨神经痛，是足太阳膀胱经的传感路线。若疼痛的传感路线在大腿外侧，这是股神经外侧皮支的支配区，也是足少阳胆经的传感路线，由于该病基本是受臀筋膜病变所致，故诊断为臀筋膜炎。这两种病过去在诊断上有失误，往往

统称为坐骨神经痛。还有不少疾病造成类似的诊断失误。

疏经术对部分常见疾病和某些疑难病症提供了一条新的治疗途径。但还有很多疾病是适合于这种疗法治疗的，为了发展秘传疏经术，应有开拓创新思想，不断扩大疏经术的治疗范围。

疏经术的辨证论治要求准确。根据临床 95 例，在治疗前，首先要确诊是什么病，并且要掌握病症的传感路线，然后才进行归经。其归经原则是以经络路线为主。凡是在十四经络循行部位范围内所属的疾病，都应归属于某条经络，并用这条经络的敏感点治疗。例如，足阳明胃经的走向路线范围内的疾病有胸前肋间神经痛、胆囊炎、慢性肠炎、股管综合征、股四头肌筋膜炎、髌股骨骨关节痛、胫前肌综合征、伸趾肌腱炎等，虽然属于各系统疾病，但这些病症均在足阳明胃经范围内，因此仅用胃二点或胃三点即可治疗。至于各种疾病已经归经，到底运用哪个敏感点治疗有效，则要在本经络上去探寻敏感点试治，绝对不能随意拟方定点。

因此，在经络上探寻更多的有效敏感点，是今后研究的方向。

🌸 第二节　秘传疏经术的临床特色

秘传疏经术的主要特色，是根据不同疾病在患者体表，有规律性进行归经、探寻敏感点进行试治，然后用手指捻转，或以电动能代替手指捻转进行持续刺激来获得治疗效果。故对疾病的诊治，必须加强辨证论治观念。只有在正确辨证的基础上，才能正确地归经，有的放矢地探寻敏感点，进行试治。

辨证首要的是要求患者全面叙述病情，然后有目的地进行追索性问诊。在问诊时，一定要将患病部位，病的传导放散路线，痛的性质，如刺痛、胀痛、抽痛、热痛、冷痛、隐隐痛等区别开来分析。更重要的是患者根据病症反应的传导路线，用手指画线示意，以便确定归经。绝对不能凭简单地叙述，如腰痛放散至下肢痛，则诊断为"坐骨神经痛"等。

运用疏经术治病，辨证是根本，归经是要点，探寻敏感点是关键，测准敏感精细部位非常重要。论治，虽然辨证正确，若不加分析地硬套某点，又不试治，其治疗也是无效的，因为敏感点在精细部位的中心最敏感处称为主点，而在主点的周围稍大的部位称为附圈。故采用敏感点治疗时，必须要探测到精细主点，其治疗效果才最显著。

进针的深度要适宜，方位要准确。例如，取膀胱一点治疗坐骨神经痛，进针6～9mm深，针尖必须与敏感点处于垂直位，或稍偏向下方，电流调试适中。这样其刺激反应才最敏感舒适。若针尖向上，则敏感反应形成逆传至头顶，反而导致头部胀痛等不适感，这样的进针方向，对治疗坐骨神经痛是无效的。

疏经术的补泻也非常重要，其补泻原则必须根据患者体质和病情虚实来决定。虽然治疗仪上有调试电阻强度的数据表，但不能硬性规定指数。必须要在治疗时，通上电流后，由患者自觉反应的程度和耐受电压强度来决定补泻。当导电后，调试电钮时，不论调到什么数字，主要以患者达到有舒适感为原则。切不可强行超越机体的耐受能力，或有畏怯感而不敢调大电压，若这样治疗也不一定有效。如患者的疼痛部位出现红肿热痛的实证，这样的实证治疗应该用泻法。当患者调试电阻未达到泻法的程度时，反而会促使红肿热痛加重。若将治疗仪的电压逐渐增大，达到泻法指数，则其刺激敏感反应似有吹风透凉感。这样才能使患者的灼热胀痛等症状慢慢减轻或消失。通过临床实践证明，这种疗法必须掌握补泻原则，才有良好的治疗作用。

第三节　秘传疏经术与针灸等疗法的区别

一、疏经术同针灸、电针的区别

1. 疏经术的敏感点不是腧穴　疏经术有的敏感点虽然接近腧穴位置，但其精细的部位与腧穴的部位稍有偏差。当敏感点的精细部位用探测仪测准后，仪器能发出信号，其传感反应最敏感。而一般的腧穴用探测仪测试时不能发出信号，沿经络走向的传感反应更是少见。因此，疏经术的敏感点，不能按腧穴来定位。

刺激敏感点的反应，还具有特异性。刺激敏感点则感觉有舒适感，或温热感，或透凉感，并沿着本经络走向路线传感到末端。有时肌肉有轻度震颤反应，使病症减轻或消失。这些反应都不是穴位所具有的。

2. 在诊断方法上有不同特点　针灸、电针疗法同样是通过辨证论治原则的。针灸治疗，在辨证方面对病症反应及诊断的要求不是十分严格。论治仅仅运用传统的某穴位，进行针或灸，其论治的方式是"意治"。所谓"意治"是指意念性地推理配穴。疏经术治疗疾病时则不然，必须测准敏感点位置，并要进行试治，如果有效方可做进一步治疗。

电针是用毫针刺进固定的穴位上，然后将电针机的两个电极接在针柄上，才通上电流进行刺激穴位，使酸麻胀痛等感觉能持续地反应。

疏经术所用的探测仪和疏导仪与电针相比较，看起来也是用电流刺激敏感点，但两者各有特点。疏经术治疗疾病要求测准敏感点，而真正的敏感点仅一根毛发孔大的面积，测准了则发出清晰的"咚咚"声。治疗时，将疏导仪上的阳极导针刺进敏感点，阴极导线的末端铜片用胶布贴在副点的敏感处。通电调试电阻，则主点、副点处均有刺激感，这种反应，可使病灶区有舒服感等。若主点未探准确，就是将电流调到最大的指数，也无刺激敏感反应。

所以疏经术与针灸、电针疗法虽然同样作用于经络上，但其定点或配穴原则、治疗方式、进针深度、得气感觉等方面均不相同。

二、疏经术同电疗的区别

电疗是运用电能治病的方法。常用的电疗种类有直流电疗法、交流电疗法和静电疗法；以电的频率来分，有低频电疗法、中频电疗法、高频电疗法；以电磁波长度来分，有长波或超长波电疗法，中波电疗法、短波或超短波电疗法、微波电疗法等。

因为每种电疗法所产生的物理性能不同，对人体所产生的理、化性激发反应也不一样，所以才产生多种电疗法。由于电疗方法不同，其电极放置位置也不同，大多数是以痛点或穴位为主进行导电的。由于电压、频率、波形不同，其电极形式也不一样，特别是在不同的电流的情况下，其电阻、电压有明显的差别，对组织刺激后可产生各种不同的感觉。因此，治疗作用也不一样。

疏经术是采用新型的经络疏导仪，也可叫间动脉冲治疗仪。它是由疏密波组成的波段，其波形相似脉冲矩形波，并能调频调幅，而其他类型的间动脉冲治疗机多用三角波，或锯齿波。故对机体组织的刺激反应和作用差别很大。

运用疏导仪时，阳极放置在敏感主点上，其导针或导钉仅刺入至皮下，或贴在体表，副点的阴极导线同样要探寻较敏感部位。若主点未探测准确，就是将电钮调到最大的电压，也无不良反应，或者仅在患部表皮有灼热痛感。若治疗仪选用不同的波形，其治疗效果亦有很大区别。

三、疏经术与按摩的区别

按摩是术者用手对患者体表某部位进行㨰、拿、推、挤、揉、按、搓、点、压等手法进行治疗。在按摩时，患者反应有舒适感，但其反应不一定沿经络路线传感，特别是对诊断和辨证的要求更是不够严格。疏经术虽然也是用手指做局限性捻转，但敏感反应可沿本经络的走向传感到经络的末端。

🪷 第四节　秘传疏经术的临床辨证

一、辨病与辨证

每种病是由很多症候群组成的。对不同的症候群要善于组合、归纳、分析。

疏经术要求通过辨证来辨病。某种病的症候群，有的在一条经络上表现。例如，坐骨神经痛，它是在坐骨神经支配区，也是足太阳膀胱经的路线上反应的综合征，有的疾病则在多条神经的支配区有其症状反应，如颈椎病可导致臂丛神经支配区有症状，即手三阴经、手三阳经都可以分别受病，而有的病可导致手或足三阴三阳经均受病，例如，四肢骨折，常导致六条经络都有程度不同的受病。但常在某一条经络上其症状反应最突出。还有的病症虽然反应明显，但一时难于归纳确诊为什么病。这样只能根据病症所属的相应经络进行初步诊断，然后进行试治，按治疗效果做最后诊断。

辨病与辨证是统一的，故一切综合征应尽量归纳为某种病。当确诊为某种病后，必须要区别此病是属于实质性病变，还是单纯的功能性病变，还要分析受病程度，归纳属性等，做细致的辨证。

二、辨功能性与器质性病变的相互关系

人的机体是由气化功能支配实质器官，摄取水谷与天然之气等物质合而充身的，然后由物质转化为功能，形成有生命的机体，产生正常营运。若气化功能紊乱，则导致卫、气、营、血的运转互换失调，从而产生病态，故气化功能失调，则导致实质器官濡养不足，经络营运障碍，可以说是实质器官变性的顺传过程病症表现。若属疾传，则由实质器官遭受损伤，快速的经脉破裂。所谓疾传，是指外伤时，如被

刀砍伤、枪伤等，其创口直接深入肌体，以至引起筋断、骨折，经脉破裂的疾病的转变过程。像这样的严重损伤，可导致气血营运丧失。若受伤组织瘢痕愈合，或者有创伤畸形愈合，当筋骨相适应于畸形体位，气化功能恢复正常，经脉营运畅通，气血濡养充沛后，则亦无痛苦，但可遗留功能障碍。

疏经术刺激敏感点，能促进机体实质器官的修复，气机转化适应经脉气血的营运，达到疏通经络、调和气血的目的，使气化功能病变与实质器官病变可同时恢复，或者在加速实质器官恢复的过程中，功能障碍可逐渐恢复，如骨折合并神经损伤，常常有这样的形式的恢复过程。

因此，在辨功能性病变与实质性病变的过程中，不论患什么疾病，必须要认识到功能性病变的转化能促进实质性病症恢复的重要性。例如，骨折不愈合，有的带蒂植骨后，仍不长骨痂，甚至骨折断面还在不断地向病理性病变转化，成为骨萎缩，骨折断面硬化光滑，并吸收再次形成骨囊腔的恶化趋势。但在治疗过程中，运用调整功能性病变的治疗原则，骨折又生长骨痂而愈合，说明组织的再生修复过程，认真调整功能性病症是非常重要的。

三、检查

（一）概述

疾病发生后，表现一系列极其复杂的症状和体征，为了准确认识疾病，必须归纳其症状与体征的特异性，检查方法则为确诊疾病和辨证论治提供了依据。

不论检查方法如何复杂，总的可归纳为问、望、闻、切，其中切诊还包括摸、叩、击、量等操作方法。这些检查方法，有的是术者直接感观检诊，有的利用器械，如卷尺、量角器、叩诊锤等器械进行检测。同时还要配合各种现代医学的检查方法，如病理切片、X线片、生物电测定、同位素、超声波、CT扫描、核磁共振、化验等方法，必要时还可做手术探查来证实。

对疾病的检查，首先要认真地进行问诊、望诊、闻诊，以掌握大量资料，然后采取切诊，有目的地检查，故检查时必须从病史到现在症，由自主感觉到体表的表现，由功能活动到实质器官，全面收集疾病所反应的阳性体征作为诊断的依据，有些阴性体征也可做鉴别诊断的参考资料。

（二）临床检查方法

1. 一般检查　病史采集，在主诉的基础上，深入追问过去病史和现在症。问诊时应注意问清致病因素，如受伤姿势、接触物的强度、做用力的运动方式和方向、受伤时间、当时的感觉等。对疼痛应问清性质，如胀痛、酸痛、抽痛、刺痛、牵掣痛、劈痛、麻痛、木痛、冷痛、热痛、固定痛、游走痛、痛与活动的关系等。除了局部症状外，还要问清全身情况，如头、胸、腹、四肢等是否有症状。有些症状尤应问清，如昏迷的时间和程度（模糊、半昏迷、昏迷、深昏迷或持续性或间歇性昏迷）；呕吐是干呕、呕痰、呕血，还是呕吐食物等；寒热是单纯发热还是兼有恶寒，或是先寒后热、寒热往来、畏寒战栗，或高烧持续等。饮食情况、大小便情况亦不能忽视。妇女还应问清月经、妊娠情况。

2. 局部检查方法 皮肤及皮下的新鲜损伤皮下由于血液的渗出而变成暗红或紫色，形成瘀斑加压不褪色。时间过久可由紫色变成深绿色→棕色→黄色后消散。不过这种绿色表现，必须要同因外敷药物导致的皮肤染色相区别，如外敷黄柏、山栀、芙蓉叶等药物，对皮肤有染色的作用。后者用酒精可擦掉褪色。有时受伤后要相隔较长时间才出现斑痕，这表示血管破裂在深处。

陈旧性损伤：皮肤出现紫暗色，是瘀血机化后，皮下色素沉着的表现。若有沉重肿胀热感，属瘀热夹湿，若麻木冷感，为瘀凝兼寒湿之征，若胀痛乃血瘀气滞。

肿胀是由于局部蜂窝组织中有血液、空气或其他分泌物存在而形成。由于肿胀部位和积聚的分泌物不同，故肿胀分气肿、血肿、水湿肿等。肿胀柔软，按之有弹性，并有捻发音，轻叩有鼓音，这是皮下气肿，常见胸部损伤，或头盖中含气部分的损伤，乃气滞之症；微肿按之无反应，轻揉稍适，重按有凹陷，为气滞夹湿；肿胀结实，有的是血液渗入蜂窝组织中，有的是血中混杂其他组织液，如尿道或膀胱受伤后，在会阴、阴囊、骨盆、小腹部有血液、尿液渗入可出现肿胀，这样的淤积容易引起邪毒感染，这些体液的流出形成的液性肿胀称为淤积症；因血液渗出形成各种形状的肿胀并有波动感或肿块，称为血蓄症；若出血漫延呈浸润性的肿胀，这是血液广泛地渗入在蜂窝组织中，抽不出瘀积血，称为血滞症。若瘀血部位感染化脓，可见皮肤出现鲜红灼热感，并有白细胞增高，甚至恶寒发热或壮热等症。这种血肿化脓的特征是肿胀扩大，血肿周围有水肿，血肿部位皮肤鲜红灼热，有跳动性痛，全身发热恶寒出汗，口干，苔黄，小便黄，脉弦数。但必须与普通损伤的炎症水肿相区别。

损伤的皮肤，若发现暗红或棕色或深黄色水疱，其中或混有血液，水疱绝大多数发生在骨折移位严重处，这是经脉阻滞，瘀血妄行所致。有的水疱奇痒，搔破流黄水，皮肤并有蜂窝状孔，乃为血瘀夹湿之症。但这种水疱同其他疾病引起的水疱不同，如烫伤的水疱内含澄清的血清。坏疽起水疱后，有组织坏死的现象。

若损伤的程度很轻，而导致血液渗出的范围很广，应想到有血友病的可能。

还有体表反应的不同颜色、皮肤湿润度、皮肤弹性、肌肉萎缩程度等，在检查时都要认真观察分析。

（三）特殊检查

特殊检查方法很多，现根据秘传疏经术治疗疾病所需要的特殊试验方法概述如下。

1. 头颈部

（1）斜角肌张力试验：术者摸住患者桡动脉，双手上举，嘱患者做深呼吸，头后伸，下颌向患侧转向，若桡动脉搏动减弱或消失为阳性，若锁骨上窝听到血管杂音，手发绀有冷感，麻胀较甚，表示前斜角肌压迫锁骨下动脉及臂丛神经。

（2）牵臂试验：术者站在患者背后方，一手压在患侧头顶部，一手握住患侧前臂向外牵伸，并将前臂转向旋后位，患处有胀不适或痛感为阳性。

（3）颈椎侧偏抗阻力试验：患者头分别向两侧使劲偏斜，术者用手使劲托住头部，若颈部有痛感为阳性。

（4）头顶加压试验：患者取正坐头颈垂直位。术者站在患者背后，双手指交叉压在患者头顶，使劲将头加压于垂直位、前俯位、后仰位、侧偏位，颈部有痛感为阳性。

（5）托颈试验：患者取正坐头垂直位。术者站在患者侧方，双手分别托住下颌及枕骨，向上使劲托起，让患者臀部悬空，自觉颈部有舒服感或痛减轻为阳性。

（6）合压舌板试验：将消毒压舌板或金属片令患者用牙齿使劲含住，术者拉压舌板时，下颌关节处痛为阳性。

（7）咀嚼侧向运动试验：患者将下颌边咀嚼，边向两侧偏移活动，下颌关节处痛为阳性。

（8）张口抗阻力试验：患者使劲张口，术者用手托住下颌向上，在下颌关节处痛为阳性。

2. 躯干部

（1）胸廓挤压试验：患者取正坐位。术者双手分别压在胸骨前及胸椎部，呈对称性，使劲加压后又放松，有痛感为阳性。

（2）扩胸张力试验：患者双上肢屈肘平乳部，然后向后伸再向前收，反复操作，胸部有痛感为阳性。

（3）肋弓弹动试验：患者取仰卧位或正坐位。术者拇指放置在第十肋弓上，先加压后减压反复操作，使肋骨弹动时，有痛感为阳性。

（4）拾物试验：患者站立，双下肢伸直，弯腰手下垂，从地上拾物，若不能弯腰为阳性。

（5）腰扭转试验：患者仰卧双髋膝屈曲。术者一手肘关节内侧压在患者胫骨结节处，使患者大腿叠胸，一手握住双足向左右推动，腰痛的为阳性。

（6）弯腰拉趾试验：患者坐在床上伸腿，屈腰，双手不能拉足趾为阳性。

（7）挺腹试验：患者取仰卧位，嘱其吸气时，将腹部挺起悬空，然后咳嗽，若不能挺腹或咳嗽时，坐骨神经痛加剧为阳性。

（8）唧筒试验：患者取侧卧位，术者一手握住患者肩关节向前推，一手扳住髂骨翼向后拉，反复操作，腰部疼痛为阳性。

（9）腰后伸试验：患者站立，上半身不能后仰的为阳性。

（10）棘突推搋试验：患者俯卧，术者用拇指横推棘上韧带，搋动有痛感为阳性。

（11）浅表划痕试验：在患者全身部位，术者用尖锐的大头针或棉签棍在皮肤上轻划，患者的感觉敏感度降低和局部皮肤的反射迟钝的为阳性。

3．上肢部

（1）上肢外展抗阻力试验：患者双上肢向外展平衡呈水平位。术者双手各压在患者双侧前臂处，患处有痛感或乏力的为阳性。

（2）扳手试验：患者伸出患肢屈曲肘关节，术者以同样的姿势握住患侧手掌，让患者使劲向内侧扳，患处有痛感为阳性。

（3）后伸抗阻力试验：患者患肢使劲屈肘后伸位，术者用手托患肢肘后鹰嘴处，患肘使劲后伸，另一手压在患肢前臂掌侧，若患处有痛感或乏力为阳性。

（4）屈肘阻抗力试验：患者使劲屈患侧肘约100°，术者握住患肢前臂向后伸直位拉，患处有痛感为阳性。

（5）对肩试验：患者健手托在患肘，屈曲肘尖不能贴近胸骨体为阳性。或术者一手握患肢前臂下端，一手托住肘关节部屈曲，患手掌搭对侧肩，肘尖不能贴近胸骨体为阳性。

（6）撑壁试验：患者双手伸直呈水平位，双手掌使劲撑壁，肩胛骨处有痛感为阳性。

（7）上肢旋后试验，患者患肢屈肘，前臂旋后摸到肩胛骨，若旋后有痛感为阳性。

（8）压脉带试验：用血压计的气囊带缠束上臂，然后充气，使压力保持在舒张压与收缩压之间，然后充气，让患肢缺血1分钟，此时若患手麻胀，痛加重者为阳性。

（9）竖肘抗阻力试验：患肘屈曲70°，肘竖立，手掌向上，术者握住前臂，做对抗牵拉，肘后痛者为阳性。

（10）肘内翻试验：患者上肢伸直，术者一手掌抵住患肘关节内侧，一手握住前臂下1/3处向内扳，肱骨外上髁有痛感为阳性。

（11）肘外翻试验：患者患肢伸直，术者一手掌抵住患肘关节外侧，一手握住患手前臂下1/3处向外展，肘内侧痛为阳性。

（12）肘过伸持重试验：患者患肘过伸持重物，患处痛为阳性。

（13）屈腕屈肘旋前伸屈试验：患者腕掌屈曲，术者一手握住肘关节处，一手握住患侧手掌屈曲位，使前种旋前做屈伸活动，肱骨外髁处痛为阳性。

（14）伸前臂抗阻力试验：患者患肢肘关节使劲伸直，术者一手握住肘关节，一手使劲托前臂背侧，肱三头肌或鹰嘴部有痛感为阳性。

（15）叩击试验：术者用手指屈曲叩击腕桡侧的腕屈肌腱和掌长肌肌腱之间，患者有触电样窜麻或有刺痛为阳性。

（16）手屈指抗阻力试验：患者患手指稍屈曲，诸手指分别按在桌上，若手指近端屈肌有痛感为阳性。

（17）手指过伸试验，患者患肢手指使劲背伸，术者用手压其手指背侧，若病灶处有痛感为阳性。

（18）拇指对掌试验：患者患肢拇指屈曲对掌困难为阳性。

（19）拇指背伸抗阻力试验：患者患侧拇指使劲背伸，术者用手压拇指背侧，患部有痛感或乏力为阳性。

（20）拉指试验：患者同术者将手指屈曲，两人互相钩住各手指使劲拉，患处有痛感为阳性。

（21）握物试验：患者患手使劲握圆筒状物体，患处有痛感为阳性。

（22）手背伸抗阻力试验：患者患肢伸直，手握拳，腕关节背伸 80°，术者用手拉患肢手背肱骨外上髁有痛感为阳性。

4．下肢部

（1）抬腿抗阻力试验：患者将患肢伸直，使劲抬高，术者用手压小腿下 1/3 处，大腿前侧痛或膝关节痛为阳性。

（2）下蹲跳跃试验：患者患侧下肢髋膝屈曲，足跟提起悬空，做伸膝或屈膝动作有痛感为阳性。

（3）下肢外旋抗阻力试验：患者仰卧，双下肢伸直使劲外旋，术者站在足底端分别握住双侧小腿下 1/3 处向内旋，患部有痛感为阳性。

（4）"4"字试验：患者取仰卧位，患腿膝关节屈曲，小腿呈盘旋式放置在对侧伸直腿的髌骨上方前侧，术者一手固定小腿下 1/3 处内侧，一手压在屈曲的膝关节内侧，向外侧加压，反复操作，若髋部及盆骨有痛感为阳性。

（5）屈髋内旋试验：患者仰卧，患肢髋膝屈曲叠胸。术者站在患侧，双手压患者膝关节外侧向健侧胸前，患部有痛感为阳性。

（6）下肢外展抗阻力试验：患者仰卧，双下肢使劲外展，术者双手握住小腿下

1/3 处使劲内收，患部有痛感或乏力为阳性。

（7）双腿交叉试验：患者站立，双下肢互相交叉，夹住阴囊痛者为阳性。

（8）腿后伸抗阻力试验：患者俯卧位，患腿使劲后伸，术者用手压在患小腿下 1/3 处，患部有痛感或乏力为阳性。

（9）腿内收抗阻力试验：患者仰卧患腿内收，术者用手拉患小腿下 1/3 处向外时，患部有痛感或乏力为阳性。

（10）膝过伸试验：患者取正位将患侧肢伸直，术者一手压在膝关节前侧，一手握小腿使劲向前过伸拉，患部疼痛为阳性。

（11）屈膝抗阻力试验：患者患膝屈曲 90°，术者一手压住膝关节，一手握住小腿下 1/3 处向前拉，大腿后侧有痛感为阳性。

（12）鸭步试验：患者站立半屈膝位，双膝关节靠拢，双足外展行走，若膝关节处有痛感为阳性。

（13）双膝夹物试验：患者取坐位，双膝屈曲夹住纸片，术者稍用力能拉出纸片为阳性。

（14）膝沉重试验：患者取侧卧位，患肢在下，术者一手握拳梗在患膝关节外侧，一手握患侧小腿向下压，膝内侧有痛感为内侧副韧带损伤；若手梗在膝内侧，膝外侧痛，为膝外侧副韧带损伤。

（15）髌骨摩擦试验：患者取正坐屈髋位，患膝关节伸直，术者双手拇指压在髌骨上，使劲将髌骨向上向下推挤，有痛感为阳性。

（16）震荡试验：患者取正坐屈髋位，患膝关节过伸。术者一手从膝内侧凹陷推挤积液向上向内沿髌骨上缘至膝外侧凹陷处松手，立即用另一手拍击膝外侧凹陷处，常可见挤出的积液沿原路回到膝内侧凹陷，有明显波动征为阳性。

（17）浮髌试验：患者取正坐屈髋位，膝关节伸直，术者一手示指、拇指张开向下放置在股四头肌腱处，并向下推挤髌上滑囊积液至膝关节囊内，使膝关节膨胀，将髌骨向前浮起，另手中指屈曲叩击髌骨，有浮沉波动感为阳性。

（18）膝扭转试验：患者取俯卧位，患膝屈曲呈 90°。术者双手握住患足底加压，并向两侧扭转动作，有痛感为阳性，这为检查半月板病变有效。若握住患足提起，向两侧扭转动作，有痛感为膝关节副韧带损伤。

（19）屈膝叠臀试验：患者取俯卧位，术者一手握住患小腿下 1/3 处尽量将患小腿推压，接触臀部，患部有痛感为阳性。

（20）胫骨前侧挤压试验：患者仰卧伸腿，术者用拇指、示指夹住胫骨脊，由上向下推挤，患部有痛感为阳性。

（21）提踵试验：患者双足趾负重，足跟提高悬空行走，患部有痛感为阳性。

（22）独立弹跳试验：患者健足提起悬空，患足足趾独立，足跟不着地，做一蹲一伸膝关节弹跳式活动，患处有痛感为阳性。

（23）足外旋试验：术者一手握足踝部，一手握跖部，将患足向外旋，其内踝或足舟骨内缘痛为阳性。

（24）足背屈抗阻力试验：当患者患足使劲背屈时，术者一手托住足跟骨结节处，一手压在足跖部背侧，伸趾伸足拇肌腱或胫前肌痛甚者为阳性。

（25）仰趾试验：患者双足跟着地负重，双足趾背伸行走，患部有痛感为阳性。

（26）足跖屈抗阻力试验：患者足趾使劲跖屈，术者用手指抵患者足趾，足底肌腱有痛感为阳性。

（27）足背伸抗阻力试验：患者正坐屈膝，患足使劲背伸，术者用手指分别压足趾背侧，患部有痛感者为阳性。

（28）腿部内翻或外翻试验：患者取仰卧位。术者一手握住小腿下 1/3 处，一手握住跟骨做内翻时，外踝痛，做外翻时内踝痛为阳性。外旋或内旋试验：患者取仰卧位，术者一手握住小腿下 1/3 处，一手握住跖部向内旋，足外侧痛，向外旋足内侧痛为阳性。

（29）踝抽屉试验：患者取仰卧位，术者一手握住小腿下 1/3 处向后使劲，另一手握住足跟骨结节处向前拉，有痛感或松弛者为阳性。

（30）足趾挤压试验：患者取正坐位。术者一手握住跖蹠关节处，一手分别握住足趾呈纵向使劲挤压，有痛感为阳性。

（31）跟骨对向挤压试验：患者取正坐或仰卧位。术者双手拇指放置在跟骨体的内、外侧，使劲加压，跟骨有痛感为阳性。

（32）膝关节抽屉试验：患者取正坐，膝屈曲呈 90°位，术者站在患者腿前侧，足趾抵住患肢足趾，双手握胫骨近膝关节处，向前拉有松弛感为前侧十字韧带损伤，向后推有松弛感为后侧十字韧带损伤。

（33）足底划痕试验：患者取仰卧位，术者一手握住踝部，一手拿钝性棉签棍，从患者患足底外侧缘，稍重划至足第五跖头转向第一跖骨，若患足趾背伸张开，余四趾趾屈为阳性。

（34）足背划痕试验：患者取仰卧位。术者拿钝性棉签棍，从患足外踝沿第五跖骨转向划向第一跖骨头，若患足趾背伸为阳性。

第五节　十四经络分布走向及敏感点的位置

经络"内属脏腑，外络肢节"，是气血运行的通道。由于经络系统联系全身内外，当有疾病时，刺激体表之敏感点或腧穴，通过经络调整气血，就能治疗全身的病症。敏感点之所以能主治病症，就是根据经络的理论来论证的。

根据古典文献记载，经络的分布走向，乃分无穴的经络通路和有穴的经络通路，故在经络循行图上无穴经络以虚线表示，有穴经络以实线表示，未标名的点为腧穴。敏感点的位置有的在实线上，也有的在虚线上。

现将经络的分布走向、敏感点位置概述如下。

一、手太阴肺经
（一）走向（图2-1）
起于中焦，向下联络大肠；回过来沿着胃的上口；通过横膈；属于肺脏；从"肺系"（指肺与喉咙相联系之脉）横行出来；向下沿上臂内侧，行经手少阴经和手厥阴经的前面；向下至肘窝中；沿着前臂掌侧桡骨的前缘；进入寸口；经过鱼际；沿着鱼际的边缘；出拇指桡侧端。

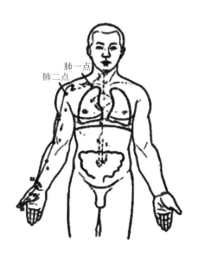

图2-1　手太阴肺经

（二）敏感点位置

1. 肺一点　位于胸锁乳突肌起点的锁骨头附着处的锁骨下方，它与胃三点较接近，相距约 3 寸。

2. 肺二点　位于肩胛骨喙突下方，肱骨头的内侧。

二、手阳明大肠经

（一）走向（图 2-2）

起于示指末端；沿着示指外（桡）侧向上，通过第一、第二掌骨之间，向上进入两筋（拇长伸肌与拇短伸肌腱）之间的凹陷处；沿前臂前上方；至肘部外侧；再沿上臂外侧前缘；上走肩端；沿肩峰前缘；向上出于颈椎，手、足、三阳经聚会处（大椎穴）；再向下进入缺盆（锁骨上窝）；联络肺脏；通过横膈；属于大肠；缺盆部支脉，上走颈部；经过面颊；进入下齿龈；回绕至上唇，交叉于人中，左脉向右，右脉向左，分布在鼻孔两侧（迎香）与足阳明胃经相连接。

（二）敏感点位置

1. 大肠一点　位于结喉水平位，胸锁乳突肌后缘。

2. 大肠二点　位于锁骨中点上窝，在斜方肌前缘，第六颈椎横突尖外方。

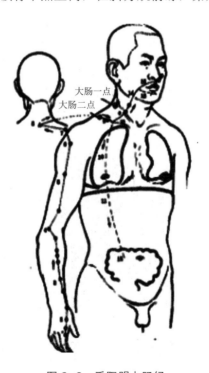

大肠一点
大肠二点

图 2-2　手阳明大肠经

三、足阳明胃经

（一）走向（图2-3）

起于鼻翼两侧（迎香），上行至鼻根部；与旁侧足太阳经交会（睛明穴）；向下沿着鼻的外侧（承泣穴）；进入上齿龈内；回出环绕口唇；向下交会于颏唇沟承浆（任脉）；再向后沿着口腮后下方，出于下颌大迎处；沿着下颌角颊车；上行耳前，经过足少阳经上关（胆）；沿着发际；到达前额（头维穴）。面部支脉：从大迎（下颌体）前下走向人迎，沿着喉咙；进入缺盆部；向下通过横膈；属于胃，联络脾脏。缺盆部直行的脉：经乳头；向下挟脐旁，进入少腹两侧气冲；胃下口部支脉：沿着腹里向下到气冲会合；再由此下行至髀关；直抵伏兔（股四头肌正中）；下至膝盖；沿着胫骨外侧前缘；下经足跗；进入第二足趾外侧端（厉兑穴）。胫部支脉：从膝下3寸（足三里）处分出；进入足中趾外侧。足跗部支脉，从跗上（冲阳穴）分出，进入足大趾内侧端（隐白穴）与太阴经相连接。

（二）敏感点位置

1. 胃一点　位于胸锁乳突肌与气管之间的三角中央，距胸锁关节上缘约1寸许。

2. 胃二点　位于锁骨上缘胸锁乳突肌附着点的锁骨头外侧缘。

3. 胃三点　位于锁骨中点与乳头的连线稍偏外约5分，即锁骨成"S"形的骨突起外侧处，胸大肌锁骨附着点的外缘之三角胸肌间隙。

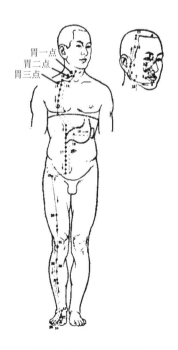

图2-3　足阳明胃经

四、足太阴脾经

（一）走向（图2-4）

起于足大趾末端（隐白穴）；沿着大趾内侧赤白肉际；上行至内踝前方；再上腿肚；沿着胫骨后面；交出足厥阴经的前面；经膝、股部内侧前缘；进入腹部；属于脾脏，联络胃；通过横膈上行；挟食管两旁；连系舌根，分散于舌下。胃部支脉：向上再通过横膈；流注于心中，与手少阴经相连接。

（二）敏感点位置

1. 脾一点　位于腋中线第七肋骨上缘。

2. 脾二点　位于腋横纹内侧胸大肌与三角肌之交叉处。

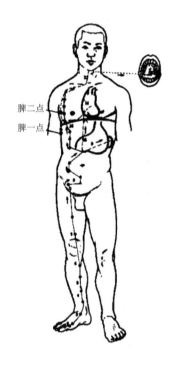

脾二点

脾一点

图2-4　足太阴脾经

五、手少阴心经

（一）走向（图2-5）

起于心中,出属于"心系"（指心其他桩腑相联系之脉）；通过横膈,联络小肠。"心系"向上的脉。挟食道上行；连系于"目系"（指眼与脑相联系之脉）。"心系"直行的脉：上行于肺部,再向下出于腋窝部（极泉穴）；沿上臂内侧后缘,行于手太阴经和手厥阴经的后面；到达肘窝,沿前臂内侧后缘；至掌后豆骨部；进入掌内；沿小指外侧至末端（少冲穴）,与手太阳经相连接。

（二）敏感点位置

1．心一点　位于腋横纹水平位的肱三头肌与喙肱肌之间。

2．心二点　位于小鱼际肌尺侧赤白肉际处，距腕横纹 1 寸许，第五掌骨与豆骨之间。

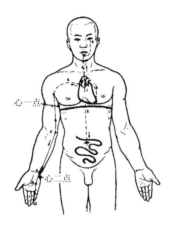

图 2-5　手少阴心经

六、手太阳小肠经
（一）走向（图 2-6）

起于小指内侧端（少泽穴）；沿着手掌背侧至腕部，出于尺骨茎突；直上沿前臂后缘，经尺骨鹰嘴与肱骨内上髁之间；沿上臂外侧后缘；出于肩关节；绕行肩胛部；交会于肩上督脉大椎；向下进入缺盆部；联络心脏；沿着食管；通过横膈；到达胃部；属于小肠。缺盆支脉；沿颈部；上达面颊；至目外眦；转入耳中（听宫穴）。颊部支脉：上行眼眶下（颧髎），抵于鼻旁；至目内眦（睛明穴），与足太阳经相连接。

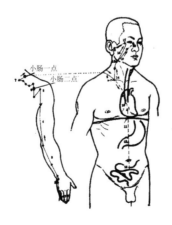

图 2-6　手太阳小肠经

（二）敏感点位置

1．小肠一点　位于斜方肌近前缘即第六颈椎棘突旁开4寸。

2．小肠二点　位于肩胛冈内侧突起处上方凹陷处。

七、足太阳膀胱经

（一）走向（图2-7）

起于目内眦；上颌；交会于巅顶（百会穴）。巅顶部支脉：从头顶到颞颏部。巅顶部直行的脉：从头顶入里联络于脑；回出分开下行项后；沿着肩胛部内侧，挟着脊柱；到达腰部；从脊旁肌肉进入内腔；联络肾；属于膀胱。腰部支脉：通过肩胛内缘直下；进入腘窝中。后项的支脉：通过肩胛内缘直下；经过臀部（环跳穴）下行；沿大腿后外侧；与腰部下来的支脉会合于腘窝中；从此向下，通过腿肚内；出于外踝的后面；沿着第五跖骨粗隆；至小趾外侧端（至阴穴），与足少阴经相连接。

（二）敏感点位置

1．膀胱一点　位于枕骨底部与斜方肌前缘和头长肌后缘构成三角形的中央。

2．膀胱二点　位于胸4～胸5椎间棘突侧方。

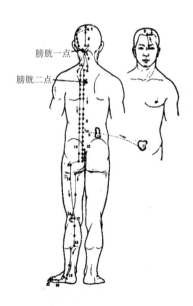

膀胱一点

膀胱二点

图2-7　足太阳膀胱经

八、足少阴肾经

（一）走向（图2-8）

起于足小趾下，斜向足心（涌泉穴）；出于足舟骨粗隆下；沿内踝后；进入足跟；

再向上行于腿肚内侧；出于腘窝内侧；向上入股部内缘；通向脊柱（长强穴），属于肾脏；联络膀胱。肾脏部直行的脉；从肾向上通过肝和横膈；进入肺中；沿着喉咙；挟于舌根部。肺部支脉：从肺部出来，联络心脏，流注胸中，与手厥阴经连接。

（二）敏感点位置

肾一点　位于第一、第二肋间胸骨柄缘，它与俞府穴，或中穴成三角形。

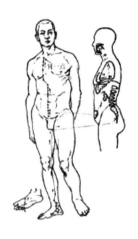

图 2-8　足少阴肾经

九、手厥阴心包经
（一）走向（图 2-9）

起于胸中，出来属于心包络；向下通过横膈；从胸至腹依次连上、中、下三焦。胸部支脉：沿着胸中；出于胁部，当腋缝下 3 寸处（天池穴），上行抵腋窝；沿上臂内侧，行于手太阴经和手少阴经之间；进入肘窝中；向下行于前臂掌长肌腱与桡侧腕屈肌腱的中间；进入掌内；沿着中指到指端。掌中的支脉：从劳宫分出，沿着无名指到指端（关中穴），与于少阳经相连接。

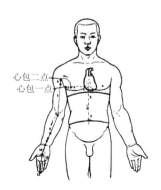

图 2-9　手厥阴心包经

（二）敏感点位置

1. 心包一点　位于腋前线第五肋上缘。

2. 心包二点　位于腋横纹外侧水平位的肱二头肌短头与胸大肌交叉处。

十、手少阳三焦经

（一）走向（图2-10）

起于无名指末端；向上出于第四、第五掌骨间；沿腕背；出于前臂外侧；上达肩部；交出于足少阳经之后面；向前进入缺盆部；分布于胸中，联络心包；向下通过横膈，从胸至腹，属于上、中、下三焦。胸中的支脉：从胸中向上；出于缺盆部；上走项部；沿耳后直上；出于耳上方；再弯下走向颊部，到达眼眶下。耳部支脉：从耳后进入耳中，出走耳前，与前脉交叉于面颊部；到达目外眦，与足少阳经相连接。

（二）敏感点位置

1. 三焦一点　位于乳突下方，胸锁乳突肌止点的前缘，它与胆一点相距约5分。

2. 三焦二点　位于颈椎侧方4～5椎横突间，斜方肌与肩胛提肌交会处。

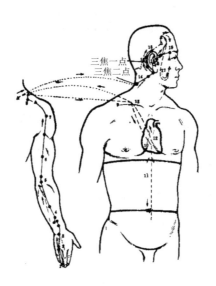

图2-10　手少阳三焦经

十一、足少阳胆经

（一）走向（图2-11）

起于目外眦；向上到达额角部；下行至耳后；沿着头颈行于手少阳经的前面，至肩上退回交出于手少阳经后面；向下进入缺盆部。耳部的支脉：从耳后进入耳中；出未经过耳前；到目外眦的后方。外眦部的支脉：从目外眦处分出；下走大迎；与手少阴经会合于目眶下；下经颊车；至颈部与前入缺盆部的脉相会合；然后向下进入胸中，通过横膈；联络脏腑；属于胆；沿着胁肋内；出于少腹两侧的腹股沟动脉部；经过外阴部毛际；横入髋关节部。缺盆部直行的脉：下走腋窝前；沿着侧胸部；经过季肋；与前入髋关节部的脉会合；再向下沿着大腿外侧；出于膝部外侧；向下经腓骨前面；直下到达腓骨下段（悬钟穴）；再下出于外踝的前面，沿着足跗部；进入足第四趾外侧端；足跗部支脉从足临泣处分开，沿着第一、第二跖骨间，出于大趾端毫毛部（大敦穴），与足厥阴经相连接。

（二）敏感点位置

1. 胆一点 位于乳突下方，胸锁乳突肌止点后缘。

2. 胆二点 位于第七颈椎棘突与肩峰连线的中点接近斜方肌的前缘。

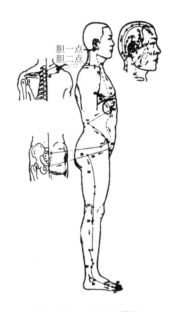

图 2-11 足少阳胆经

十二、足厥阴肝经

（一）走向（图 2-12）

起于足大趾毫毛部（大敦穴）；沿着足跗部向上；经过距离内踝前 1 寸处；向上至内踝上 8 寸处交出于足太阴经的后方；上行膝内侧；沿着股部内侧；进入阴毛中；绕过阴部；上达小腹；挟着胃旁，属于肝脏；联络胆；向上通过横膈；分布于胁肋；凸着喉咙的后面；向上进入鼻咽部；连接于"目系"（眼与脑相通的脉）；向上出于前颅；与督脉会合与巅顶。"目系"的支脉：下行颊里；环绕唇内。肝部的支脉：从肝分出；通过横膈；向上流注于肺，连接于手太阴肺经。

（二）敏感点位置

1. 肝一点　位于第七肋肋弓软骨内缘，六、七肋间。

2. 肝二点　位于孔中线第七肋骨上缘。

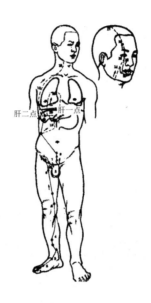

图 2-12　足厥阴肝经

十三、督脉

（一）走向（图2-13）

起于小腹内，下出于会阴部；向后行于脊柱的内部；上达项后。风府，进入脑内；上行巅顶；沿前额下行至鼻柱，下人中止于齿牙龈。

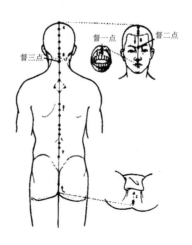

图 2-13　督脉

（二）敏感点位置

1. 督一点　位于上唇系带上较肥厚部位或系带上有黄色点状结节处。

2. 督二点　注于两眉连线下缘之中央凹陷处。

3. 督三点　位于两乳突连线下方中央发际边缘或发际稍下方，在第二颈椎棘突上方凹陷处。

十四、任脉

（一）走向（图2-14）

起于小腹内，下出于会阴部；向前进入阴毛部；沿着腹内，经过关元等穴；到达咽喉部；再上行环绕口唇；经过面部；进入目眶下（承泣）。

（二）敏感点位置

1. 任一点　位于胸骨柄上方切迹中央上缘约2分横纹处。若体瘦者在胸骨柄上方凹陷中央稍上方横纹处。

2. 任二点　位于四、五肋间连线中点，胸骨体中央稍凹陷处。

运用这些敏感点，能治疗各经脉上的疾病。还有个别的敏感点，如耳后点治疗中毒性耳聋有效，而用于治疗其他疾病的作用不明显，故暂未归属于十四经脉敏感点中。至于今后若发现刺激作用良好的敏感点，可继续增补归经。

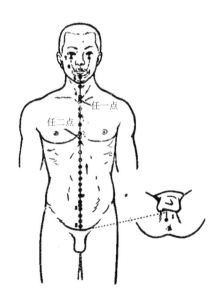

图 2-14　任脉

第六节 秘传疏经术的归经定点

秘传疏经术对全身各系统很多疾病进行治疗有效。根据对已治疗的2068例病例分析，疏经术能治疗200多种疾病，其中对运动、神经系统的功能性病变疗效最显著。疏经术对机体器质性病变虽然无直接治疗作用，但往往疾病发生后，器质性病变可导致各种功能紊乱的症状，如骨折、脱位、软组织损伤，必然出现胀痛等功能病症反应，而机体器质性的病变，必须通过功能的调整转化才能恢复。秘传疏经术通过刺激激发敏感点，则有促使经络疏通、调和气血的作用，可以由功能的转化而促进器质性病变的修复。

临床实践证明，凡是属于十四经络走向范围内的疾病，必须首先归经，才能决定用哪一经络上的敏感点进行试治。但是，切不可主观随意性地归经定点，凡是不询问试治疗效如何的，盲目地进行治疗，往往无效，这是秘传疏经术同其他各种治疗方法的根本不同之处。

一、归经的特点

秘传疏经术是以经络理论为核心的。因为，经络的生理功能是内贯通脑及内脏，外络四肢百骸。它是气血营运的通道，是精、气、神调节转化作用的网络，也是邪气入侵的门户和渠道。因此，疾病的发生所反应在各个部位的病证，可由经络传到内脏，由于病症不同，则病症传感路线各异，不论病证反应在局部或涉及全身，根据秘传疏经术的观测情况来分析，某疾病在某经络上的敏感点试治时，能有规律地传感，使病证立即减轻或暂时性消失或痊愈。这些经络传感特点的反应规律，乃是根据患者主诉和各种检查结果而得出来的。故在诊查时，应对患者进行深入细致地询问病症的局部反应和传感路线的走向。然后对疾病做出最后的确切诊断。绝对不能以神经支配区的概念来归经，这样对疾病的归经，往往使治疗失败，还要对疾病的器质性病变做正确分析，预测其病证，是属于炎症、水肿、纤维化、钙化、萎缩、粘连或断裂等性质的诊断。唯有掌握疾病的复杂症状和传感路线，才能正确地归经，然后测定敏感点进行试治才会有效。

所以，不论什么疾病，其病证反应在哪条经络走向的范围内，就归属于哪条经络，则应在这条经络上测定敏感点试治，这就是秘传疏经术的归经分类特点。

二、十四经络归经分类法的临床意义

祖国医学对疾病的分类法，最早见于张仲景将所有的疾病分为两大类，按疾病的发生发展和转变规律，故《伤寒论》用六经归类；又按某种疾病的发展全过程则分"金匮"杂病类。后世温病学则以卫、气、营、血和三焦分类等。现代医学的分类乃根据人体组织结构从解剖、生理及病理，综合分类，如呼吸、消化、循环等系统分类法。这种分类是将组织的特殊结构和生理功能两方面所发生的各种不同病变，归纳诊断为各种疾病。然而，各系统之间的疾病又是互相关联的，是一个变化的整体，如感冒、肺部感染、肺结核、气管炎等归属于呼吸系统疾病。

经络虽然在人体内未找到解剖的实质结构，但在生理功能和病症概念上是有规律的反应。特别是在秘传疏经术中，表现出的经络的传感路线是非常明显的。故在论治时，若违背经络传感路线的规律，来进行治疗是无效的。因此，所有的疾病病症反应，如在某经络循行的路线范围内，就可以归属于这条经络，应用这条经络的敏感点进行试治。

三、疾病归经的规律

秘传疏经术对各种疾病的归经原则，最重要的是必须掌握病症的部位、性质和传感路线。一般说来，大多数疾病的病证属于哪条经络的传感路线，就归属在这条经络内，但是，有些疾病的病证反应路线可在多条经络上。例如，颈部疾病中的颈椎病，看不同固定的病证反应路线，其病证反应最多的可涉及手三阳经、手三阴经，在这六条经络中，有时在一条线或两条线或三条线上有不同程度的病证反应，大腿内收肌群损伤，其肌肉的解剖组织结构有横向的耻骨肌，有斜向的长、短收肌，有纵向的股薄肌，其病证反应可涉及足三阴的三条经络。还有一种归经法，以某疾病属于何脏，则归于何经，例如，冠心病，其病症并未反应到上肢上来，但根据临床实践证明，通常归经于手少阴心经，故用心二点试治则立即缓解病症。又如骨折脱位的，可导致六条经络均有损伤，其肿胀痛反应较剧烈的部位在某侧较明显，则归属于哪条经。如桡骨远端骨折胀痛多反应在桡侧、尺侧，这样的归经是以症状反应明显的传感路线为主，才择定敏感点进行试治。

四、十四经络归经分类要点

当疾病确诊后，分析病症反应的部位要确切，不能完全单纯用疾病的病名归经，如颈椎病，没有掌握局部症状和痛觉等反应路线，这样是无法归经的，也不能单纯用症状部位或路线归经，例如痹证这一笼统的症状概念，未确诊为确切的病名，那么很难掌握疾病的实质变化程度。若这样的归经，其治疗有效程度必然降低，经络疏导疗法同其他疗法相比较对疾病的诊断有更高的要求。

根据秘传疏经术的论治原则，为了有利于归经探寻适用的敏感点，在各论中以十四经络将各种不同疾病，按临床论治要求，进行了概括归经分类，使各种疾病在同一条经络上，用同一敏感点治疗有效。

但有些疾病的病症跨越多条经络路线，这样可归属 2～6 条经络，但应以一条经络为主。例如颈椎病的病症，传感路线反应可涉及三条经络，但本病的病症反应较多见于手太阳小肠经，故将本病主要归经于手太阳小肠经，并还可以将归属于本病的其他归经定点同时运用。

五、辨证定点

秘传疏经术在正确的诊断下，必须要认真归经，才进行探寻有效的敏感点。通过敏感点试治，产生舒适感，这样才能达到治病的要求。

但是在探寻敏感点时，必须掌握定点的原则和方法。

1. 探寻敏感点的思路　最重要的是在接触病员时，首先要认真将问诊与各种检查相结合，才能确诊为什么病，并且对发病的过程、时间、性质和程度都要弄清楚。对功能气化病变情况要询问详细，如病症部位是局限在点状或面的范围，还是线形的走向。功能性病变必须要同实质器官联系归纳分析，更重要的是通过辅助检查，了解实质病变的严重性。还要掌握经络的走向与病症的相互关系。因为在同一条经络范围内，能治疗多种疾病，如足太阳膀胱经能治疗神经性头痛、肩胛窝下综合征、骶棘肌肌纤维质炎、第三腰椎横突综合征、梨状肌综合征、跖肌筋膜炎、腓肠肌筋膜炎等。这些病均属于这条经络路线范围，故其敏感主点都以膀胱一点或膀胱二点治疗。又如足阳明胃经的敏感点能治屈光不正、下颌关节紊乱症、牙周炎、胸锁乳突肌炎、肋间神经痛、胃炎、股管综合征、胫前肌筋膜炎等。若病在头颈部，其敏感主点取胃一点，若病在胸以下的，取胃二点或胃三点治疗才有效。

根据临床观察证明，若以某系统疾病来套用敏感点进行治疗，又未归经试治，这样治疗绝大多数是无效的。

秘传疏经术的辨证定点方法是一种新概念，其定点思路是有一定规律的。

2. 加强敏感点定位试治　对敏感点定位，不能凭经验性定位。当诊断为同样的疾病时，必须对既定归经的敏感点进行试治，看是否有效，若怕麻烦，未经试治敏感主点而进行治疗，用这种意念性定点进行治疗是无效的。

若发现治疗无效时，不可随便放弃这种治疗方法，必须要进一步从多方面找原因，认真复核诊断和定点是否正确。一般来说，治疗无效时，有如下几种因素。

（1）对疾病的诊断不正确：疾病的诊断定名，是采用大众化、通俗化定名的。例如，颈椎病不论中医、西医以及群众都知道这种病名。用大众化的病名诊断后，应分析病名与病证是否相符合、检查方法是否合理，以及对既定诊断病名进行复核落实。例如，现在最容易诊断失误的，是将臀筋膜炎诊断为坐骨神经痛。坐骨神经痛的痛觉反应是沿足太阳膀胱经走向的，而臀筋膜炎的痛觉反应是沿少阳胆经走向。若将两病诊断混为一谈，用敏感点治疗是无效的。

（2）有些疾病的病症反应跨两条经络，就必须选用两条经络的敏感点试治：例如，坐骨神经痛，其病症反应也有个别患者放散至大腿接近外侧，故用膀胱一点试治，虽然有敏感反应，但治疗效果并不显著。对这样的患者定点时，必须再试治胆一点，则效果最突出；又如颈椎病的病症反应，有在手三阳经或三阴经的某一经络上症状最明显，也有在 2～3 条经络上，有不同程度的病症反应。若机械地定一个点，又未试治，其疗效必然欠佳。

（3）副点的异位：有少数患者的副点常常有异位，稍偏移，这样异位表现大都是通过治疗，病情有所好转的，其副点经常异位。因此，每次进行治疗放置副点导线时，必须试治是否敏感。

（4）主点与副点放置不相适应：虽然通上电流，但对敏感点的刺激并不敏感，甚至无效，这样治疗无效的因素，有的主点选在副圈内，而不是在主点的精细部位上。同时副点随便放置在病灶痛点上，故这样的治疗不一定有效。

（5）进导针的方位偏斜：在敏感主点上进导针时，针尖不能偏斜，必须用敏感主点呈垂直位，才能接触正确的敏感主点的中心。例如，治疗坐骨神经痛，导针刺入膀胱一点，若针尖向上偏斜，通电后，不但刺激敏感反应不下传，反而导致头痛的不良反应。

（6）进针深度不正确：导针刺进皮下达到脂肪层 0.5cm 左右，但是各部位的皮肤厚度不一致，这样应以达到舒适感为原则。若进针过深则引起肌肉痉挛抽搐痛，过浅则表皮有灼热痛，其治疗无效。

（7）手法捻转敏感点有效，用微电流刺激不敏感：因为手法捻转能随意转动试治方向，手指压力和刺激捻转速度能随时调整，容易探寻到可靠的舒适感。故在进导针前，最好经探测仪探到敏感点的精细处，才刺入导针。若发现导针偏斜等问题，应立即纠正其导针方向、深度和电流强度；也有的导针刺进在敏感点的中心部位，但调试电阻好像不敏感，这与副点有关系，大多数是由于患者体表皮肤干燥。这样可在副点区用酒精透湿皮肤，或在副点上用湿棉球加压，以增强导电能力。

（8）补泻不当会加重病情：微电流刺激敏感主点治疗时，不可固定补泻次数或刺激强弱，必须由患者随时调节电钮，控制电压强弱达到舒适感。例如患部剧痛的或红肿热痛的，将电钮逐渐加大到使患者能耐受为原则，并感觉病灶处有清凉感，才达到泻法的目的，则疼痛顿减。若调试电压刺激反应微弱，则形成补法。此时不但无清凉感，反而热痛加剧。这种刺激不良因素，会经常遇到的。

对上述诸方面的问题，是秘传疏经术对患者治疗效果欠佳的重要因素，必须要正确处理，不应因此随便否认其治疗方法。

3. 敏感点试治要求　秘传疏经术最重要的是探寻敏感点，当敏感点确定后，必须认真地进行探寻试治。这是秘传疏经术成败的关键。

敏感点的试治大体分粗试和精试两个阶段：①粗试：术者用手拇指指腹远端放置在试治的点上，进行轻巧柔和地捻转。例如，在足太阳膀胱经上试治膀胱一点，其拇指的压力由轻至重加压，做顺时针方向捻转。这时患者感觉沿足太阳膀胱经向远端传感，并感觉舒适或温热，或清凉，特别是病灶处感觉舒适，使原来的胀痛减轻或消失。一般用手指捻转敏感区，其直径约1cm面积大的圆圈范围，然后持续捻转到患者舒适感不断加强为止。②精试：用经络探测仪探测敏感点。当探测仪探头测到敏感主点精细处，就立即发出清晰的"咚咚"声，或洪亮的"嗡嗡"声，或指示针移动，并可测出电流数据，故在试治时，必须要找到精细的敏感点，虽然有时在附圈范围内进针也有一定效果，但比较起来两者在治疗效果方面有明显差异。因此，在治疗时，必须探测到精细的敏感主点，才能提高治疗效果。

4. 敏感点与腧穴的区别　从已经探明的敏感点的位置同腧穴的位置相比较，都是有差异的。现将已经探明的敏感点与腧穴的传统位置特点概述如下。

（1）腧穴位置在敏感点附圈边缘：例如，哑门穴位于后发际内1.5cm处。由于患者的发型位置不一样，故督三点有的在后发际边缘，有的在后发际下1.5cm处，没有在发际内的。天柱穴与膀胱一点的位置虽然大致相似，但用探测仪检查时，膀胱一点的精细敏感部位在颅枕骨底下方，同斜方肌、头长肌形成三角的中央。天柱穴距哑门穴4.5cm的斜方肌前缘，故膀胱一点与天柱穴相隔1.5cm左右，像这两个穴位均接近敏感点的附圈边缘。

（2）腧穴位置在敏感点附圈外：例如，彧中穴、俞府穴与肾一点均相距3cm左右，乃形成三角形。又如心包二点位于腋横纹处的外面肱二头肌短头与喙肱肌之间，相距天泉穴约 3cm 左右。

（3）腧穴与敏感点同在一位置，但刺激敏感反应不是同一经络路线：例如，手大肠一点位于胸锁乳突肌中段后缘，相当于天窗穴处，然而天窗穴为手太阳小肠经的穴位。可是捻转手阳明的大肠一点，其传感反应乃沿手阳明大肠经络路线。若大肠一点位于天窗穴处，那么天窗穴又在何处？又如胆一点位于乳突下方，胸锁乳突肌附着点的后缘，相当于手少阳三焦经的天牖穴处。然而胆一点的敏感反应，传感至足少阳胆经，那么手少阳三焦经的天牖穴又在何处？

现代针灸文献记载的腧穴部位，是根据古典资料的传统论述反复考证，才肯定穴位位置的。这些固定的穴位位置是否有变动，到目前为止，极少有这方面的文献报道。

但根据现在既定的穴位位置进针，有些穴位得气的传感反应，不一定沿本经络路线的走向。例如，针环跳穴，其传感沿大腿后侧的足太阳膀胱经路线走向，而不是沿腿外侧的足少阳胆经传感。这样的得气传感，只能按神经学说观点来认识。因为针刺环跳穴，其进针深度达到坐骨神经上，故其得气传感反应沿坐骨神经支配区传导。

至于经外奇穴，各家报道不少，但是哪些穴位没有明确地归属那条经络，仅仅是凭临床效果定穴位的。例如，印堂穴应该是归属于督脉经的，但是这个穴位未列入督脉经络路线内。

若敏感点未经过试治，又无明显的敏感反应沿经络传感，也未进行敏感精细处的测定，这样就会将敏感点说成是腧穴，乃造成混淆认识。

现在的敏感点到底用腧穴命名，还是用点命名比较妥当呢？从临床观察的情况来看，最好用敏感点命名较为确切些。用点命名的目的主要是使敏感点的定位位置准确，其治疗效果才能提高。

为了保持针灸传统腧穴的位置，故对敏感点进行专门探测研究。

5. 试治敏感点的传感反应规律　微电流刺激敏感点，必须要有良好的敏感反应和传导途径正确，才能达到治疗的目的。因此，在治疗中必须掌握刺激的良性反应才能有效。

当患者的疾病确诊后，就要进行归经，然后开始探寻敏感点。对未治疗过的初诊患者，其敏感点不容易肯定，这必须要细致耐心地去试治。每选择一点捻转时，要询问病灶处是否有舒适感，若有舒适感，或症状减轻，或痛苦暂时消失，即是良性反应，基本可以定为敏感点，但是还要进一步核实敏感反应程度和特异性。

对敏感点刺激反应传感路线规律，基本上是沿确定的经络传感，而不是以神经支配区传感的。

敏感点的传感反应路线大都是沿病症放散路线的经络传感的。这种传感反应路线基本上是沿经络支配区的。但是，有很多不同的疾病，只要归属在同一经络的传感路线范围内，都可用同一敏感点来治疗，其疗效显著。如颈椎病、第三腰椎横突综合征等，其支配的神经节段均源出于脊神经根，可是在督脉上未找到敏感点，但在督脉的两旁足太阳膀胱经络上的膀胱一点能治愈引起坐骨神经痛的疾病和第三腰椎横突综合征等。然而臀筋膜炎其病症反应，未在膀胱经络支配区范围内，故试治膀胱一点无效。它的病症反应沿大腿及小腿外侧的足少阳胆经的支配区，故试治胆一点有显效。颈椎病是因颈神经受累之症，颈神经丛源出于第三颈椎至第七颈椎的椎弓孔，但颈椎病的压痛点大都在颈4～颈5椎侧方之间。可是颈肩及上肢部，由腋神经、尺桡神经、正中神经支配，但是颈椎病的病症反应，在手三阳、三阴经的某一经络支配区。这样在某经络上试治，探寻敏感点治疗有效，若在神经支配区的神经节处刺激不一定有效。

若患者的病情复杂，患病时间较长、合并症较多。这样的患者在治疗时，选择的经络有主有次，根据病情变化，随时可以调配经络和敏感点。因此，治疗期稍长，治愈率稍差，但总有效率仍然可靠。

至于有些患者敏感点反应不明显，故治疗效果差些。像这样的情况，大多数是由于诊断失误，为此对患者要详细周密询问病情，有步骤地逐渐深入审问病史和现在病症的特点。检查时，不但操作要正确，更重要的要准确，防止出现假阳性。如果确定的经络不可靠，其试治的敏感点也就不敏感。

也有在敏感点部位不能获得正常反映，这种失败，大多数是捻压敏感部位的角度不正确。如找膀胱一点，试治时术者拇指必须同颈椎呈50°度角。若拇指同颈椎呈平行位捻转，这样操作则无反应；又如三焦二点，术者拇指必须同颈椎呈45°角，捻小肠一点和胆二点，术者拇指必须同斜方肌肩侧成垂直位，捻胃二点，术者拇指与第一肋骨上缘呈45°角。

术者在捻转敏感点时，方位和压力的关系极大。如果术者用拇指捻转面积过大，则常无良性反应。因为捻转时，拇指尖的方位始终不会变，虽然手指在捻转，实际手指腹接触面积过大，使敏感点得不到应有的刺激，不可能产生良性反应。所以手指捻转加压力的大小，以敏感点接受压力时，有舒适感为原则。压力过小则无反应，压力过大，敏感点处产生恶性疼痛，这样无良性传感。

六、主点与副点

已探明的敏感点主要分配在十四经脉的支配区范围内，都是试治有效的点，这些敏感点是主点。主点用微电流刺激，均可产生反应。由于治疗仪有两根电极，故试治时，将阳极导线的导针或导钉贴在主点上，阴极导线放置在副点上。

1. 主点　它是指每条经络上已探明的 1～3 个敏感点。这些敏感点能对这条经络上的某些疾病治疗有效。怎样探寻敏感主点呢？它是在疾病确诊归经后，在这条经络上探寻到的敏感点，并通过试治获得有效的良性反应，然后运用这一点进行系统治疗。在治疗时，使原来的病症减轻或消失，是治疗本病的有效点。

2. 副点　秘传疏经术使用的治疗仪有两个电极，一般阳极放置在主点上，阴极的放置位置叫副点，这种副点有四种定位法。

（1）痛点放置法：这种放置法比较常用，仅将阴极放置在病灶区的痛点上进行试治，探测比较敏感的部位，此时主点同副点的传感反应可贯通，并能传感反应到本经络末端。

（2）同经放置法：将阴极沿着主点的同一经络路线，向远处探测比较敏感的部位，或者放置在同一经络的末端敏感处，但是不要将阴极固定放置在某一穴位上，若这样放置副点，不一定有敏感的传感反应，其疗效可能欠佳。

（3）同步放置法：将治疗仪的两电极不分主点、副点放置，仅用两电极的导针刺入在同名的点上。例如，治疗冠心病时，两根电极同时刺入在两个心二点上。有人认为，将两根电极放置在同名点，电流可能横贯心脏或脊髓，会产生机体功能紊乱，但通过临床实践证明，这种放置法不但安全，而且疗效可靠。

（4）异经放置法：是指副点放在另一条经络的手指或足趾末端最敏感的部位，才有良好的传感反应，也有敏感主点取足三阳经，而副点用手指抓住阴极的导线，进行治疗亦有效果，例如，治疗臀筋膜炎，主点放置在足少阳胆经的胆一点，而副点有的患者放置在足阳明胃经足趾端的敏感部位，其传导反应良好。若副点放置在足少阳经窍阴穴，其传感反应并不明显，治疗无效。由此看来，对副点的探测放置方法很多，必须要细心探寻敏感部位，切不可机械的固定不变。

第七节　秘传疏经术论治与操作

一、论治法则

对疾病的治疗方法很多,但必须根据疾病的实际辨证论治,选择有效的治疗方法。因此,单纯采用某种治疗方法,对某部分疾病有效,对某种疾病却可作为辅助治疗,而有的疾病必须要采用多种方法综合治疗。故在论治时,必须区别对待,切不可千篇一律。

运用秘传疏经术也有这样的治疗特点,但这种治疗方法绝对不是万能的,还有些疾病未发现敏感点,有待进一步探寻。

现将已经探明的敏感点在临床上运用的适应证概述如下。

(一)以敏感点治疗为主的病症

1. 神经系统疾病　如三叉神经痛、周围神经痛、末梢神经麻痹、颅脑外伤后综合征、颅脑外伤功能性病变等,还有些神经系统疾病,只要无器质性严重改变者。

2. 运动系统疾病　常用于各种非感染性软组织疾病,如肌纤维质炎、肌腱炎、筋膜炎、滑囊炎、腱鞘炎、骨关节病变、骨折、脱位复位后存在的软组织损伤者及骨折延迟愈合和不愈合者。

3. 循环系统疾病　其疾病稍有实质性损伤,其病症偏重于功能性病变,如血管性头痛、冠心病、雷诺病、静脉管炎、淋巴管炎,还有循环系统无严重的器质性改变者。

4. 消化系统疾病　无严重器质性损伤者,如胃炎、慢性肠炎等。

5. 泌尿生殖系统疾病　如肾盂肾炎、前列腺炎、睾丸炎、遗精、阳痿、膀胱炎等。

6. 呼吸系统疾病　如鼻炎、气管炎、肺气肿等。

对上述这些疾病单纯采用经络疏导疗法,均有一定效果,特别是治疗运动系统疾病疗效更为显著。

(二)辅助治疗

由于疾病的病理变化是复杂的,因此对某些疾病采用秘传疏经术仅仅只有辅助治疗作用。例如,脱臼,经手法复位后,仍有肿胀痛,通过秘传疏经术治疗使其胀痛等减轻或消失。

（三）综合治疗

对某些疾病采用单一的治疗方法效果不够理想，必须采用多种方法综合治疗。例如，骨折的必须采用正确的手法复位，夹板牢固固定，配合微电流刺激敏感点等方法治疗。运用这种疗法，不但有理气活血止痛作用，同时还有促进骨痂生长的作用。

总之，上述三种治疗形式要认真从临床实践中系统观察。不要随意偏重某种治疗方法而忽视其他的有效方法。

二、临床操作
（一）手指捻转法（图2-15）

治疗疾病的敏感点是依靠手法从临床实践中试治探寻出来的。当病确诊后，正确归纳到某条经络上来. 主要是用手法去试治,找到敏感点的有效作用。在敏感点上，做系统治疗时，通常采用两种方式刺激敏感点：一是手法刺激，二是脉冲电流刺激。这两种刺激方式，应根据患者的临床治疗反应确定。手法刺激比脉冲电流的治疗效果要好，但手法刺激操作比较复杂，必须要有深刻体会，掌握手法技巧，才能达到有效治疗目的。现将手法操作的基本功锻炼和临床操作要点介绍如下。

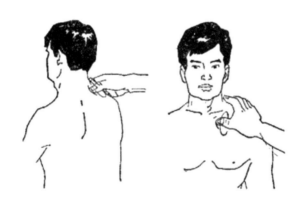

图2-15 手指捻转法

1. **手法操作原则** 是对敏感点用手法捻转刺激，必须要有准确的操作程序和过程。通常手法捻转是以拇指腹前半部分进行，捻转时，拇指捻转易疲劳，必要时也可采用示指或中指腹辅助捻转。拇指捻转，一般采取45°的斜向指位，而不能用垂直位，也可以将拇指斜向桡侧位，捻的方位，以左右做圆圈运动，不宜左右侧位推挤压式。捻转时，手指加压的轻重，必须根据病情的反应来确定。有的要重捻，其刺激反应才能传感至病灶处，有舒适感，或疼痛减轻，或消失和温热、清凉感。有的则以轻微捻转，就有良性刺激反应。若用重刺激反而疼痛加重，或热痛等症加剧。

所以手法操作也不能机械地定压力和捻转范围。原则上手指只能保持在敏感点部位大约 1cm 的捻转圈，也就是指腹接触皮肤的范围只能是 1cm 左右，若超过此范围进行捻转，则无良性反应，这也是治疗无效的因素。一般捻转时，使皮肤与皮下脂肪层相互摩擦，即能达到治疗的目的。

2. 手指的基本功锻炼（图 2-16） 手法操作的有效程度，除了测准每个敏感点的位置外，手法操作是否正确，相当重要。因此，手法的基本功操练是关键。往往一些手法操作者，熟练的与未经过手法训练的，在治疗中有很大的差距。所以，本疗法要求，一定要做好手法操练。其操练方法，通常用砂垫和棉垫。这两种垫的外套都要用绒布剪成 15cm×5cm 的长方形，布袋内装河沙或棉花，缝好备用练习。术者双手拇指指腹前半部接触垫，先用棉垫练轻手法，后用砂垫练重手法。捻转以划圈形式，从内向外，或从外向内。捻转时，拇指不能移动，不能扩大捻转范围，更不能直推或横推挤操作，其压力动作"轻捻如帚扫尘，重捻如千斤树顶"。捻转速度，以每分钟 60～70 圈，并且使双手拇指捻转时，其速度、方向、压力均要达到一致为原则。

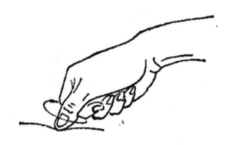

图 2-16 手指基本功锻炼

3. 对敏感点的捻转姿势 由于各敏感点分布在不同解剖组织部位，这样捻转手法放置位置也不一致，操作要求也不同。现将这些敏感点，按 5 个不同的解剖部位分述其操作要领。

（1）捻皮下与骨骼处的点：如督二点位于前额两眉连线中央的下缘，任二点位于两乳头连线的胸骨正中的凹陷处。这两点都是在皮下的骨骼处，手指捻转时要轻柔，使敏感点无红润充血征为原则。

（2）捻韧带之间与骨骼部位的点：如督三点在头后枕两项韧带之间中央凹陷处，后发际边缘，其前测在颈 2 椎棘突上缘。捻转时，拇指尖斜向颈椎方向，不能触及颈 2 椎棘突。膀胱一点，位于头长肌与项韧带之间的中央，其上侧为颅骨底，捻转膀胱一点时，先剪掉局部的头发，指尖斜向颈椎 30°角，但不能触到颅骨底。

（3）捻肌肉之间的点：如胆一点位于胸锁乳突肌的后缘；三焦一点位于胸锁乳突肌的前缘，乳突下凹陷处，与胆一点同一水平线，捻转时两个点均斜向胸锁乳突肌约30°。三焦二点位于肩胛提肌与斜方肌前缘交叉处，捻转时，拇指尖与C_4～C_5椎间隙45°，但手指不能触到颈椎。小肠一点位于C_6椎旁开6cm水平位，其浅层为斜方肌，深层为肩胛提肌和菱形肌，捻转时，两层肌肉有轻度摩擦感，拇指尖斜向胸前方。大肠二点，位于锁骨中央线直上至斜方肌前下缘，深层为冈上肌，捻转时，拇指尖斜向前下方。大肠一点位于胸锁乳突肌1/2处的后缘，与肩胛提肌之间颈静脉的下方，捻转时，拇指尖斜向颈椎前缘，但不能触及颈椎。胃二点位于胸锁乳突肌的锁骨头的附着处稍外上方，深层有斜角肌，捻转时，拇指尖向颈椎侧，但不能触及第一胸肋。脾二点位于腋窝横纹，胸大肌近腋缘结纹处，捻转时，拇指尖斜上胸腔。胃三点位于胸大肌附着在锁骨内2/3下缘，与胸小肌形成三角间隙，捻转时，拇指尖斜向胸腔。心包一点在胸大肌与前锯肌交界处，腋前线第五肋上缘，捻转时，拇指尖向第五肋上缘肋间，但不能接触肋骨上捻转。心包二点位于肱二头肌短头与喙肱肌之间近腋横纹处，捻转时，拇指尖向腋后方，但不要接触肱骨。心一点位于腋窝下方肱三头肌、喙肱肌之间，与腋横纹呈水平位，捻转时，拇指避开肱骨捻转。膀胱二点位于T_4～T_5椎间旁开1cm，即骶棘肌内缘与菱形肌之间，捻转时，拇指尖向胸腔，但不能触及棘突。

（4）捻近骨骼边缘的点：如肾一点位于胸骨缘与一、二肋间，捻转时，拇指尖向腔的胸骨缘，但不能触及胸骨前侧。肺一点位于胸锁乳突肌锁骨头附着处的锁骨下，浅层为胸大肌，深层为肋间肌，捻转时，拇指尖向胸腔，但不能触及锁骨。肺二点位于肩胛骨喙突下、肱骨头前内侧缘，胸小肌与三角肌缘，捻转时，拇指尖斜向肩后侧，但不得按在骨骼上。心二点位：腕掌关节尺侧，小鱼际肌与伸小指肌腱之间，捻转时，拇指尖横向桡侧赤白肉际处，但不得按在腕骨。小肠二点位于肩胛冈上窝延伸突起处，冈上窝的冈上肌附着处，捻转时，拇指尖向胸腔，但不得触及肩胛冈。脾一点位于腋中线第七肋上缘，捻转时，拇指尖向胸腔，但不得按在第七肋上。肝一点位于乳头直下第七肋上缘，捻转时，拇指尖向胸腔，但不能按在第七肋上。肝二点位于六、七肋软骨弓外缘三角区，捻转时，拇指尖向胸腔，不得按在骨骼上。督一点位于上颌系带上1/3肥厚部位，一般用止血钳将系带肥厚部位夹子，或将系带上的黄色结节夹挤掉，若急救时，用手指捻转鼻唇沟中央，使系带产生摩擦。

（5）捻近气管软骨的敏感点：如任一点位于胸锁乳突肌胸骨头之间，后侧为气管软骨，捻转时，拇指尖向气管软骨捻转，使气管处有舒适感。胃一点位于胸锁乳突肌前缘，与气管软骨的外侧形成三角形的中央，捻转时，拇指尖斜向颈椎，但不能触及气管软骨。

4. 手法捻转方式　由于疾病的病症程度不同，因此使用手法操作原则各异。对经络敏感点的捻转范围，不能过大，仅局限在敏感点的精细部位。只能捻转，不得揉擦、推挤。故其操作方式称为手法局限性捻转。这仅仅是刺激经络敏感点，产生良性反应来疏通经络、调和气血。

凡是软组织疾病久病的，病情在不断恶化，其组织结构，由炎症、水肿阶段发展至纤维化，以至萎缩、粘连、钙化、断裂的病理演变过程。因此，在炎症、水肿阶段，单纯刺激敏感点是有效的，那么组织纤维化、萎缩、粘连等，除了刺激敏感点外，还要用手法做广泛性的捻转等操作，其效果则更理想，故这种手法操作方式，称手法广泛性捻转。由于手法操作灵活性大，必须根据组织变化的特点，来确定手法操作步骤。因此，秘传疏经术中，手法治疗有两种不同方式的概念。

这两种手法操作方式的使用，乃根据病症来确定是单纯用一种方式，或配合两种方式使用。一般来说，新发的疾病为功能性病症，以及炎症、水肿的多见。陈旧性疾病或久病或退行性病变，容易导致机体组织变性，可出现纤维化、粘连或萎缩，或钙化，或断裂等。所以新发的疾病单纯用手法局限性捻转能治愈。若陈旧性疾病，必须用手法广泛性捻转结合手法局限性捻转进行治疗。

（二）经络探测仪的工作原理与操作

经络探测仪常用电源为220V交流电，通过变压为12V直流电，也可在该仪器外装置12V干电池为电源。

该仪器使用时，首先把电源开关打开，然后将探测仪工作开关向下启动，再将灵敏度调试电钮旋至"1"。这时，术者将探头阳极接触阴极导片，探测仪则发出响声，电表指针启动至最大数值，表示探测仪工作正常。然后，术者将阴极导片贴在被测的经络末端，或者嘱患者用手指捏住，再将阳极探头转向试测的敏感点处进行探测，当测到敏感点的精细处时，则探测仪发出清晰的"咚咚"声音，其电表指针向前移动，指出数值。若阳极探头接触在附圈范围内，则发出洪亮的"嗡嗡"声音，或没有声音，同时电表指针仅接近在发音数值，再也不能升高。这是因为，经络敏感点部位的电阻低，故探测敏感点精细部位，则发出清晰响声，电表指针升高到最高值，并且能刺激敏感点有良性反应，沿经络走向至病灶处，或经络尽处。虽然，探测其他敏感点或腧穴，亦能发出响声，电表指针亦能升高到一定指数，但没有刺激敏感点的良性传感反应。这是疏经术的敏感点与穴位电针的不同之处。

由于探测仪灵敏度较高，这样被探测处的皮肤一定要干燥。若被探测部位皮肤有汗液等湿润过多，必须用绒布或毛巾擦干，或洒上干燥粉末擦拭，防止汗液等湿润，使导电性能过强，则被探测部位出现假阳性反应。

探测敏感点是疏经术的一个非常重要步骤，故必须正确使用探测仪。

（三）经络疏经治疗仪的工作原理与操作

它是以微电流刺激敏感点，达到治疗的目的。这种治疗方法有两种含义：一种作用是以电动能代替手法操作，以便对敏感点能起持久的刺激作用，这样的治疗使术者一次能同时治疗 10～20 人。当然这种刺激治疗同手法操作是有区别的。单纯的手法操作在敏感点处捻转出现的敏感反应舒适、敏捷、柔和，其传感的灵活性较强。微电流刺激方法在刺入导针时，必须掌握导针刺入的适当深度，若进针过深，使进针处肌肉有震颤感或抽搐感。若导针仅刺入皮肤表层，其电流过小，有的无反应，电流过大，有时反应在导针周围有烧灼痛感。若主点仅是电极的铜丝接触敏感点处，常反应有较强的烧灼感痛。

为了避免导针的交叉感染等弊端，现已将导针改用导钉，根据临床实践证明效果良好。

导钉的加工方法是选用紫铜或银质为原料，加工制成约绿豆大的球形状，接在阳极导线上。其操作方法是将导钉用胶布粘贴在已测的敏感点精细部位的皮肤上。

这种导钉操作更安全，无进针痛苦，从未发生过过敏反应。但是在贴钉后，若患者体位变动，容易使导钉移位，同敏感点精细部位接触不良。这样在治疗时无敏感的良性反应，所以移位后必须检查导钉是否变位，球形表层是否有胶而绝缘，这些因素都可影响导电。故贴导钉时，应用酒精将导钉擦干净。粘贴胶布要按紧，受压力要大，治疗才有效。至于使用导针或导钉，要根据患者的治疗体会宋选择。

另一种作用是用治疗仪的两个电极，导电后产生电能作用，电能除了对敏感点上的导针刺激，产生动力作用外，同时电流对机体组织也有一定的直接刺激作用。但是根据临床观察，这种疗法辽过敏感点的刺激，才有沿经络传导的良性舒适感。

秘传疏经术选择适用的治疗仪非常重要，因为各种治疗机由各种不同的电子元件组合而成，使用时输出的电流、电压、波形等是不相同的，产生的频率差异也很大，故治疗作用与效果也不一样。

现在使用的治疗仪是新研制的经络疏经仪，该治疗仪的电源由 6～12V 干电池供给，或者用 220V 的交流电源，通过变压滤波形成脉冲波进行治疗。利用脉冲波做治疗时，必须掌握波形特点、电压调试规律和频率。

1. 波形　经络疏导治疗仪的脉冲波形，其形状具有一定几何图形，这种波形表示了电路中的电压和电流随时间变化而变化。当看到显示的脉冲波形寸，也就知道治疗仪电路中的电压和电流的实际变化过程，故脉冲波形是有规律出现的。同时脉冲在一定的时间内，可形成两种不同电流情况：一种是通电后形成脉冲正弦波，一种是通电后产生的电流在不同的调试情况形成不同的波形，但是每次通电后，出现从第一个典型波的起点和时间间隙的过程，到第二个波的起点称为重复周期。这样的典型波分脉冲幅度（高度），它从脉冲波基底起点斜向至波幅的顶端，这个斜度的底部的宽度称前沿时间。前沿波幅顶端至后沿波幅的顶端之间的距离，言诸种情况，例如，矩形波两波幅顶端间隔较宽，其宽度是由调试的时间来决定的，后沿波幅的斜度大小，亦受电流、时间所控制。当电流降到基线下呈负波，则电流中断，形成无电流间隙，这样的过程称为一个波段过程。

由于调试电流的波幅时间不同，故产生各种不同波形。现将常见的间动脉冲治疗机的波形概述如下。

（1）矩形波：脉冲电流通过调幅后，前沿波幅的顶端增长电流每隔一定间隔时间，才出现后沿而形成矩形波，其波形如图2-17所示。

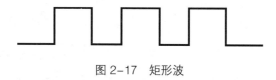

图2-17　矩形波

（2）尖峰波：指前沿的起点在基线，经调幅成斜形，至顶端后降速加快，使波幅前沿同后沿均会合在波幅上端约3/4处，再成斜形降至基线以下形成尖峰波。其波形如图2-18所示。

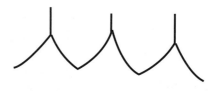

图2-18　尖峰波

（3）三角波：指波幅前沿从基线起成斜形顶端，电流无间隙时间，波幅后沿又成斜形缓慢下降至基线成三角波，如图2-19所示。

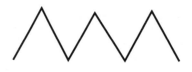

图2-19　三角波

（4）锯齿波：虽然同三角波的形状相似，但波幅的前沿成斜形缓慢上升至顶端，电流无间隔时间，波幅后沿则迅速垂直下降形成锯齿波。其波形如图 2-20 所示。

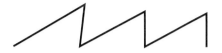

图 2-20 锯齿波

根据临床体会，这四种波形中最适用的是矩形波，其他波形在治疗中对某种疾病有一定疗效，但有些不良反应，故极少使用。

2. 各种脉冲波形的治疗作用 各种电疗机输出的波形是不相同的，但是间动脉冲治疗机的波形大体上是相似的，一般都是不对称的双向脉冲。

间动脉冲治疗机根据治疗需要，通过不同的调频调幅特点，组成常用的治疗波组。这些波组大体分连续波（其中可产生疏波和密波）、疏密波、断续波 3 种，这 3 种波组在临床治疗中各有其治疗特点。

（1）连续波：指的是治疗机输出的电脉冲是某一单一固定频率的脉冲序列，它是未经过调制的波。一般治疗机输出的连续波，其频率为 1 ~ 1000Hz（赫兹），也有达 5000Hz 以上。若频率低于 30Hz 的连续波称为疏波，频率高于 30Hz 的连续波称为密波。

人类神经的绝对不应期，一般是 1ms（毫秒）左右。因此 1000Hz 以上的脉冲电只有第一次刺激能引起运动神经兴奋传导，只能使组织产生热反应。低于 30Hz 以下的脉冲波（疏波），可以引起肌肉收缩，产生较强的震颤感，提高肌肉韧带的张力，调节血管的舒缩功能，改善血液循环，促进肌肉神经功能的恢复，可使处于异常状态的血压（低血压休克或高血压）转为正常状态，并对神经肌肉瘫痪性疾病有一定的效果。

频率在 30Hz 以上的密波组，震颤感弱，作用于体表某些疼痛区，即起镇痛作用，但易出现适应性反应，时间过久镇痛效果则较差。

（2）疏密波：是疏波和密波轮流输入的混合波，因而对组织容易出现适应性反应。疏密交替出现的电波能引起肌肉有节奏的舒缩，加强血液循环和淋巴循环以及离子的运转，调节组织的营养代谢，对一些软组织扭伤、腰背筋膜劳损及一些神经肌肉麻痹等疾病有一定的疗效。

（3）断续波：它是时断时续的组合波，即将连续波经过矩形脉冲调制后，得到的脉冲波序列，交替输出的这种脉冲电流，对人体有强烈的震颤感，对神经肌肉的兴奋较连续波和疏密波的作用更强，对脑血管意外、小儿麻痹症等出现的后遗症和一些周围神经病变引起的肌肉萎缩性疾病有较好的效果。

三、补泻手法

（一）秘传疏经术的补泻认识

疾病有虚实之证，也可以说有亢进或衰退、兴奋或抑制的病症表现。因此，在秘传疏经术的治疗中，一定要认真掌握虚、实原则。在治疗时必须秉着虚则补之、实则泻之的准则。当然有些疾病由于病证难于确定虚实，这样则以试探性治疗。但也有少数疾病，有真虚假实或假虚真实症状。这样的病症不能单纯看某一方面的症状，必须要深入了解，细致检查，全面分析，切不可仅看患者素质，忽视患者病证，应将素质、病证两者综合分析属虚或属实证，然后试治用补法或泻法。

（二）掌握补泻原则

临床运用补泻主要是根据患者的素质、病情来决定的。很多患者在同一条经络上，有属于虚证则用补法，若受于实证则用泻法，就是同样的疾病虽然用一经络的敏感点进行治疗，由于病症有虚有实，治疗时亦要根据虚实进行补泻。运用补泻是否恰当的重要标志，是注意观察患者的治疗反应是否达到舒适感。有的虽然在诊断上认为需要用补法，但在治疗时，使用补法不适宜。这样必须以患者对电压的耐受能力为原则，其疗效才会提高，否则不但治疗无效，甚至病情反而加重。

当前我们刺激敏感点的方法，有徒手操作和微电流刺激两种方法，但是在运用两种方法进行治疗时，其补泻各有其不同操作特点。

1. 手法捻转补泻　用手法补泻探导敏感点，初步根据患者体质和病情来决定补泻手法。

补法：运用于体弱、病症隐隐发作或患病时间长的疾病，或用补法治疗后病情时好时坏，或症状持久未消失的宜用补法。其操作原则：术者拇指腹远端接触敏感点的皮肤，轻轻地由外向内捻转，这时患者感觉指下及病灶处有舒适感。捻转速度每分钟 60～70 圈。

泻法：一般来说，凡疾病初发，体质较强壮的，大多数用泻法。其手法具体操作是：术者用手拇指指腹部远端放置在敏感点上，从内向外做圆圈捻转，使皮肤滑动。这时皮肤与肌肉之间互相摩擦，有较强的舒适感，或被捻转处稍有微痛感。捻转速度每分钟 90～100 圈。

若捻转过重，容易将敏感点处皮肤擦伤形成肿胀。这样第二次再捻转时，则不能耐受而影响治疗效果。

总之，不论用那种手法捻转敏感点，必须达到传感快，病灶处有舒适感，或者症状感觉消失为原则。

2. 使用经络疏经治疗仪的补泻法　当疾病确诊后，寻找敏感点时，其初试可以用手指捻转，或者用探测仪的电板试探。

若探到敏感点，才正式调试电钮确定补泻。因为在经络疏导治疗仪的旋钮下有数据表，根据表上数据，原则上取中间数据为平补平泻，小于中间数为补法，大于中间数为泻法。在调试旋钮时，使电压有强弱的反应。当敏感点受到刺激时，既能耐受一定的电压强度，同时病灶处感觉舒适或胀痛减轻、消失为原则。然而有些敏感点或副点放置不正确，或者皮肤干燥，此时的导电性能降低，往往将电钮旋到最大的数值亦无舒适感，这种情况可称为假泻法。这时必须检查进针的部位是否正确，若副点皮肤干燥，可用酒精或水湿润皮肤或用手指在副点上稍加压力，使导电性能增强，然后再调试电钮进行补泻。

四、过敏反应的处理

秘传疏经术虽然是一种良性的、安全的、无强烈刺激性的治疗方法，但是也有极个别的患者在做治疗时出现过敏反应，这种过敏反应的症状有类似休克的表观。在过敏反应开始时，患者首先感觉胸闷不适、欲呕，继之头晕眼花或视物模糊，怕冷，甚至神志不清，颜面苍白，嘴唇发绀出汗，脉沉细，严重的烦躁不安、血压下降、心率加快等。这些病症反应是逐步加重的。因此，当患者反映头晕胸部不适时，应立即停止治疗，必须迅速进行抗过敏反应处理，在抗过敏反应时应注意如下问题。

（一）分析过敏反应的发生因素

1. 当病情确诊后，制订出治疗方案时，一定要对患者做好解释工作，特别是对针刺过敏的，或对疼痛敏感的患者，尽量加强解释，秘传疏经术刺激采用的导针，不同于毫针刺入皮内有酸麻胀感，疏经术的导针短小，导针刺入皮肤仅有微痛感甚至不痛。进针后无任何不适感，使用的电流是低压低频微电流，故刺激微弱，仅仅在针的周围有隐隐的似针刺感。通过试治，有良好舒适感反应后，才进行系统治疗。

2. 选择舒适体位　这种治疗方法要坚持1小时以上的治疗时间。因此，在治疗时，必须要选择好坐位或卧位，以体位舒适为宜。一般来说，重患者取卧位，但能坚持坐的最好以坐位为主，便于在治疗期间观察病症的反应情况，有利于提高患者的治愈决心。若患者体位勉强不能坚持1小时治疗，又需要更换体位，在这样的情况，最容易出现过敏反应，或者使导针的针尖异位，影响治疗效果。

3. 掌握电压强度　在治疗时，打开电源开关，然后将电钮逐步调试加大电压强度，不要先固定在较高的电压数上，再插上插头，使组织难以耐受，这样容易造成患者思想紧张，或产生恐惧情绪，从而产生过敏刺激反应，影响疗效。

4. 避免快速制服病症　对患者的病症反应严重的，或剧烈胀痛的，或者有多种疾病的，第一次进行治疗时，必须要注意进针后慢慢调试电压强度。若患者有多种疾病，首先选择较严重的病进行治疗，一般选用2～3根导线，逐步调试电钮，使病情慢慢缓和，然后配齐治疗其他疾病的导线。若一次配上4～5根导线，由于患者耐受能力差，容易产生过敏反应。

5. 防止在饥饿时治疗　治疗前未吃饭，自感饥饿，精神萎靡，不能支持，这种情况最容易产生过敏反应。

（二）过敏反应的处理

当疾病确诊后，使用微电流刺激时，如何发现过敏反应，主要是依靠术者经常地认真观察患者的神色表情。治疗时，术者要多巡视，一旦发现有过敏反应苗头，应立即进行处理。

现将疏经术的过敏反应的处理方法概述如下：

1. 发现有过敏反应时，应该立即停止治疗　将电钮缓慢地由高电压旋至低电压，然后拉掉插头。若因高电压强刺激所产生的过敏反应，通过急救后，患者过敏反应消失，精神状态恢复良好时，若患者要求治疗，可以再插上插头，慢慢调试电压继续治疗。若过敏反应严重的，经处理后，患者感觉疲劳，当天不能再进行治疗。

2. 采取平卧安静保温措施　凡是出现过敏反应的，一定将患者扶着，最好抱住患者放在检查床上平卧。若患者颜面苍白、嘴唇发绀、四肢发冷、神志模糊等，可将头适当侧偏，仰卧安静躺着，不要乱搬动，应立即用棉被盖好保温。若是炎热季节，治疗时感觉闷热的，应立即转移到凉爽通风处安静休息。

3. 刺激敏感穴　凡是发现患者过敏反应时，术者用拇指尖捻转患者人中穴，使患者神志清醒、面色嘴唇转潮红。若刺激人中穴无好转，可捻转心二点。采用重刺激手法捻转，使患者有痛感。一般来说，刺激人中穴有效。但在捻入中穴时，要持久地操作，使患者感觉神志完全清醒、胸闷消失才停止操作，不然患者又可以再度出现过敏反应。

4. 补充热饮料　当患者苏醒后，立即给热开水或姜糖开水频频饮下。

五、注意事项

经络疏导疗法虽是一种安全的治疗方法，对人体无不良损伤，但若对治疗仪的电源、电压、频率、波形等基本原理不了解，以及对电刺激对人体的物理、生化方面的有利作用没有正确的认识，特别是对治疗仪出现的非正常状态不清楚，忽视了某些危险苗头，则不但对治疗无益，而且可能造成严重后果，为此特提出如下注意事项。

第一，在治疗前一定要检查电源、电线、插头的接触情况，防止电源短路，烧坏治疗仪。

第二，治疗前还要认真检查导线是否折断、导线与插头的焊接、针与导线的衔接是否牢固，这是影响疗效的重要因素。

第三，细致地检查导针，若发现导针有粗糙变色、针尖变钝，这是导针受直流电的电解作用所致。一定要检修治疗仪，校正电压，才能避免电流损伤针体，导致导针折断，防止电流失控，影响疗效。

第四，在敏感点上导针刺进后，将电源开关启动，在来调试电压时，感觉敏感点处的导针，如针刺痛感或烧灼剧痛，这是治疗仪内插座线路导线接触不良的短路反应，这样的治疗仪应立即停止使用。

第五，进针时，不能刺进血管内。

六、疾病归经定点示范

（一）手太阴肺经疾病

1. 喙肱肌筋膜炎　该病是肩部痛最常见的疾病。其病灶反应在肩关节前侧，这种病容易误诊为肩关节周围炎，或胸小肌综合征。

（1）应用解剖：肱二头肌短头和喙肱肌同起于肩胛骨的喙突上，两肌腱合并同在筋膜鞘内，并黏附于肱骨中央。

（2）病因病理：喙肱肌筋膜感受风寒等外邪，留于肌筋膜鞘，则经脉失畅，气郁则胀痛不适。若受扭转力或弯曲张力导致肌筋膜鞘损伤，经脉阻滞或破裂。瘀血积于脉管内外，易形成肿胀，若血肿机化，久之乃形成纤维化，或钙化，则肌筋膜紧张，增生，故肿胀疼痛。

（3）症状与体征：肩关节前侧一般无肿胀，仅酸胀痛冷感，或温热感。患肢旋后动作疼痛加剧。酸麻胀痛严重时，可使肩关节活动功能障碍。

（4）检查

扣诊：在肩关节前侧腋窝横纹上方有压痛感。有的呈条索状肿硬物在手指下搓动。

特殊试验：扳手试验阳性，屈肘抗阻力试验阳性，患肢外展抗阻力试验阳性，患肢后伸抗阻力试验阳性。

（5）归经定点原则：喙肱肌与肱二头肌短头起于喙突，均止于肱骨干中 1/2 的前上。本病症反应沿喙肱肌向下传感，至前臂桡掌侧肺经路线，故本病归经属于手太阴肺经。因此探寻敏感点以肺一点或肺二点试治有效时，则用探测仪测准敏感点的最敏感精细部位，然后用手法或经络疏导治疗仪系统治疗。

2. 屈拇腱鞘炎　该病是指屈肌腱鞘发病较多的部位，有的叫弹响拇。

（1）应用解剖：屈拇腱鞘分内、外两层：外层为纤维鞘，两侧附于指骨边缘，形成骨－纤维隧道；内层为滑膜，腱鞘远端止于末节指骨的基底部。近端为游离缘，止于掌骨头处。该处腱鞘成一环形韧带，称为指鞘韧带或环状韧带，使骨－纤维管不能活动，故腱鞘好发于此。

（2）病因病理：本病感受风寒等外邪，积聚于腱鞘部位，当手过分地快速活动，腱鞘处于紧张状态时，则腱鞘与肌腱的摩擦系数增大，产生剪切作用力，导致腱鞘出现肿胀痛病变。

受外力的打击，或压榨，或震颤所产生的对向挤压作用力，导致腱鞘处经脉破损，血溢于鞘内、外，则形成肿胀瘀斑，经络受阻，血瘀气滞，故腱鞘处肿胀、灼热、疼痛等。

（3）症状与体征：本病初起，仅感隐隐胀痛不适，使患手指掌关节强直或屈曲不能伸。久之则胀痛有弹响，严重的出现交锁征，手指屈伸受限，握物如针刺痛，痛时掌骨头部有酸胀冷感，亦有灼热痛征。

（4）检查

扣诊：在患拇指掌骨头的掌侧中央压痛，甚至有肿硬物症状，严重者拉拇指剧痛。

特殊试验：拇指背伸抗阻力试验阳性，拉指试验阳性；握物试验阳性。

（5）归经定点原则：本病的病症反应在第一拇指掌关节掌侧，有交锁弹响征。痛甚放散至前臂桡掌侧的肺经路线，故归经于手太阴肺经。因此，探寻敏感点以肺一点或肺二点试治有效时，才进行系统治疗。

从上述两病分析，都是肌腱处疾病，并相距很远。由于病症反应传感路线，均在手太阴肺经的走向路线，故同用肺经敏感点试治有效。

（二）手阳明大肠经疾病——前斜角肌损伤

前斜角肌损伤主要是指斜角肌之间病症，影响斜角肌间隙，导致臂丛神经以及锁骨下动、静脉的循环障碍等病变，它是胸廓出口综合征之一，但未包括胸小肌综合征、颈肋综合征、过度外展综合征。

1. 应用解剖　前斜角肌位于胸锁乳突肌的深处，它起于第三～第六颈椎横突的前结节，肌纤维由后上方斜向前外下方，止于第一肋骨的斜角肌结节。由第五～第七颈神经前支支配。在前斜角肌后缘与中斜角肌的前缘，同第一胸肋上缘形成间隙，该间隙有臂丛神经与锁骨下动、静脉通过。

2．病因病理 本病因受风寒外袭，则前斜角肌筋膜紧张或挛缩，经脉阻滞，气血营运失调，形成肿胀。肿胀积聚过久不散，筋内濡养不足，则筋纵、筋结。由于肌筋膜弹性改变，形成肿硬挛缩，则斜角肌间隙变窄，可压迫臂丛神经和锁骨下动脉，而出现患肢麻木、胀痛、冷感等症。

若肌筋膜受外伤挤压张力，经脉破损，瘀血积聚压迫，当血肿吸收后，其症状才逐步消失。若血肿机化，斜角肌纤维变性，由于肿胀肌张力增强，反而导致肌痉挛，或形成瘢痕，可导致粘连或肌萎缩，斜角肌间隙变形而压迫或挤压神经血管，出现胀痛酸麻感。

3．症状与体征 前斜角肌损伤，有的锁骨上窝处稍肿胀或肿胀青紫瘀斑。若锁骨下动、静脉受压，则患侧手水肿、肿胀发绀。陈旧损伤，患侧肢肌力减退萎缩，颈肩前侧流胀冷痛，也有灼热胀痛，手发麻胀，严重的颈部活动功能受限。

4．检查

（1）扪诊：前斜角肌多数在锁骨上窝及胸锁乳突肌后缘压痛明显，其痛觉反应可放散至手部。

（2）特殊试验：斜角肌张力试验阳性、牵臂试验阳性、上肢外展抗阻力试验阳性、颈椎侧方无压痛、扳手试验阳性。

5．归经定点原则 本病病症从颈侧方放散至肩外侧，沿手阳明大肠经走向，多为 $C_5 \sim C_7$ 神经前支支配区，归经属于手阳明大肠经走向范围，故探测的敏感点以大肠一点或大肠二点试治有效。若颈侧胀痛，沿喙肱肌的走向，多为臂丛神经支配区，其疼痛放散至前臂掌桡侧，故归经属于手太阴肺经走向路线，故探测的敏感点，以肺一点或肺二点试治有效。有时两条经络都有症状反应，则应归属两条主络试治。

如果本病病症反应路线在一条经络上，就测一个点，若两条经络有病症，则在两条经络上测试。运用这种疗法，还可推测到解剖组织病变，多为单纯斜角肌损伤，仅是 $C_5 \sim C_7$ 椎神经前支受病。若沿喙肱肌的走向，则臂丛神经同时受病。所以，询问病症要仔细，才能了解病症的复杂性。

（三）足阳明胃经疾病——下颌关节紊乱症

下颌关节紊乱症是下颌关节部发病最多见的疾病之一。

1．应用解剖 下颌关节由颞骨的下颌变和关节结节与下颌骨的下颌小头组成。关节面上覆盖着一层纤维软骨。在关节隙之间，由纤维构成椭圆形的软骨盘，其周围附着关节囊，将关节腔分隔成两个关节腔。关节囊较松弛，囊外侧壁有颞下颌韧带附着,当下颌关节运动时,下颌骨小头随同软骨盘一起向前移动至关节结节的下方。

2. 病因病理　本病多因在咀嚼运动过程的牵拉张力作用,使软骨盘受损伤,加上外感风寒的积聚,导致关节囊、副韧带紧张痉挛,软骨盘滑动受限,故下颌关节弹响和紧张感,则咀嚼困难。

3. 症状与体征　患侧下颌关节处稍有肿胀,关节内胀痛,咀嚼时剧痛,严重的张口困难。

4. 检查

(1)扪诊:在下颌关节处压痛。部向患侧偏歪,关节内胀痛,咀嚼时剧痛,严重侧患病张口受限,或下颌颏部向患侧偏歪。

(2)特殊试验:含压舌板试验阳性、咀嚼侧向运动试验阳性、张口抗阻力试验阳性。

5. 归经定点原则　本病病症局限在下颌关节周围,有时放散至面部下颌角,活动困难,重症时,张口咀嚼功能障碍,并有弹响。其病症反应路线,在足阳明胃经分支路线上,故归经属于胃经,乃探测胃一点试治,下颌关节感觉松弛。选用其他敏感点试治无效,若按神经支配区,它属于面神经和三叉神经支配范围,但测试其他经络敏感点无反应。

(四)足太阴脾经疾病——足舟骨内缘软骨炎

足舟骨软骨病多发生于成年的副舟骨处,也有少数整个足舟骨发育异常,引起缺血现象。

1. 应用解剖　足舟骨内缘的粗隆处,常有独立化骨中心,若足舟骨变异,为副舟骨未愈合,使它仍位于足舟骨内侧缘附近。也有足舟骨粗隆增大,或舟骨粗隆骨骺分离。

2. 病因病理　本病由于胫后肌腱跖部外展位受牵拉张力过大,导致撕裂足舟骨骨骺,或副舟骨向后向内分离,有的仅仅撕伤肌腱附着处,导致足纵弓改变或消失,跖部外展,甚至将骨皮质撕裂。也有骨质未破坏,仅骨膜或腱膜撕伤,而引起肿胀、充血,久之则增生、肥厚。

3. 症状与体征　本病不论青少年或成年人,多发生在足舟骨内侧缘,起初无肿胀,或仅有不适感,若有明显的肿胀突起时,足弓改变,常常出现酸胀痛,行走时,有牵拉痛或针刺痛,开始以冷痛为多,足明显变形,也有灼热痛感。行走跛势,有时仅靠足跟负重。

4. 检查

(1)扪诊:大部在足舟骨内侧缘结节处压痛。

（2）特殊试验：提踵试验阳性、足外旋试验阳性、足背屈抗阻力试验阳性。

（3）归经定点原则：本病肿胀痛在足舟骨内缘突出处，足弓消失等。其病症的反应部位在足太阴脾经路线的走向，故归经于脾经，探测脾一点或脾二点试治有效。

（五）手少阴心经疾病——肱三头肌起点末端病

肱三头肌起点末端病指肱三头肌长头起点处病变，容易同肩关节周围炎相混淆。

1．应用解剖　肱三头肌位于上臂后侧皮下，共分三头，其中长头居中间，起自肩胛骨的盂下粗隆，内、外侧头分别起于肱骨后面上方的外侧。内侧头起自肱骨后面，桡神经沟以下的区域，及内、外侧两个肌间隔。三个头向下会于肱骨后面的 1/2 处，移行呈扁腱，抵于尺骨鹰嘴的上缘和两侧缘，受桡神经（$C_6 \sim C_8$）支配。

2．病因病理　肱三头肌起点末端病，它是因为该肌长头止于肩关节盂下缘粗隆上，在患者患肢急骤外展活动的抗拉力作用下，容易损伤肌腱附着处，导致肌腱骨膜肿胀，经脉破损，气血瘀阻而胀痛。

3．病症与体征　本病患部表面一般无肿胀，仅在腋窝内胀痛，严重可放散至肩后部，胀痛冷感，甚而有麻木等异常感觉，当患肢外展或上举攀悬时，腋窝部有明显痛感，或胀痛加剧。

4．检查

（1）扪诊：让患肢上臂稍外展，用拇指从腋下触摸盂下粗隆，压痛明显。

（2）特殊试验：做伸前臂抗阻力试验阳性；患肢外展抗阻力试验阳性。

（3）辅助检查：X 线摄片检查，排除骨质病变。

5．归经定点原则　肱三头肌起点末端病，大都是肩胛骨盂下粗隆结节处流胀痛，放散至上臂内侧至肱骨内侧髁的内前方。根据病症反应路线，沿手少阴心经传感走向是一致的，故归经属于心经。探测心一点或心二点试治有效。若按桡神经支配区，归属其经络试治，则无反应。

（六）手太阳小肠经疾病——冈下肌萎缩

冈下肌萎缩容易被患者及医生忽视。它仅仅是影响患者的劳动强度，其治疗方法不多，但运用秘传疏经术有效。

1．应用解剖　冈下肌位于肩胛骨背面的冈下窝内。起于冈下窝及冈下筋膜，止于肱骨大结节和关节囊，受肩胛上神经（$C_5 \sim C_6$）支配。

2．病因病理　冈下肌萎缩的致病因素，因为肩胛上神经从肩胛切迹和肩胛颈通过。当肩胛骨运动，特别是超生理范围的大幅度运动时，或受风寒等，使冈下肌紧张或挛缩，都可对肩胛神经发生挤压作用力和张力。久之，即可引起无菌性炎和组织变性，从而使肩胛上神经的功能发生障碍，使它所支配的肌肉瘫痪。另外若与肩胛上神经伴行的肩胛上动脉发生损伤，使血管腔变小，血流减少，导致岗上肌和冈下肌的营养不良而发生变性和萎缩。

3. 症状与体征　本病大多数患者症状不明显，少数表现为肩部酸胀不适。病情发展，则出现易疲劳，工作能力下降，严重者还可出现局部麻木、冷痛等异常感觉。

4. 检查

（1）畸形：萎缩肌肉所在部位，可见冈上窝和冈下窝扁平、凹陷、肌张力减弱和变薄。

（2）扪诊：少数患者在肩胛冈下窝处，有轻度压痛和不舒服感。

（3）特殊试验：伸臂抗阻力试验阳性；撑壁试验阳性。

（4）辅助检查：X线摄片排除骨质病变。

5. 归经定点原则　本病病症在肩部酸胀不适，易疲劳，严重的可出现麻木冷痛。涉及肩后及上臂后侧，沿手太阳小肠经路线走向传感，故归经属于小肠经。探测小肠一点或小肠二点试治有效。

（七）足太阳膀胱经疾病——后上锯肌肌筋膜损伤（肩胛窝下综合征）

后上锯肌肌筋膜损伤，又叫肩胛窝下综合征。该病过去未曾报过，但有的认为是"菱形肌综合征"，或者以颈椎病来认识的。其临床症状以背部胀痛为主，有时甚至酸胀痛可放散至胸及腋下。因为这种病的病灶部位，在肩胛骨内第五肋上，其诊断要点与后两种病是有区别的。

1. 应用解剖　后上锯肌位于菱形肌的深层，为很薄的扁肌，其腱膜起自项韧带下部和 $C_6 \sim C_7$ 椎棘突，$T_1 \sim T_2$ 椎棘突。肌纤维斜向外下方，止于 2～5 肋角的外侧面，其止点均被肩胛骨覆盖住，它属 $T_1 \sim T_4$ 肋间神经支配。

2. 病因病理　后上锯肌多因感受风寒之邪，稽留于肌筋膜，经脉受阻，气血失调，出现酸胀痛。若上肢内收上举时，使肩胛骨形成向内收，向上移，产生扭转作用力，或者肩胛骨在五肋角处互相摩擦，产生剪切力。由于持续性活动，过多地扭转或摩擦，则形成积累性损伤，使肌腱筋膜肿胀变性。当寒凝于经络，气滞失调，乃出现酸胀痛。若受挤压作用力，导致筋脉破损，出现血瘀，当血瘀积机化，则形成肌筋膜水肿或纤维化，或形成瘢痕粘连，肢体胀痛加剧，当负重时，肌张力过大，故有牵掣痛。

3. 症状与体征　背部无肿胀，仅仅在肩胛部酸胀痛，喜按、有麻木冷感，亦有灼热痛感。其胀痛可放散至肩及腋下，负重、举重时如针刺痛感，有的背痛及胸痛。

4. 检查

（1）扪诊：患者取坐位，术者一手将患侧肢拉向对侧肩部呈水平位，使肩胛骨外旋；露出于背肋后方，另一手沿肩胛冈斜向内下方至第五肋骨角，距棘突 4～5cm 处压痛敏感，其胀痛点约1cm大面积。若将患侧上肢变位下垂，虽然术者手指压住的位置不变，乃被肩胛骨遮住痛点，这样再使劲压肩胛骨无痛感。同时在同侧胸前锁骨中线第二肋间及同侧胸锁关节处的上缘，均压痛明显。但在同侧肩胛骨脊柱缘菱形肌止点处无压痛。

（2）特殊试验：双手撑壁试验阳性，患侧上肢外展抗阻力试验阳性，患肢后伸抗阻力试验阳性。

5. 归经定点原则　本病在肩胛骨下角前侧部胀痛，有的背痛及胸，亦放散至腰背部胀痛。沿足太阳膀胱经的走向路线，故归经属于膀胱经。探测以膀胱一点或膀胱二点试治有效。

（八）足少阴肾经疾病——跖管综合征

跖管综合征，又叫跗管综合征，或踝管综合征。跖管由骨骼及软组织形成管状，为控制胫后肌腱、神经、血管的组织结构。

1. 应用解剖　跖管由内踝后下方、距骨、跟骨内侧面、踝关节囊连接诸骨，构成坚实的内侧管壁。管外侧壁有强韧的屈肌支持韧带，又叫分裂韧带，起于内踝后下方，止于跟骨内侧。管内有胫后肌腱、趾长屈肌腱、拇长屈肌腱。同时各肌腱都由腱鞘包住，还有胫后动脉、静脉和胫后神经通过。

2. 病因病理　本病主要因感受风寒等外邪，使屈趾韧带、肌腱、腱鞘等紧张。当足放置不当，如过于背伸、外旋所产生牵拉张力过大，则导致跖管内容软组织出现非感染炎性病变。

有因跌倒等，使跟骨骨折或距骨骨折，骨折变位形成外翻位或外旋位，产生扭转作用力，使经脉破损，瘀积不散，导致血瘀气滞，出现肿胀痛。

3. 症状与体征　本病在内踝后下方有不同程度的肿胀或青紫瘀斑，或因跟骨骨折形成踝关节外翻畸形，内侧肿胀突起，若感受风寒等外邪，轻症则隐隐痛或酸痛，严重的有刺痛，或牵掣痛，负重时如刀割痛。

4. 检查

（1）扪诊：在患侧内踝后下方与跟骨结节间压痛过敏，并放散至跟骨内侧。有的能摸到肿硬结节。

（2）特殊试验：提踵试验阳性，足跟仰趾试验阳性；跖部外旋试验阳性。

5. 归经定点原则　本病在内踝后下方肿胀、疼痛等，常放散至足跟骨。其病症反应，沿足少阴肾经走向路线，归经属于肾经。探测肾一点试治有效。

（九）手厥阴心包经疾病——腕管综合征

腕管综合征，临床比较多见，但有的诊断为正中神经损伤而不究其源，所以常被误诊或漏诊。

1.应用解剖 腕管是由8块腕骨从背侧到两边构成弓形骨槽,其掌侧覆盖以腕横韧带而形成的管状结构。管内有掌长肌、屈指肌腱。腱的外面包裹滑液鞘,还有正中神经从腕管前方通过。

2.病因病理 本病常因腕骨脱位、桡骨远端骨折、腕横韧带肥厚等使腕管变形,或由于骨折出血,腱鞘或肌腱肿胀,使腕管肌腱、腱鞘的体积增大,则腕管容积相对变窄,导致管内压力增高。因正中神经对压力最敏感,所以其临床症状最早出现麻木胀痛等。

3.症状与体征 本病初发时,手腕部不适,急性损伤胀痛。遇热时,管内组织充血,压力增高,从而症状明显并加重。此外,正中神经分布区有蚁爬、麻木、刺痛等异常感觉,并随疼痛加重而加重。患侧还有冷感发凉、发绀等血液循环障碍的症状。手指活动不灵活,尤以拇指多见。严重病例,可出现大鱼际肌萎缩。个别出现手部皮肤肿胀、粗糙、指甲增厚,手掌中央肿胀,其凹陷消失。

4.检查

(1)扪诊:在手掌中央向近端到掌横韧带处压痛过敏,皮肤紧张。

(2)特殊试验:叩击试验阳性,压脉带试验阳性,中指背伸试验阳性;屈中指拉力试验阳性。

5.归经定点原则 本病在腕关节掌侧正中胀痛、有蚁行感等。其病症反应部位正在手厥阴心包经,故归属于心包经。探测心包一点或心包二点试治有效。

(十)手少阳三焦经疾病——三角肌下层囊炎

三角肌下滑囊炎又叫肩峰下滑囊炎,是肩关节部位常见疾病。

1.应用解剖 该肌的深面、三角肌筋膜深层与肱骨大结之间,有一恒定的较大的黏液囊叫三角肌下滑囊。胚胎期最早出现的滑液囊,由此膨出许多突起,尤其是突入肩峰下面的最明显,因此有人称它为肩峰下滑液囊。

2.病因病理 该囊约在40岁以后容易产生变性及粘连,如长期受挤压、摩擦等机械性刺激,可引起肱骨头向上移位固定,产生上肢上举困难,为临床上常见的一种顽固性疾病。

3.症状与体征 本病在肩峰下有持续性胀痛,放散至上臂外侧,活动时胀痛加重,尤以肩外展时更甚,上举等活动功能受限。

4.检查

(1)扪诊:肩前外形圆隆,有时在三角肌前缘喙突处膨出一个隆起,按之较软或有波动感,有的在肩峰下前外侧压痛过敏。

（2）特殊试验：患肢外展抗阻力试验阳性；患肢旋后试验阳性。

（3）辅助检查：X线摄片排除骨性病变。

5．归经定点原则　本病在肩峰下有持续胀痛，有的放散至上臂外侧。沿手太阳三焦经走向路线传感，故归经属于三焦经，探测三焦一点或三焦二点试治有效。

（十一）足少阳胆经疾病——臀筋膜损伤

臀筋膜损伤主要是指臀大肌、臀中肌的筋膜病变。其病症由臀部放散至腿外侧。其命名有臀筋膜炎或臀上皮神经痛等。该病与腰臀筋膜病变有区别。

1．应用解剖　臀大肌以广泛的短腱起于髂后上棘至尾骨之间，止于髂胫束的深面和股骨臀肌粗隆。该肌在皮下，覆盖臀中肌的后部及其他臀肌的全部。臀中肌肌纤维起自臀前线以上、臀后线以前的髂骨背面，至髂骨外唇和阔筋膜，纤维间下集中形成短腱，止于股骨大转子尖端的上面和外侧面。

2．病因病理　本病大多数因感受外邪，导致臀筋膜紧张或挛缩，经脉受阻，气滞失调，则酸胀痛。若患者体位不正，弯腰等张力过大，或受扭转作用力，可导致筋膜损伤，经脉阻滞，血瘀气滞，乃出现肿胀或牵掣痛。

3．症状与体征　臀部感受外邪无肿胀。若受外伤严重的，臀部可见肿胀瘀斑。外感多反应为酸麻胀痛，沉重冷感，大都可放散至腿外侧，也有的隐隐作痛，活动则舒。外伤性的有胀痛感或掣痛，有的臀部有热痛感。

4．检查

（1）扪诊：外感性引起臀筋膜损伤的压痛点，在髂前与后上棘连线的中1/3与内1/3交界处。严重的能扪及臀筋膜隙有呈纵向的相似绳索状物。外伤的局部有压痛。

（2）特殊试验：患侧屈髋内旋试验阳性；拾物试验亚阳性；屈腰扭转试验阳性；"4"字试验阳性；患肢外旋抗阻力试验阳性；患肢抬腿抗阻力试验阳性。

5．归经定点原则　本病在臀部胀痛，可放散至腿外侧。沿足少阳胆经的路线，故其归经属于足少阳胆经，乃探测胆一点或胆二点试治有效。

（十二）足厥阴肝经疾病——股内收肌筋膜炎

股内和肌筋膜炎包括耻骨肌、内收长肌、内收短肌、内收大肌和股薄肌的筋膜病变。

1．应用解剖　股内收肌群均起于耻骨部位。耻骨肌、内收短肌止于小转子和股骨粗线之间。内收大肌止于整个股骨粗线与股薄肌止于胫骨上端的内测。

2．病因病理　本病股内收肌群，受过度外展牵拉张力，在不同的角度，将内收长肌、内收大肌、股薄肌筋膜撕伤。若外旋过甚，产生扭转作用力，易撕伤耻骨肌、内收短肌等。使筋脉撕裂出血，渗透筋膜腠理之间，稍肿胀，牵掣痛。若感受风寒或劳虑过度，则肌筋膜紧张或挛缩，经脉受阻，气滞血郁，则酸胀痛。

3. 症状与体征　本病无肿胀，外伤者有瘀斑。初起胀痛不适，病重者酸胀痛，放散到大腿内侧。外伤性则牵掣痛，有冷胀感或灼热痛感。行走跛式，跨大步及外展动作痛剧，下蹲困难。

4. 检查

（1）扪诊：在肌肉或肌肉的起点处压痛，内收肌筋膜处拒按，严重的能摸到条索征或紧张感。

（2）特殊试验："4"字试验阳性；患腿后伸试验阳性；患腿外展抗阻力试验阳性；患肢独立弹跳试验阳性。

5. 归经定点原则　本病胀痛大都反应在大腿内侧中央，放散至小腿内侧。沿足厥阴肝经走向路线，故归经属于肝经。探测肝一点或肝二点试治有效。但有时胀痛在大腿内后侧，乃为足少阴肾经走向路线，故归经属于肾经，以肾一点试治有效。有的胀痛在大腿内前侧，沿足太阴脾经走向路线，则以脾一点或脾二点试治有效。

（十三）督脉疾病——棘上韧带炎

棘上韧带炎好发于 $T_3 \sim T_5$ 椎及 L_3 至 S_1 椎棘突之上。

1. 应用解剖　棘上韧带是指第七颈椎以下的，附着在胸、腰、骶椎棘突上的韧带，颈段的棘上韧带宽厚，故叫项韧带。它的表浅纤维，一般连接 3～4 个相邻棘突，较深的纤维可连接 2～3 个棘突，最深的纤维只连接 2 个棘突。

2. 病因病理　本病多见于感受风寒等外邪侵袭，积于韧带处。当过于低头弯腰工作，使韧带过度紧张或在屈曲位，弯曲张力过大且持续过久，则易劳损，导致经脉受阻、气滞失调，乃胀痛。

有因突然使脊柱处于屈曲位产生急骤的牵拉张力，或因重物打击产生对内挤压力，导致棘上韧带损伤，经脉破损，血溢于脉外，血瘀气滞，经久治不愈，亦能演变为棘上韧带炎。

3. 症状与体征　本病大都无明显外伤史，有的局部稍肿胀，其胀痛感多涉及1～2 个椎间，俯身弯腰活动时痛甚。

4. 检查

（1）扪诊：在 $T_3 \sim T_5$ 椎棘突上，或 L_3 椎至 S_1 椎棘突压痛最多见。其他棘突处亦可有压痛。有时可扪到结节状或条索征。

（2）特殊试验：弯腰拉趾试验棘突推搋试验阳性；胸腰段旋转试验阳性。

5. 归经定点原则　本病胀痛大部局限在 1～2 个棘突间。但也可同时发生在胸、腰椎段。其病症反应均在督脉的走向路线，故归经属于督脉。探测督三点试治有效。

（十四）任脉疾病——胸腹壁损伤

胸腹壁损伤是指胸骨部及腹直肌部的筋膜损伤，但未涉及内脏损伤。

1. 应用解剖　胸腹壁损伤是指胸骨等筋膜损伤。胸骨由胸骨柄、胸骨体、剑突组成。胸骨柄下与胸骨体由软骨连成胸骨三角，胸大肌连接胸骨旁。腹壁前侧，有腹直肌，但腹横肌、腹内斜肌筋膜、腹外侧肌筋膜均止于腹白线。

2. 病因病理　本病多因由前侧来的碰伤或擦伤，形成弯曲张力或摩擦作用力，使肌筋膜受伤，经脉破损，血溢脉外或滞于脉内，则血瘀气滞而牵掣痛。有因感受风寒外邪，使肌筋膜挛缩或紧张，稍有体位不正，则经脉受损失畅，寒疑气滞则胀痛。

3. 症状与体征　本病初起无肿胀，或稍肿，或有瘀斑。外感的始病则隐隐作痛，病重则出现胀痛、冷感；外伤的则酸胀痛或牵掣痛。咳嗽、身后伸活动时痛加剧，小便正常。

4. 检查

（1）扪诊：本病在受伤部位浅表压痛，腹肌紧张，胸骨无软感。同时深处及两季肋区无压痛。

（2）特殊试验：胸骨挤压试验阳性；腹部浅表反跳试验阳性，但深处无反应；仰卧拱桥试验阳性；叩诊清浊音界正常，扳手试验阳性；腰旋转试验阳性。

5. 归经定点原则　本病胀痛等多沿胸骨及腹部白线的表浅部位有反应，也是任脉的循行部位，故归经属于任脉，探测任一点或任二点试治有效。若胀痛在胸肋关节处和腹白线旁开 6cm 处以外，前者归经于足少阴肾经，后者归经属于足阳明胃经。

第二章　南詹正骨的手法整复——要领与秘诀

🌸 第一节　南詹正骨手法的渊源和临床意义

在中医骨伤科中，正骨手法具有极其重要的地位。古代、近代和现代的著名中医骨伤科专家，其学术特色和诊治秘诀，主要体现在正骨手法方面。

祖国医学起源于原始人在生产活动中同伤病斗争的经验，是在同巫祝之术斗争和现代科学技术结合中发展起来的。原始人在与猛兽搏斗和部落之间发生冲突时，常常会造成外伤，他们用树叶、草本等捣烂涂裹伤口，这就是外治法的起源。人类烤火取暖，体会到热烘的方法可以解除某些原因所引起的腹痛、关节痛等疾病，这就是原始的热熨法和艾灸法。原始公社制度时期，产生了用砭石治病的经验，"高氏之山……其下多箴石"（《山海经·东山经》）。"砭针，治痈肿者""砭，以石刺病也"。可见这是外科方面原始的医疗工具，也是我国针灸术的萌芽。

原始社会时期，由于生产力极低，人们对于诸如风、雨、雷、旱、冻、分娩、疾病、死亡等复杂的自然现象和生理现象无法解释。为了祈福禳祸，产生了天地之外另一种"力量"，在主宰一切的迷信思想，从而出现了"巫术"活动。百姓治病不施药，"武丁疾身，御祭妣已及妣庚"。想通过祭祀祖先来解除疾病。后来发现光是祷祝治不了病，便同时施以药物，产生了"巫医"。但巫医治病依然只在"索隐行怪"上下功夫。明明是用药治愈了病，他们不承认是药物的功效，而认为是法术的效验。随后人们对巫医的信仰开始动摇，巫和医分道扬镳了。古代的"毉"字变成了后来的"醫"字，即现代简体字"医"。公元前5世纪的扁鹊就是坚决反对巫医的一位名医。

中医已有几千年的历史，是中华民族的瑰宝。她还有许多未被人们认识的领域，尤其是骨伤科，平添几分神秘的色彩。民国时期以前，民间称中医骨伤科医生为"法师""水师"。我小时候，常常听到老百姓叫詹先生和家父为"詹（唐）法师""詹（唐）水师"。詹顺庭在给骨折伤员复位前，常应伤员和家属的要求，为取得伤员的信任和配合，在白纸上画上"鬼符"，烧成灰烬，溶入清水中，令伤员服下，以祈止痛和复位成功。

新中国成立前，我父亲也不时应伤员要求采用该法。我不相信"符水"，在给骨折患者复位前，从不使用这种方法。我认为，这种画符喝水的方法是巫祝之术的痕迹。

因为少数百姓信仰，有时伤员感觉有"止痛"效果，用现代心理学诠释，这叫"安慰疗法"或"暗示疗法"。我在孩提时代，经常见到用轿抬来的痛苦呻吟的骨伤患者，别人一碰就惨叫，父亲未给"画符喝水"，不用麻药，不用开刀，不用X线摄片（当时没有这个条件），采用手拉、推，或理经刀挑、压等手法复位，伤员神奇般安静，不觉剧痛，一待复位成功，伤者判若两人；再用小夹板固定，中药调理，骨折愈合快，功能恢复良好。伤员赞道："法使骤然人未觉，伤者知痛骨已合。"此"法"不是指法术，而是指手法。正骨手法整复是中医骨伤科的精髓和绝技，"手法"轻重适当、准确、敏捷、到位，是复位成败、愈合快慢、功能恢复好坏的关键，也是普通百姓感到神秘之所在。

西医骨伤科与中医骨伤科在理念上的最大不同是：西医强调绝对的"静"，中医主张"动静结合"。无论是闭合性骨折、陈旧性骨折，还是开放性骨折，西医采用在麻醉下进行手术清创、复位；再用钢钉固定，缝合皮肤，继用石膏固定等方法。待骨痂愈合后，再次手术取出钢钉，如属胸、腰部或下肢骨折，要绝对卧床。经X线摄片证实，骨对位对线准确，愈合良好，但伸屈功能大受影响，且要经受两次以上手术的痛苦。有些复杂骨折或脱位应用X线摄片指导手法复位和检验整复治疗效果；开放性骨折、陈旧性骨折采用手术清创与手法复位结合，小夹板固定与骨性牵引结合，较单独中医或单独西医治疗疗程短，效果好。所以，中西医结合是促进中医发展的正确途径。

熟练掌握正骨手法，必须具有扎实的人体解剖学知识，方能"手摸心会""手随心转""法从手出"。詹顺庭、家父和我都不是科班出身，是以师傅带徒弟的方式学成的。没有人体解剖标本室，没有上过解剖生理课，怎么学习人体解剖知识呢？那时，我们都是采用两种方法学习：一是在正常人和伤员身体上摸诊，先是师徒互摸，找感觉，后由徒弟在伤员身上摸诊，听骨擦声，看患者反应，初步辨认骨伤部位，再用手指的力度和感觉分析判断是骨折、骨碎、骨歪、脱位，还是软组织挫伤，然后师傅再摸，如摸诊结果有异，师傅立即讲解、纠正，责令徒弟再摸。二是找尸体看骨架，直观人体骨骼的位置、形状、相互构成方式等。新中国成立前，由于封建思想影响，很难找到尸体标本，没有办法，只能到远离村庄的旷野去掘无名墓，寻找已腐烂的死尸，仔细观察，熟悉人体骨骼。有时挖出的死尸尚未完全腐烂，奇臭难闻，好几天恶心吃不下饭。詹老带教我父亲，父亲带教我，都曾采用这种方式学习人体解剖知识。在现代文明社会看来，这种学习方式是不文明的，但在当时的条件下，为了掌握医学知识，挽救更多人的生命，只能用此"下策"。不难看出，过去被称为"法师""水师"的骨伤科医生，也是"无神论"者。

正骨手法整复等一套"绝技",我们是从詹顺庭大师传承下来的。中医是科学,科学是与时俱进的。人体是最奥秘的领域之一,人类伤病更是千奇百怪。要认识这一领域,从"必然王国"跨入"自由王国",练就一手"绝技",一靠导师点拨,二靠自己在实践中探索、感悟。40年前的一个病例,使我终生难忘,至今受益。

1958年,有个患者叫雷哑子(即聋哑人),男性,20多岁,家住新河镇新江村老屋场。父母年老已丧失劳动能力,哑子是家里的唯一劳力。一天,哑子在山上砍柴火,跌了一跤,左髋骨受伤,来找我出诊。我步行4km来到雷家,当时诊断为左髋关节脱位,并按平常方法为其复位,经过几次操作,复位都未成功,最后决定将患者抬至河洲医院,第2天继续为其复位,还是没有成功。这本是一种常见症,为什么复位不成功?我决定动员患者转到常宁县中医院去,并给詹镇川医生写了一封信求援。患者转院后复位仍未成功,因为无钱住院,又被抬回家中。我以为患者在常宁县中医院复位成功了,为了探问究竟,学习经验,我又跑到患者家,看到哑子在床上叫喊不停,才知复位未能成功。这时村里人议论开了,说河洲医院唐医生、县中医院詹医生都治不好,哑子是得了不治之症。我想一个贫困家庭的唯一劳动力不能劳动,今后这一家的生活怎么办?于是我又一次找村党支部书记说明情况,请村里帮助,我拿出10元钱请村民将患者送到了常宁县人民医院。常宁县人民医院门诊部医生决定要住院做手术复位,因无钱办理住院手续,患者又被抬回家中。这天天气炎热,他们将患者抬出城5km的塔林桥阳家,在一株樟树下休息。这时,在路边犁田的一位农民也上岸休息,当患者打着手势要喝水时,这位农民端来一碗井水,并将患者的伤肢抬动一下,以便于喝水,正当他挪动伤肢时,3人都听到"咔嚓"声,无意中使患者的左髋关节复位了。他们路过河洲医院时,把这一喜讯告诉了我。第二天,我便跑到塔林桥阳家去找那位"医生",这位农民"医生"告诉我,他是为了方便患者喝水才动了一下伤肢,真是"有意栽花花不开,无心插柳柳成荫"。为什么他这么不经意拖动了一下伤肢就达到了左髋关节复位的目的了呢?于是,我叫他给我重复一次,我半卧式躺在一张帆布椅上,请他回忆当时是如何动哑子的伤肢的,这时我才恍然大悟,原来我给哑子复位时的方向搞错了。髋关节脱位,一般是向后、向外脱出,伤肢呈内收畸形,比较健肢明显缩短。复位时将患者平卧,在两位助手的对抗牵引下,双手抱股骨干做外旋转而复位,而哑子的髋关节是向前、向内脱出,复位时患者必须处坐位或半坐位,医生稍用力抬起伤肢呈90°角,再内收旋转即可复位。经过这次少见的病例实践积累了经验,后来接诊的向前向内的多位髋关节脱位患者复位,次次复位成功,使其免遭终身残疾。

　　＊本节据"唐益扬著，唐裕扬、唐梦雄、唐超雄整理《祖传正骨疗法》，湖南科学技术出版社，2005年8月第1版"相关章节编辑整理

第二节　南詹正骨手法整复的理论基础与特色

　　正骨系诊治损伤的专科，是古代医学"十三科"之一，亦称骨伤科或伤科。其对象主要是外力作用所致的骨、关节和软组织的损伤，也包括同类原因所致的体内脏器的损伤。

　　正骨手法是指治疗骨折、脱臼（位）、扭挫伤时使用的各种手法，如摸、接、端、提、按、摩、推、拿等。

　　正骨手法整复涵盖骨伤科疾病的诊断、复位、治疗、康复等过程，在骨伤科具有极其重要的地位，中医学在这方面积累了丰富经验。唐、元、明代医学著作中，都有正骨手法的系统记载，尤以清代吴谦等编著的《医宗金鉴·正骨心法要旨》中的阐述最为经典："夫手法者，谓以两手安置所伤之筋骨，使仍复于旧也。但伤有重轻，而手法各有所宜。其痊可之迟速，及遗留残疾与否，皆关乎手法之所施得宜，或失其宜，或未尽其法也。盖一身之骨体，既非一致，而十二经筋之罗列序属，又各不同，故必素知其体相，识其部位，一旦临证，机触于外，巧生于内，手随心转，法从手出。或拽之离而复合，或推之就而复位，或正其斜，或完其阙，则骨之截断、碎断、斜断，筋之弛、纵、卷、挛、翻、转、离、合，虽在肉里，以手扪之，自悉其情，法之所施，使患者不知其苦，方称为手法也。况所伤之处，多有关于性命者，如七窍上通脑髓，膈近心君，四末受伤，痛苦人心者。即或其人元气素壮，败血易于流散，可以克期而愈，手法亦不可乱施；若元气素弱，一旦被伤，势已难支，设手法再误，则万难挽回矣。此所以尤当审慎者也。盖正骨者，须心明手巧，既知其病情，复善用夫手法，然后治自多效。诚以手本血肉之体，其宛转运用之妙，可以一己之卷舒，高下疾徐，轻重开合，能达病者之血气凝滞，皮肉肿痛，筋骨挛折，与情志之苦欲也。较之以器具从事予拘制者，相去甚远矣。是则手法者，诚正骨之首务哉。"由此不难看出，正骨手法整复的理论基础源自中医的"脏腑学说""气、血、精、津液学说"和"经络学说"，尤其是后者的"十二经筋"理论，同时也是以现代医学的解剖生理学为理论

根据的。

对于所有的骨折（含闭合性骨折、开放性骨折、陈旧性骨折）和关节脱位，西医大多采用 X 线摄片和开放性手术的诊断治疗方法。西医外科手术是治疗某些危重疾病、疑难疾病的有效方法，是现代医学发展的重要成就，但是属于开放性手术，故存在组织损伤、失血、麻醉、患者痛苦大、伤口愈合慢、功能恢复不理想、需要特殊仪器设备等缺点。正骨手法整复则能以闭合性手术解决开放性手术诊治闭合性骨折、关节脱位和部分陈旧性骨折的问题。这种闭合性手术不需要复杂的仪器设备，不用开刀，没有刀口，患者痛苦少，愈合快，功能恢复理想，医疗费用也低，受到广大基层医疗单位和伤病员的欢迎。

🔶 第三节　正骨手法整复的要领与秘诀

在中医骨伤科中，正骨手法具有极其重要的地位。古代、近代和现代的著名中医骨伤科专家，其学术特色和诊治秘诀，主要体现在正骨手法方面。

祖国医学起源于原始人在生产活动中同伤病做斗争的经验，是在同巫祝之术斗争和现代科学技术结合中发展起来的。原始人在与猛兽搏斗和部落之间发生冲突时，常常会造成外伤，他们用树叶、草本等捣烂涂裹伤口，这就是外治法的起源。人类通过烤火取暖体会到热烘的方法可以解除某些原因所引起的腹痛、关节痛等疾病，这就是原始的热熨法和艾灸法。

原始公社制度时期，产生了用砭石治病的经验，"高氏之山……其下多箴石"（《山海经·东山经》）。"砭针，治痈肿者""砭，以石刺病也"。可见这是外科方面原始的医疗工具，也是我国针灸术的萌芽。原始社会时期，由于生产力极低，人们对于诸如风、雨、雷、旱、冻、分娩、疾病、死亡等复杂的自然现象和生理现象无法解释。为了祈福禳祸，产生了天地之外另一种"力量"在主宰一切的迷信思想，从而出现了"巫术"活动。百姓治病不施药，"武丁疾身，御祭妣己及妣庚"。想通过祭祀祖先来解除疾病。后来发现光是祷祝治不了病，便同时施以药物，产生了"巫医"。但巫医治病依然只在"索隐行怪"上下功夫。明明是用药治愈了病，他们不承认是药物的功效，而认为是法术的效验。随后人们对巫医的信仰开始动摇，巫和医分道扬镳了。古代的"毉"

字变成了后来的"毉"字，即现代简体字"醫"。公元前 5 世纪的扁鹊就是坚决反对巫医的一位名医。中医已有几千年的历史，是中华民族的瑰宝。她还有许多未被人们认识的领域，尤其是骨伤科，平添几分神秘的色彩。民国时期以前，民间称中医骨伤科医生为"法师""水师"。我小时候，常常听到老百姓叫詹先生和家父为"詹（唐）法师"，"詹（唐）水师"。詹顺庭在给骨折伤员复位前，常应伤员和家属的要求，为取得伤员的信任和配合，在白纸上画上"鬼符"，烧成灰烬，溶入清水中，令伤员服下，以祈止痛和复位成功。新中国成立前，我父亲也不时应伤员要求采用该法。我不相信"符水"，无论是新中国成立前，还是新中国成立后，在给骨折患者复位前，从不使用这种方法，我认为，这种画符喝水的方法是巫祝之术的痕迹。因为少数百姓信仰，有时伤员感觉有"止痛"效果，用现代心理学诠释，这叫"安慰疗法"或"暗示疗法"。我在孩提时代，经常见到用轿抬来的痛苦呻吟的骨伤患者，别人一碰就惨叫，父亲未给"画符喝水"，不用麻药，不用开刀，不用 X 线照片（当时没有这个条件），采用手拉、推，或理经刀挑、压等手法复位，伤员神奇般安静，不觉剧痛，一待复位成功，伤者判若两人。再用小夹板固定，中药调理，骨折愈合快，功能恢复良好。伤员赞道："法使骤然人未觉，伤者知痛骨已合。"此"法"不是指法术，而是指手法。正骨手法整复是中医骨伤科的精髓和绝技，"手法"轻重适当、准确、敏捷、到位，是复位成败、愈合快 慢、功能恢复好坏的关键，也是普通百姓感到神秘之所在。

西医骨伤科与中医骨伤科在理念上的最大不同是：西医强调绝对的"静"，中医主张动静结合。无论是闭合性骨折、陈旧性骨折，还是开放性骨折，西医采用在麻醉下进行手术清创、复位，再用钢钉固定，缝合皮肤，继用石膏固定等方法。待骨痂愈合后，再次手术取出钢钉。如属胸、腰部或下肢骨折，要绝对卧床。经 X 线摄片证实，骨对位对线准确，愈合良好，但伸屈功能大受影响，且要经受两次以上手术的痛苦。有些复杂骨折或脱位应用 X 线摄片指导手法复位和检验整复治疗效果；开放性骨折、陈旧性骨折采用手术清创与手法复位结合，小夹板固定与骨性牵引结合，较单独中医或单独西医治疗疗程短，效果好。 所以，中西医结合是促进中医发展的正确途径。

熟练掌握正骨手法，必须具有扎实的人体解剖学知识，方能"手摸心会""手随心转""法从手出"。

正骨手法整复等一套"绝技"，我们是从詹顺庭大师传承下来的。中医是科学，科学是与时俱进的。人体是最奥秘的领域之一，人类伤病更是千奇百怪。要认识这一领域，从"必然王国"跨入"自由王国"，练就一手"绝技"，一靠导师点拨，二靠自己在实践中探索、感悟。

第四节　南詹正骨基本手法

中医正骨手法历史悠久，流派众多，各具千秋。最典型的是《医宗金鉴·正骨心法要旨》将基本手法归纳为摸、接、端、提、推、拿、按、摩，习称"正骨八法"。先父和我主要继承和发展了詹氏骨伤学术流派中的摸法、拔伸牵引、理筋手法和理筋刀手法等正骨手法；我在结合《医宗金鉴·正骨心法要旨》中的"正骨八法"，参考国内同行的"新正骨八法"的基础上，总结出"新正骨十法"。

一、摸法

摸者，即用手细细摸其所伤之处，或骨断、骨碎、骨歪、骨正、骨软、骨硬，或筋强、筋柔、筋歪、筋正、筋断、筋走、筋粗、筋翻、筋寒、筋热，并探究表里虚实，弄清所患之新旧。通过摸法，确定其或为跌仆，或为错闪，或为打撞，然后依法治之。

二、接法

接者，谓使已断之骨，合拢一处，复归于旧也。凡骨之跌伤错落，或断而两分，或折而陷下，或碎而散乱，或歧而旁突，相其形势，徐徐接之，使断者复续，陷者复起，碎者复完，突者复平。或用手法，或用器具，或手法、器具分先后而兼用之，是在医者之通达也。

三、端法

端者，两手或一手擒定应端之处，酌其重轻，或从下往上端，或从外向内托，或直端、斜端也。盖骨离其位，必以手法端之，则不待旷日迟久，而骨缝即合，仍须不偏不倚，庶愈后无长短不齐之患。

四、提法

提者，谓陷下之骨，提出如旧也。其法非一，有用两手提者，有用绳帛系高处提者，有提后用器具辅之不致仍陷者，必量所伤之轻重浅深，然后施治。所提之法，应轻重适度，倘重者轻提，则病莫能愈；轻者重提，则旧患虽去，而又增新患矣。

五、按、摩法

按者，谓以手往下抑之也；摩者，谓徐徐揉摩之也。其法盖为皮肤筋肉受伤但肿硬麻木而骨未断折者而设也。或因跌仆闪失，以致骨缝开错，气血瘀滞，为肿为痛，宜用按摩法，按其经络，以通郁闭之气，摩其壅聚，以散瘀结之肿，其患可愈。

六、推、拿法

推者，谓以手推之，使还旧处也；拿者，或两手一手捏定患处，酌其宜轻宜重，缓缓焉以复其位也。若肿痛已除，伤痕已愈，其中或有筋急而转摇不甚便利，或有筋纵而运动不甚自如，或有骨节间微有错落不合缝者，其伤虽平，而气血之流行未畅，不宜接、整、端、提等法，惟宜推拿，以通经络气血也。盖人身之经穴，有大经细络之分，一推一拿，视其虚实酌而用之，则有宜通补泻之法，所以患者无不愈也。

以上诸条，乃八法之大略。至于临证之权衡，一时之巧妙，神而明之，存乎其人矣。

新中国成立以后，天津、武汉等地的中医专家，吸收"正骨八法"的精髓，结合临床实践经验，总结整理出"新正骨八法"，即手摸心会、拔伸牵引、旋转屈伸、端提挤按、摇摆触碰、夹挤分骨、折顶回旋、按摩推拿等正骨基本手法。我们应用的正骨手法是从詹顺庭大师传承下来的，在继承了"正骨八法"和参考"新正骨八法"的基础上，增加了"理经手法"和"理经刀手法"，总结归纳为"新正骨十法"。

❀ 第五节　南詹正骨手法整复的原则和适应证、禁忌证

一、原则

1. 复位时间原则上越早越好　此时局部肿胀不严重，疼痛少，手法操作容易。但如肢体严重肿胀，亦可等待肿消后再进行。但儿童不要等待，例如：儿童肱骨髁上骨折局部严重肿胀者，应及早整复，迅速用手法使骨折端复位，以减少松质骨出

血和对软组织的损伤，使肿胀能较快消退，防止肿胀进一步发展。我对儿童肱骨骨折的复位一般是在严重肿胀情况下进行的，均获得成功。在手法复位前，用两手挤压按摩局部，可以减轻肿胀，有利于手法复位。

2. 要有完善的整复方案　整复同手术一样，是一个集体行动，手法复位往往是在瞬间完成的，因此手法复位前必须制订一个比较完善的方案，做到心中有数。《医宗金鉴·正骨心法要旨》中说："凡骨之跌伤错落，或断而两分，或折而陷下，或碎而散乱，或歧而旁突，相其形势，徐徐接之，使断者复续，陷者复起，碎者复完，突者复平。"方案包括：①明确病史和骨折情况。在有条件的情况下，整复前认真阅读 X 线照片或报告单，了解骨折移位情况，如不够了解，复位时就达不到目的，甚至错诊。中医往往用一句简单的话概括：骨折的移位从哪里出来，仍要沿原路送回去。②医者和助手在整复前要形成共识，才能配合默契，以免增加患者痛苦。③准备好外固定的用具，以使复位后马上固定。④确定步骤及方法——根据整复应用的手法，复位者将整复手法、步骤及执行中的注意事项向助手交代清楚，以便在手法上助手主动配合，特别是当助手不是搞本科的同志时交代更为必要。⑤尽量缩短整复时间受伤者不单肢体受伤，心理上亦很害怕、特别是小孩表现的不合作，因此，我们应对患者进行安慰，使其转移注意力，同时以轻快的手法整复。

3. 在手法复位时，要尽量减少伤员的恐惧和疼痛　对于一般的骨折和关节脱位，在复位前采用手法按摩、推拿，分散伤员注意力，使之尽快适应。医者思想集中，沉着，果敢，敏捷，准确，做到手法轻、准、快。"法之所施。使患者知痛骨已拢"对于复杂、严重的骨折和脱位，在无痛情况下手法复位，伤员很好配合，肌肉松弛，才能保证准确对位对线。如对新伤四肢长骨骨折复位，采用普鲁卡因局部麻醉，股骨陈旧性骨折复位采用腰惟麻醉；前臂双骨骨折错位重叠可采用臂丛麻醉。

4. 伴有循环障碍和神经损伤的骨折，不可急于整复，须慎重拟订复位治疗方案。

5. 折骨矫正法不宜滥用于陈旧性骨折，术前必须进行认真仔细的分析。

6. 早期开放性骨折，应遵循外科无菌原则，在严格消毒扩创的前提下，施行正骨手法，使骨折对位，然后做创口缝合或引流，并根据具体情况采用外固定或内固定等治疗方法。

二、适应证

1. 大部分的骨折，如尺桡骨骨折、胫腓骨骨折等。

2. 各部位关节脱位以及下颌关节脱位等。

3. 各部位软组织损伤，如腰关节扭伤、距小腿关节扭伤、腕关节扭伤等。

4. 各部位软组织慢性劳损，如颈、腰肌劳损、关节退行性变所致的关节疼痛、功能障碍等。

5. 损伤后遗症，如骨折后关节僵直粘连等。

6. 内伤，如胸胁内伤、腰部岔气等，但对老年骨质疏松患者慎用。

三、禁忌证

1. 高热、急性传染病、骨髓炎、骨关节结核、骨恶性肿瘤、血友病等。

2. 手法区域有皮肤病或化脓性感染的患者。

3. 诊断不明的急性脊柱损伤或伴有脊髓压迫症状的不稳定性脊柱骨折或者脊柱重度滑脱的患者。

4. 肌腱、韧带完全断裂或部分断裂者。

5. 妊娠 3 个月左右的妇女患急、慢性腰痛者。

6. 精神患者患骨伤疾患而对手法治疗不合作者。

7. 其他，如患有严重内科疾病者。

❀ 第六节　南詹正骨的摸法（手摸心会）

摸法是《医宗金鉴》"正骨八法"中的第一法，也是我们总结归纳的"新正骨十法"中的第一法。摸法是骨伤科触诊方法之一，是中医诊断损伤性疾病的一种主要手法。即用手仔细地触摸检查肢体受伤部位及其周围情况，并通过触摸以发现患者有无骨折或脱臼，以及辨别骨折的类型，作为进行治疗的依据。《仙授理伤续断秘方》曰："凡伤损处，只需揣摸，骨头平正不平正，便可见。"以手摸为主，结合视听，辨别骨骼关节筋脉的异常情况，即可知骨折、骨歪、筋柔的情况。

根据皮肤温度的冷热可定虚实；依所按部位疼痛的轻重来测深浅；由肿胀的软硬定病的新旧；根据畸形的性质判断是骨折还是脱位；还可根据"痛有定处为骨伤，痛无定处为筋伤"的原则来辨别是骨折或软组织损伤。就是说，压痛有一定的局限性，特别是沿骨干周径都有压痛，再加上纵轴叩击痛，即使没有出现明显的肿胀，仍然可诊断有骨折存在。如果痛无定处，压痛散在，则为软组织损伤。通过摸诊可详细了解骨折的部位及其重叠、成角、旋转、侧方、分离等畸形变化的情况，以及脱位的全脱、半脱、前出、后出、上脱、下脱等，做到了然于胸，从而确定整复方法。某些筋伤、肋骨、锁骨骨折（无错位者），有时 X 线片易出现假象，如果没有摸法的帮助，易造成漏诊或误诊。

通过摸法可了解骨折及损伤后的瘀血情况，根据局部肿胀的情况，判断瘀肿的轻重，以此指导临床及时采取措施，从而达到"血可活，瘀可去，骨可长"的目的。

通过摸法认真触摸骨折断端的对合情况，了解骨折整复的效果和治疗过程中骨折是否发生移位，以便及时纠正。同时，摸法还可了解骨折后纤维骨痂生长情况，判断骨痂生长的快慢。可见摸法对骨伤科疾病预后的诊断也有重要价值。

摸诊的原则：应先轻渐重，从远到近，由浅入深，顺乎肌肉自然，两头相对，尽量避免患者紧张、恐惧，以保持肌肉松弛，达到密切配合。

表浅部位的骨折如胫骨、尺骨骨折，用两手沿骨嵴两端向骨折处接近进行触摸。对深部骨折，如股骨骨折，可沿肌肉间隙处（在外后方）进行触摸，在摸触的同时，可听到骨擦音，通过骨擦音的性质来判定骨折移位的情况，具体触摸手法，一般归纳为以下 6 种。

徐徐摇摆法：医者一手托住伤肢近端，不使其动摇，一手握住伤肢远端，徐徐摇摆之。骨质硬度很强者，则表示无骨折；骨质发软，折端有活动感或有骨擦音者，骨折无疑。

按压法：适用于局部血肿较甚、肌肉丰富部位，如股骨、肱骨。摸触时，医者一手托伤肢上部，一手握住远端向下方轻轻按压，是骨软，是变形，有无骨擦音，从而判断是否骨折。

互相推动法：医者一手握住伤肢上端，一手握住下端，用两手大拇指轻轻地互相推动。骨质发软，有颤动、变形为骨折。

推移法：医者一手用大拇指、示指摸准骨脊，在可疑骨折部位徐徐压迫局部，另一手握住伤肢远端上下推动，可听到骨擦音。骨凸凹不平，可摸到骨折端有骨折，并有移位。

局部捏动法：适用于指、掌、趾骨骨折，即用拇、示两指轻轻捏住患指，患趾徐徐活动，了解是否有骨擦音。

挤捏触动法：医者用手轻轻挤捏触动两骨折端，可听到骨擦音，清脆的碰击音是背向移位斜形骨折，粗糙的摩擦音是横形骨折，挤捏碎石样的摩擦音是粉碎骨折。

以上摸诊检查，仅仅是在一般的骨折情况下可以确诊，但临床病例甚为复杂，往往也有错误现象，特别在摸触不够熟练的情况下，也难于摸触清楚。因此，同时借助 X 线影像确诊更为可靠。

第七节 南詹正骨的牵拉（拔伸牵引）

正骨手法复位均在拔伸牵引下进行。它的作用主要是对抗肌肉的收缩力，拉开重叠移位，矫正成角畸形，恢复肢体长度，这就是"欲合先离，离而复合"的原则。我在临床实践中认为，拔伸牵引是正骨整复的必要手法，拔与牵的用力是有区别的，各有各的不同特点。如拔萝卜与牵牛的动作是不同的（可以用假设来理解）。有人认为拔伸牵引只是用力拉开就行了，其实不然，是有其技巧的。拔伸牵引的力点、支点、重点、角度、方向等都要事先设计，用力轻了，不能达到目的，用力重了，容易产生并发症，故在牵引中，用力要均匀，先轻后重，轻重一致，持续而稳，重拉轻放。还要根据受伤部位，患者年龄大小，适其度而使其力，明其理而用其法。例如，桡骨远端嵌入型骨折，首先要把嵌入拔出，然后再进行持续牵引，在牵引下进行矫正对位，外固定完毕，牵引才慢慢轻放。在手的力量不足时，可辅以器械或布带，以增加牵引力量。如《陈氏秘传》云："有骨折断，其手短缩不能归原者，此筋脉紧急弦劲之故也。法令患者卧于地上，用大布带缚臂肘于医者腰间，医者坐于患者膝侧，双手按定患处，伸脚踏其腋下，侧腰向右，徐徐拔伸断骨……"肱骨干骨折时，需沿上臂纵轴做对抗牵引。

第八节 南詹正骨的理经（刀）手法

一、理经（刀）手法的理论基础与特色

人体的运动功能，有赖于筋骨的活动。《灵枢·经脉》云："骨为干，筋为刚。"骨有支撑躯体、保护内脏之功能。筋可联络骨骼、维持肢节的活动，所以筋骨损伤

必然导致肢体活动的障碍。中医之筋，泛指筋络、筋膜、肌腱、韧带、肌肉、关节囊、关节软骨等，几乎包括四肢、腰背除骨骼之外的各种软组织，分布范围极广。《素问·五藏生成》篇云："诸筋者，皆属于节。"说明人体的筋部附在骨上，大筋联络关节，小筋附于骨外，其功能主要为连属关节，络缀形体，主司关节运动。筋又为人体外卫，凡跌打损伤，筋首当其冲，受伤机会最多。明代薛己《正体类要》曰："肢体损于外，则气血伤于内，营卫有所不贯，脏腑由之不和。"说明筋伤之后，因骨错缝、筋出槽及局部气机不畅，气血运动受阻，往往导致气血凝滞，不通则痛。故在伤筋之后，多见局部疼痛、肿胀、活动不利等症状。综上所述，损骨能伤筋，伤筋亦能损骨，即伤骨必先伤筋；反之，因筋的严重扭拉，亦可引起骨折和脱臼，而筋的牵拉更可导致骨折断端错位变异。所以，在骨折的治疗中，要筋骨并重，两者兼顾。

理经（刀）手法的理论基础主要是中医的"经络学说"。经络是人体内经脉和络脉的总称。凡直行干线都称为经脉，而由经脉分出来的网络身体各部分的支脉叫作络脉。经脉是人体内运行气血、联系体内各部分的主要干线，又可分为"正经"与"奇经"两大类，两者共同组成经脉系统。

正经（十二经脉、十二经）是人体经脉的一类，是体内气血运行的主要通路，包括手太阴肺经、手阳明大肠经、足阳明胃经、足太阴脾经、手少阴心经、手太阳小肠经、足太阳膀胱经、足少阴肾经、手厥阴心包经、手少阳三焦经、足少阳胆经、足厥阴肝经等十二经，称为十二经脉。每一经脉都和体内一定的脏腑直接联系，而在各经脉相互之间又有表里配合的关系。

奇经是人体经脉的又一类。包括任脉、督脉、冲脉、带脉、阳维脉、阴维脉、阳跷脉、阴跷脉等8条经脉，所以又称"奇经八脉"。奇经的特点是：它们没有和脏腑直接联系，它们之间也没有表里配合，奇经八脉是调节气血运行的一些特殊通路，在功能上可起到补充十二经脉不足的作用。

与理经（刀）手法联系最为密切的是十二经筋。"经筋"是在十二经脉循行部位上分布的体表肌肉系统的总称，也是将全身体表肌肉按照十二经脉循行部位进行分类的一种方法，因此十二经筋是按照十二经脉来命名的。其中每一经筋都包括了在同名经脉循行部位上的若干肌肉群，即足太阳之（经）筋、足少阳之（经）筋等。这12大类肌肉群主要分布在四肢部，其次为躯干及头部。经筋患病时，主要是"痹症和肌肉拘急、不收急症"（《灵枢·经筋》篇）。

全身十二经各有1个经穴，其名称是：

肺——经渠，大肠——阳溪；心包——间使，三焦——支沟；心——灵道，小肠——阳谷；脾——高丘，胃——解溪；肝——中封，胆——阳辅；肾——复溜，膀胱——昆仑。

与理经（刀）手法联系密切的还有"俞穴"。俞穴也称腧穴或输穴，泛指"穴"的总称，属"五俞穴"的一种，均位于手、足部。《灵枢·九针论》云："所注为俞。"也就是指在经脉流注方面好像水流逐渐汇集输注到更大的水渠一样。全身十二经各有1个俞穴，亦称"十二俞穴"，其名称是：

肺——太渊，大肠——三间；心包——大陵，三焦——中渚；心——神门，小肠——后溪；脾——太白，胃——陷谷；肝——太冲，胆——（足）临位；肾——太溪，膀胱——束骨。

理经刀手法是在理经手法的基础上发展起来的，理经手法又是从按摩（推拿）演变来的。

按摩（推拿）古称"按跷"，是医生用自己的手或上肢协助患者进行被动运动的一种医疗方法，具有调和气血，疏通经络，促进新陈代谢，提高抗病能力，改善局部血液循环和营养状态等作用。常用的手法有按、摩、推、拿、揉、掐、搓、摇、擦、抖等方法。运用于关节炎、神经痛、软组织损伤和其他多种疾病。现介绍几种按摩和理经手法如下。

1. 推法　按摩和伤科理经手法的一种，即用手或手掌（主要是拇指和小指的腹部、掌根部等）向外用力推挤患者肌肉，或用力做直线式的按摩。

2. 拿法　按摩和伤科理经手法的一种，即用一手或两手提拿患处的肌肉，加以压挤，或提起肌肉后迅速放手等方法，后者又称"弹筋"。

3. 按法　按摩和伤科理经手法的一种，即用手指或手掌在穴位或体表某些部位施加一定压力，向下或向外压按的方法。

4. 摩法　按摩和伤科理经手法的一种，即用大拇指或手掌在伤部（多为软组织）或俞穴的部位上反复地予以摩擦的方法。

5. 揉法　按摩和伤科理经手法的一种，即用手拇指指腹或掌根部分，压按在一定的部位上，以腕关节或掌指关节为主，做回旋状的揉动的方法。

6. 掐法　按摩和伤科理经手法的一种，即用拇指甲掐在主治的穴位上，予以一定程度压按的方法。

7. 搓法　按摩和伤科理经手法的一种，即用两手的掌面紧夹住四肢或腰背部，并带动皮肉做快速搓揉和上下反复的盘旋动作。

8. 摇法　按摩和伤科理经手法的一种，即用两手固定住某一关节部位的两端（主要是颈、肩、肘、腕、髋、膝、踝等较大的关节），并从两端摇动关节部，做回旋运动，以加强关节的活动能力。

9. 擦法　按摩和伤科理经手法的一种，即用手背部的近小指侧部分压按在一定的体表部位上,以腕部做前、后、左、右连续不断的动擦的方法。

10．抖法　按摩和伤科理经手法的一种,即用手(双手或单手)握住受伤关节的远端,在向外拔伸时,突然做上下前后摆动的方法。其活动幅度须在生理许可的范围内进行。常用于腰部或肩部。

理经刀手法是集按摩推拿、针灸、手术刀为一体的神奇独特的手法,可用于骨折、脱位的复位、止痛、治疗、功能康复等。理经刀是一种刀刃呈偏斜状、长约10cm的钢刀。理经刀手法用小钢刀,在取好的穴位上(或在痛点取穴)点、按、弹拨、冲刺穴位和经脉,以理顺经络,整复骨错缝、筋出槽;可松弛肌肉,配合手法复位;可缓解伤处的酸、胀、肿、痛、麻或传热感,减轻伤员痛苦和惊恐心理。

按摩和理经手法现在应用很广,中医医院和综合医院的骨外科、理疗科的许多医生都会应用。但是,在全国会使用理经刀手法的医生极少,这是因为理经刀手法的作用机制目前还不完全明了(现代医学还不能完全解释经络学说的全部内容);又因为使用理经刀手法的技巧较难掌握,也是这种小刀神奇所在。我的理经刀手法是詹顺庭大师传与先父,先父以口传心授、手把手带教的方式传承给我的秘法,至今已有100多年历史,经先父和我几十年的临床实践,有所创新和发展。

二、理经刀手法的临床应用

理经刀手法是詹派骨伤科传承的"绝招"。对于部分闭合性骨折(尤其是肋骨、股骨骨折)、关节脱位和部分陈旧性骨折,可以用闭合性手术代替西医的开放性手术予以治疗,大大减轻患者的痛苦和经济负担。这种手法既可用于止痛、复位,又可用于治疗、功能恢复。我在接诊骨折、脱位伤员时,通过摸诊或X线摄片基本确诊后,复位前取好穴位,用手指或理经刀点穴、刀挑手法止痛,此时患者肌肉松弛,精神放松了,出其不意地将骨折断端,用揣、提、推、控或理经刀挑、按压复位。理经刀挑、按压用于陈旧性骨折、关节脱位后期关节硬化、功能障碍也是行之有效的,可理顺筋络,纠正筋出槽。下面介绍一典型病例。

患者曹海涛,男性,时年63岁,湖南衡阳市人,高级教师,退休后在衡阳市湘涛诗词书画社工作。1994年,失足跌伤右足髋部,即送衡阳市某医院住院治疗半年,卧床,诊断右股骨颈基底部骨折,稍向后错位,医生决定手术开刀做内固定。因患者不同意手术,出院回家又卧床7个多月,痛苦不已。诊断为陈旧性股骨颈骨折,骨痂生长迟缓,只有少量骨痂。但股骨头无溶解现象,与健肢对比约短1cm。为什么卧床一年多仍痛胀不除,整个下肢微肿,患处胀痛,日轻夜重,不能自己坐起来。我先施以摸、拿、推、控手法,继用理经刀理顺经络,使伤肢经络错缝、出槽得以复位。

疗效显著，即刻缓解了病情，当晚没有疼痛了。第2天早上能自己坐起来，自己吃饭不用喂了。他赞不绝口："中医骨科真神奇！"第4天就回家休养，内服熟料五积散7剂、补肾丸20天，1个月零3天就能下地走路了。该患者现有70多岁了，身体健康，步履自如。

当然，在临床上，我们总结归纳的摸法、拔伸牵引、旋转屈伸、端提挤按、摇摆触碰、夹挤分骨、折顶回旋、按摩推拿、理经手法、理经刀手法的"新正骨十法"，往往不是单种手法应用，而是多种手法并用。根据骨折的具体情况对症施治，或旋，或端，或挤，或提，或挑，或捻，或触摸，或触顶，或捺正，或屈伸等，使分离错落之骨折，凸者复平，凹者复起，错者复接，碎者复整。例如：长骨骨折（股骨、肱骨）明显错位重叠及侧方移位，我使用的手法是：首先向变形的方向持续牵引。加大成角30°～50°，使两折端分离，术者一手固定骨折近端，一手挤压骨折远端突出处，在持续稳定的牵引下，然后用力反折，对准纵轴拉直，即可复位。又如斜形螺旋形骨折，复位时必须根据受伤的原理，控制骨折移位途径，即根据由哪里出来还往哪里送回去的原则，在轻度牵引下进行回旋，术者一手固定骨折近端，一手将骨折远端按移位的径路，紧贴骨折面逆向回旋，矫正背侧移位，使两段骨折面对合，再配合挤压、正对、捺正手法，使两骨折端紧密接触，方可复位。上述两种骨折采用的牵引、旋转、逆向回旋、挤压、反折、捺正多种手法，都是相辅相成，互相配合，而不是单一处理就可奏效的。所以前人强调视其形而施其术，明其理而用其法，道理就在这里。

三、南詹正骨理经刀

理经刀，南詹正骨的独门绝技，2015年被列入湖南省首批中医药专长绝技。由南詹正骨创始人詹顺庭在晚清至民国初期，集百家之长，结合自己在临床中经验，而发明的一种用于疏经活络、治疗骨伤疾病的医疗器材。材质为不锈钢，形如柳叶状，前端刀刃扁平向后倾斜，宽约1.5cm，后端细长如圆柱形，长约12cm。其治病原理与中医小针刀类似，有异曲同工之妙，但又别于小针刀，是南詹正骨自创的一种中医治疗器械和手法。据南詹正骨第四代代表性传承人、主任医师尹新生介绍，理经刀治疗疾病，是集按摩、推拿手法，针灸、手术刀等操作方法为一体的综合性治疗方法。

第四章　南詹正骨的专长绝技

❀ 第一节　南詹正骨疏经术

秘传疏经术，是由南詹正骨创始人詹顺庭在晚清至民国初期发明治疗疾病的一种传统中医治疗方法。这种治疗方法以经络理论为依据，辨证施治。根据不同疾病，在患者体表有规律性进行归经、探寻敏感点进行试治，然后用手指捻转刺激敏感点，或用仪器以电动能代替手指捻转进行持续刺激获得疗效。以达到疏通经络、调和气血等，并创新性地提出有别于经络腧穴的人体敏感点。2015 年 12 月南詹正骨疏经术被湖南省卫生计划生育委员会、湖南省中医药管理局授予湖南省第一批中医药专长绝技项目。

秘传疏经术的四大特点：一是秘传疏经术治疗类似于针灸、电针、电疗、按摩等治疗方法，但它又有很大不同，有一整套自己辨证论治规律，独创了试治方式。二是发现人体敏感点，并以经络脏腑名称来对敏感点命名。这种敏感点不同于经络、腧穴，其传感反应路线与经络的传感走向一致，强度也比针灸的"得气"，顺经络传感反应程度高得多。三是秘传疏经术治疗方法无不良反应，无禁忌证，敏感点部位无危险禁区。四是简单易学，可以直接传授患者，让患者在家里也可以进行治疗。

詹顺庭曾在 1932 年凭借秘传疏经术，在第四届国术比赛上救治比武受伤选手而名噪一时，当场被观众直呼"活神仙"，称詹顺庭为"詹法师"，此事一时在长沙传为佳话。

自秘传疏经术发明以来，一直是视为秘传绝技，"传子不传徒，仅为口传口授，守口如瓶"。直到 20 世纪 70 年代，由南詹正骨第三代传人詹经山说服第二代传人詹镇川，并由詹经山和詹衡湘等整理发掘，著《秘传疏经术》，于 1991 年由湖南科学技术出版社出版发行，才使秘传疏经术公开流传于世。

家住郴州 40 岁的李女士，近年来一件事让她难以启齿。起初，她是偶然见水就会想立即上厕所，若来不及上厕所就会把尿拉在身上，开始也没把它当回事，就当是平常的尿急、尿频。后来就发展到见水则无意地排尿，经常裤子尿湿，得常年使用卫生巾。在当地治疗无效，后又到长沙求医，在泌尿科检查未发现器质性病变，但当场见水立即排尿，转神经内科检查诊断确诊为特异性遗尿，治疗后病情没有好转，辗转到好几家三级甲等医院治疗无果，渐渐失去了治疗信心。2015 年，李女士因骨折被家人送到常宁市中医院骨伤科治疗，偶然提出此病的情况。南詹正骨传人第三代传人詹衡湘试着用秘传疏经术治疗，根据病情分析，认为排尿归经属于督脉，以督一点试治，用手揭起患者上唇露出系带，见系带上 1/3 处肥厚，一手握住止血钳轻轻地将系带上肥厚部分夹扁后，患者立即见水和洗手不排尿，当天反复见水亦未排尿。在医院连续治疗 3 天后痊愈，后回访未见复发。

南詹正骨秘传疏经术除对治疗特异性遗尿外，也能促进骨痂形成，能起到事半功倍的作用。人体骨折后，容易发生血管断裂，或血管瘀阻，或血管痉挛，导致骨折处供血不足，造成骨细胞生长障碍。不但骨折断面形成囊腔，严重的可出现病理性变化，如骨萎缩、骨折断面反复吸收，形成骨不连，甚至硬化光滑、髓腔封闭等病症，使骨折延迟愈合或不愈合。有的手术多次，采用带蒂移植等方法治疗，骨痂仍不生长。

临武县 28 岁的刘女士，在劳作中左前臂不慎摔伤，造成左尺、桡骨中段碎性骨折。在当地医院实施手术复位，桡骨钢板内固定，尺骨髓内针固定，外面用石膏外固定。经过半年治疗，由于骨折未愈合，逐渐出现左前臂弯曲畸形。经多方求医，王女士左尺桡骨仍未愈合。于是慕名到常宁市中医院骨伤科找到南詹正骨第四代传人唐超雄治疗。患者来院就医时前臂仍用石膏固定，左手臂麻木胀痛，从上臂前外侧放散至前臂背部尺桡侧缘。肘关节及腕、指关节屈伸困难，X 线片检查显示，桡尺骨两端有明显骨皮质萎缩变细，骨折面光圆吸收变硬，尺骨无骨痂形成，桡骨似有极微量骨痂。

唐超雄运用秘传疏经术的辨证论治原则，根据病症的反应路线，及加速骨折愈合敏感点，以肾主骨为依据，归少阴肾经，用电针治疗仪导钉贴在肾一点精细部位，副点导线贴在骨折断面处。然后又用导钉贴在小肠一点、小肠二点、大肠一点、大肠二点，副点导线贴在示指桡侧刺激治疗，坚持 40 天治疗，拍片复查，桡尺骨均有大量骨痂，原先骨囊腔消失，硬化改变，骨皮质萎缩及粗糙症消失。

秘传疏经术经过 100 多年的临床运用，积累了丰富的临床经验，理论体系也逐步完善，其适应证十分广泛，如神经衰弱、偏头痛、中风、急性眼结膜炎、三叉神经痛、面神经瘫痪、慢性鼻炎、牙周炎、慢性扁桃体炎、颈椎病、慢性咽炎、急性支气管炎、慢性胃炎、十二指肠溃疡、胆囊炎、膀胱炎、前列腺炎、痛经、骶髂关节及其韧带损伤、肩袖损伤、肩关节周围炎、股四头肌损伤、髌骨软骨病等各种疾病。

目前，秘传疏经术以其"简、便、验、廉"的特点，深受患者青睐，并且以常宁市中医院为主要传承地，在湘南地区传承。南詹正骨传人大多都衣钵了这种独门绝技，让这种国医瑰宝更好地为人民健康服务。

第二节　南詹正骨理经刀

"据我所知，像你们这种理经刀治疗方法在全国各大中医正骨流派中是没有的，独树一帜，刚才现场观摩了南詹正骨第四代传人唐梦雄运用这种方法为一肱骨外科颈骨折患者实施手法复位过程，方法简单、实用、治疗效果好，这值得肯定，应予以保护。"这是湖南省非物质文化遗产名录评审委员会郭建生、李安鸣两位专家在常宁市中医院考察、指导"南詹正骨疗法"申遗工作时对理经刀的评价（图4-1）。2015年12月南詹正骨理经刀被湖南省卫生计划生育委员会、湖南省中医药管理局授予湖南省第一批中医药专长绝技项目。

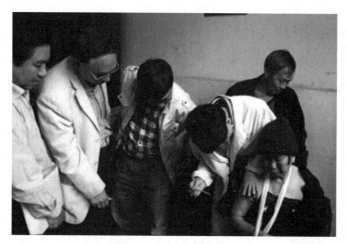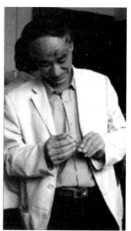

图 4-1　湖南省非物质文化遗产保护名录评审委员会专家考察南詹正骨理经刀

南詹正骨理经刀，南詹正骨的独门绝技，2015年被列入湖南省首批中医药专长绝技。由南詹正骨创始人詹顺庭在晚清至民国初期，集百家之长，结合自己在临床中经验，而发明的一种用于疏经活络、治疗骨伤疾病的医疗器材。材质为不锈钢，形如柳叶状，前端刀刃扁平向后倾斜，宽1.5cm左右，后端细长如圆柱形，长12cm左右。其治病原理跟中医小针刀类似，有异曲同工之妙，但又有别于小针刀，是南詹正骨自创的一种中医治疗器械和手法。

一、南詹正骨理经刀治疗原理

据南詹正骨第四代代表性传承人、主任医师尹新生介绍，理经刀治疗疾病，是集按摩、推拿手法，针灸、手术刀等操作方法为一体的综合性治疗方法。

理经刀，人体的运动有赖于筋骨的活动，"骨为干，筋为刚"，骨有支撑躯体，保护内脏之功能，筋可联络骨骼，维持肢节的活动，所以筋骨损伤必然导致肢体活动的障碍。中医之筋，泛指筋络、筋膜、肌腱、韧带、肌肉、关节囊、关节软骨等。几乎包括四肢，分布范围极广。《素问·五藏生成》篇云："诸筋者，皆属于节。"说明人体的筋部附在骨上，大筋联络关节，小筋附于骨外，其功能主要连属关节，络缀形体，主司关节运动。

筋又为人体外卫，凡跌打损伤、筋首当其冲，受伤机会最多。明代薛已《正体类要》曰："肢体损于外，则气血伤于内，营卫有所不贯穿，脏腑由之不和。"说明筋伤之后，因骨错缝，筋出槽及局部气机不畅，气血运动受阻，往往导致气血凝滞，不通则痛，故伤筋之后，多见局部疼痛、肿胀、活动不利。综上所述，损骨能伤筋，伤筋亦能损骨，即伤骨必先伤筋；反之因筋的严重扭拉，亦可引起骨折和脱臼，而筋的牵拉更可导致骨折断端的变异，所以在骨折治疗中，要筋骨并重，两者兼顾。

理经刀，刀刃呈偏斜状，长约10cm，理经刀使用是在骨折脱位患肢上取好穴位（或痛处取穴），点、按、弹拨、冲刺穴位和经脉，以理顺经络，整复骨错缝，筋出槽，可松弛肌肉，配合手法整复，亦可缓解伤处的酸、胀、肿、痛、麻或传热感，减轻伤员痛苦、惊恐心理。但用理经刀的手法技巧较难掌握，因为理经刀手法的作用机制，目前还不完全明了（现代医学还不能完全解释经络学说的全部内容），詹顺庭大师使用理经刀的手法是一代一代手把手地传授给后人，也有100多年的历史，经临床实践，疗效独特。理经刀，治疗软组织疾病，对粘连有松解作用，同时配合手法治疗肋骨凹陷性骨折。

理经刀疗法在治疗疾病上融合了天人合一的中医治病理论，不同时期，不同体质、不同疾病所选取的穴位和治疗手法也不一样。可用于骨折、脱位的复位，具有疏通经络、活血止痛、散瘀之功效，兼有治疗和功能康复作用。在治疗时，选取好穴位或对准病灶部位，体表插入，然后点、按、弹拨、手捻、刀挑、冲刺穴位和经脉，以理顺经络，整复骨错缝、筋出槽而达到治疗效果。其适用症比较广，部分闭合性肋骨骨折、股骨骨折、关节脱位、锁骨骨折以及一些陈旧性骨折，做到不需开刀接骨，费用低，大大减轻患者的痛苦和经济负担。

如疏通经络时，理经刀在选取好的穴位上（或在痛点取穴），右手大拇指、示指、中指握刀柄，刀柄远端顶着手窝心，靠右手腕力，点、按、弹拨、冲刺穴位和经脉，以理顺经络。

在治疗骨伤疾病时,确诊好骨折断处,理经刀从体表皮肤外插入人体软组织弹拨,整复骨错缝、筋出槽;同时也可松弛肌肉,配合手法复位骨折;在治疗中可缓解伤处的酸、胀、肿、痛、麻或传热感,减轻伤员痛苦和惊恐心理。

1936年西安事变,蒋介石从华清池翻墙外逃,摔伤后背,被发现后活捉。虽然西安事变和平解决,蒋保住生命,但回到南京后背部一直疼痛,多方医治不见疗效。经时任国民党湖南省主席何健推荐,南京电令南詹正骨创始人詹顺庭赴南京为蒋介石治病。詹顺庭在蒋后背,选中穴位,运用理经刀弹拨、冲刺,再用秘传疏经术治疗,当即就缓解了蒋介石的疼痛。在一旁陪同的宋美龄看到詹顺庭用刀插入体内拨弄,拔出后未见破皮出血,大感神奇。特地邀詹顺庭到中国国医馆讲学,并合影留念。从此,詹顺庭讲学于国医馆,穿梭于全国各地传授中医正骨术,南詹正骨因此而名扬华夏大地。其在国医馆讲学教案后经南詹正骨第二代传人詹镇川,第三代传人詹经山、詹衡湘整理发掘,形成南詹正骨学术思想,在湖湘大地传承。

二、南詹正骨理经刀在临床中的应用

理经刀在临床中应用较为广泛,对于部分闭合性骨折(尤其是肋骨、锁骨骨折)、关节脱位和陈旧性骨折治疗,可以代替开刀做手术,大大减轻患者的痛苦和经济负担。这种治疗方法即可用于止痛、复位,又可用于治疗、功能恢复。

在接诊骨折、脱位患者时,通过摸诊或X线片检查确诊后。整复骨折前,选取好穴位,用理经刀点穴、刀挑手法止痛,此时患者肌肉松弛,精神放松了,然后出其不意地将骨折断端整复。

如锁骨骨折、肋骨骨折,在确诊后用理经刀从旁边经表皮插入,不破皮,利用刀刃压强挤压分开肌肉组织,使刀刃到达骨折部位,借助手掌力量,挑、弹拨使骨折复位。理经刀治疗一些陈旧性骨折、关节脱位后期关节硬化、功能障碍的治疗也是行之有效,可以理顺经络,纠正筋出槽。

当然,在临床上理经刀手法也不是单一使用,一般都结合其他中医正骨手法一起为患者整合骨折,根据患者具体情况分类使用。

对于衡南县花桥镇的刘函就是这种治疗方法的受益者。2016年10月,刘函在马路边和同伴玩耍时,不小心掉到马路水沟里,造成锁骨骨折。当时到医院就医时,医生治疗方案是开刀用钢板内固定。看到年龄不到10岁的小孙子,刘函爷爷心疼孙子,不愿做这种手术,于是辗转到常宁市中医院找到南詹正骨第三代传人、湖南省名中医、副主任医师肖运生求医。让刘函爷爷没想到的是,肖运生用一把不锈钢刀,

在孙子锁骨部插入，拨弄几下，然后用纱布和小夹板外固定住，就叫去拍片复查。X
线片检查结果是锁骨对位对线良好。短短的前后不到 10 分钟就把骨折部位整复，这
让他大感意外，也庆幸自己当初的决定。

南詹正骨理经刀经过近百年的发展，其治疗方法在临床中不断得到完善，南詹
正骨传人对这种治疗方法在临床中应用娴熟，让这颗我国传统医学宝库中的璀璨明
珠，更好地为人民群众健康服务。

第三节　南詹正骨鹤嘴式整骨钳

南詹正骨鹤嘴式整骨钳同南詹正骨理经刀一样，是南詹正骨独创一种用于骨伤
疾病治疗的器械。系南詹正骨创始人詹顺庭在总结前人经验基础上，结合自己的临
床经验，辅助手法接骨，在晚清至民国初期发明的一种外科接骨器材。目前，已传
承了上百年。2015 年 12 月南詹正骨理经刀被湖南省卫生计划生育委员会、湖南省
中医药管理局授予湖南省第一批中医药专长绝技项目。

南詹正骨鹤嘴式整骨钳，钳子轻巧灵活，被南詹正骨传人常用于手法整复，术
者单人操作时可以帮助手法用力均匀，在持续牵引的基础上，将钳子钳住远端或近端，
有利术者或反折、折顶固定复位。另外，脊椎压缩性骨折，用两把钳子，术者两手
各握一把在压缩性骨折上下两端钳住健椎对抗牵拉，左右徐徐移位使之回位，减轻
神经根受压，也有立竿见影的作用。

南詹正骨鹤嘴式整骨钳外形像一个缩小版的火钳，用不锈钢锻造而成，长约
15cm，宽约 8cm，钳嘴尖端向上为 90°上弯，形成鹤嘴，长约 2cm。钳子后端左右手
柄向内转成两个圆圈，方便在整复骨折过程中夹骨、顺骨、复位。因单看远端向上弯
出部分形象鹤嘴，结合仙鹤是中华民族长寿文化的象征，故名南詹正骨鹤嘴式整骨钳。

南詹正骨鹤嘴式整骨钳外形看似简单，但在临床中使用有着四两拨千斤的作用。
据南詹正骨第三代传人詹衡湘介绍，南詹正骨鹤嘴式整骨钳是南詹正骨手法整复骨
折的重要工具，在临床实施过程中，主要是通过其前端鹤嘴和后部分手柄部，巧妙
使用杠杆原理来挤压、撬拨、推压、分离骨折部位，配合南詹正骨手法，顺其骨、
拔正筋，错骨处复正，碎骨归位，脱出归巢。

南詹正骨第五代代表性传承人、副主任医师欧礼指出，南詹正骨鹤嘴式整骨钳能广泛适用于四肢长骨、部分关节内骨折和关节脱位等。如尺骨鹰嘴骨折，可利用南詹正骨鹤嘴式整骨钳前端的鹤嘴将骨块拉出分离，再整复骨块归位；桡、尺骨双骨折，可通过南詹正骨鹤嘴式整骨钳后端手柄夹挤分骨，然后顺桡、尺中间整复骨折；肱骨外科颈骨折，可利用南詹正骨鹤嘴式整骨钳后端手柄牵拉，使错位骨折复位。特别是整复骶椎骨折更为神奇，用南詹正骨鹤嘴式整骨钳前端鹤嘴钩住骶椎往外牵引瞬间使骨折复位。

湖南省政协原副主席武吉海到常宁市中医院考察中医药服务能力时，对这种传统中医接骨手法表示了浓厚的兴趣，现场还观摩了南詹正骨第四代传人、常宁市中医院骨伤三科主任唐超雄，为一位 12 岁桡骨骨折的永州籍患者接骨。唐超雄先是用南詹正骨鹤嘴式整骨钳远端鹤嘴，从尺骨和桡骨间插入，顺着骨头和肌肉走势，分离两骨。然后倒转钳子，利用钳子手柄夹住桡骨断端，手腕用力向里一推，只听到轻微的"咔"的一声，小孩的手臂就能活动了，在短短的两三分钟的时间整复骨折，患者也没见多大痛苦。这让领导大感祖国传统医学的神奇，并指出对这种优秀的传统医院要传承好、发扬好，更好地服务患者。

这种快、捷、简的接骨手法不仅免除了患者开刀做手术带来的风险，而且这种治疗手段操作灵活，分工明确，与其他接骨手法相比，更为简单、有效、快捷，患者痛苦少，疗效突出，也充分体现了南詹正骨治疗骨折疾病上的特色和优势。

目前，南詹正骨传人对这种治疗手段运用得炉火纯青，人手一把南詹正骨鹤嘴式整骨钳，在治疗上大大减轻了患者的痛苦，也为患者节省了大量的费用，深受患者青睐。

🌸 第四节　南詹正骨波浪板

南詹正骨波浪板是"南詹正骨"疗法绝技之一，是南詹正骨传承人在南詹正骨疗法理论基础上，总结前人经验而独创的一种专门用来矫正胸腰段椎体压缩性骨折的外固定器械。2015 年 12 月南詹正骨波浪板被湖南省卫生计划生育委员会、湖南省中医药管理局授予湖南省第一批中医药专长绝技项目。

南詹正骨波浪板为木板构造，形状如涌起的波浪，再加上一块 2cm 厚的副板，组合成一套外固定器械。南詹正骨传承人古人"垫枕法"治疗原理，还自创一整套针对胸腰段椎体压缩性骨折的临床路径。在治疗胸腰段椎体压缩性骨折时操作简单、廉价、灵验，并获国家专利（专利号：ZL98231074.9. 证书号第 345600 号），2000 年获得湖南省中医药科学技术进步三等奖，衡阳市科学技术进步三等奖，2002 年列入湖南省中医药适宜技术推广。

一、应用领域和技术原理

南詹正骨波浪板应用领域主要是在临床脊柱骨伤科，特别适合胸腰段椎体压缩性骨折治疗，也适合于对腰椎间盘突出的治疗。

胸腰段椎体屈曲型压缩性骨折，患者仰卧位腰曲段垫波浪板腰垫身体弯曲时，在中性线上方部是伸长的，在中性线下方是压缩的。由于人体腹壁肌肉的弹性模量比脊柱骨小得多，弯曲时应力集中在脊柱部分，也即中性脊柱上。垫枕时，支点位于关节突上（也有认为在椎体后缘），即能使中性线向后移。因此，脊柱椎体在中性线之上，得到牵张效应，使椎体始终有复位趋势。南詹正骨波浪板就是充分利用了患者体重，使受力部位按弧形弯曲。南詹正骨波浪板腰垫凸面形态符合正常人体腰曲段前凸生理性弯曲，整个腰曲段均匀受力，对受伤椎椎体就会产生牵张力，使伤椎得到复位。并能够持续地维持伤椎体在张开状态，有利于断裂的棘上韧带，棘间韧带的修复和复位后椎体的骨性愈合。

二、作用和意义

采取积极有效的防治措施，可减少腰腿痛发病率和住院时间。南詹正骨波浪板治疗胸腰段椎体屈曲型压缩性骨折，能达到矫正椎体楔形改变，恢复椎体前缘高度及完全恢复脊柱腰曲段前凸生理性弯曲，消除慢性腰痛后遗症，恢复患者劳动能力。开展对该病的治疗研究，对保护劳动者健康提高生产效率有重要意义。胸腰段椎体屈曲型压缩性骨折治疗方法，国内外较为一致性认为可采用非手术治疗，效果肯定。我国医学特色性治疗方法—垫枕法，已成为规范治疗方法。南詹正骨波浪板的设计、制造、临床观察进行了探索，为垫枕法治疗胸腰段椎体屈曲型压缩性骨折的研制成标准化器械，建立标准化的临床路径和理论依据。为实现非手术疗法攻克胸腰段椎体屈曲型压缩性骨折创造条件。这样就可以使非手术治疗的范围扩大，使南詹正骨波浪板成为治疗胸腰段椎体屈曲型压缩性骨折标准化的新型矫形器械，取代原五花八门的各种各样的没量化指标的垫枕。除了给患者带来福音外，还产生巨大的经济、社会效益。

三、临床应用

脊柱骨折临床多见，以胸腰段屈曲型骨折发生率最高。

常宁市阴田镇湾里村 50 岁的患者肖国秀，不小心在家从楼梯上摔了一跤，腰部感到剧烈疼痛，后被家人送到常宁市中医院骨伤四科进行治疗，诊断为 L_1 椎爆裂性骨折，腰部疼痛，双下肢肌力下降、感觉麻木、活动受限。

从近年临床统计来看，南詹正骨波浪板治疗胸腰段椎体压缩性骨折经过近 20 年的临床实践，2000 多例临床病案，无 1 例落下残疾，突显其疗效好、费用低，患者愈痊快，真正体现了中医药"简、便、验、廉"的优势。课题鉴定专家组给予了较高的评价：南詹正骨波浪板具有创新性、先进性、科学性、实用性，有良好的推广前景，达同类研究国内先进水平。

第五节　詹氏古法悬吊过伸牵引法

2014 年 11 月 24 日，由湖南省中医药管理局医政处处长周锦颢带队，湖南中医药大学附属第一医院副院长陈新宇，骨伤科学术带头人卢敏等组成的专家组来到常宁中医院收集整理专长绝技。

在考察南詹正骨疗法时，专家组现场观摩了南詹正骨第四代传人唐超雄，展示詹氏古法悬吊过伸牵引法治疗脊椎骨折手法。现场唐超雄正在为一位郴州刘患者因车祸造成腰 4、腰 5 压缩性骨折，使用这种古老的中医复位手法。在唐主任助手的帮助下，前后不到 10 分钟时间就为患者做完了复位手术，患者一下就觉得全身轻松，疼痛感立即消失了，脸上露出开心的笑容。

专家们看完唐超雄的现场操作后，连连点头称赞道："这就是'古法悬吊过伸牵引法'，这种古老的中医正骨手法在其他地方已经看不到了，没想到今天能在这看到。你们把这个技术进行了发掘改进、创新，真是个'活化石'，了不起！值得我们学习，你们医院一定要把此项绝技推广出去"。

据唐超雄介绍，这种传统的中医正骨复位手法，我们把它叫作"詹氏古法悬吊过伸牵引法"，在继承詹正骨学术思想上，我们根据临床运用经验对其进行了发掘创新，形成一套完整的临床路径，方便医生的临床操作。

第一步：利用患者自身重力复位。患者俯卧床上，以吊带或者两位助手抓住患者双手向前牵引上肢，同时两位助手抓住患者双脚向后牵引，使患者腹部离开床面为止，充分利用患者自身的重力生理特征复位骨折。

第二步：根据患者椎柱受伤情况，必要时医生可在背部骨折处轻轻加压，加重其过伸体位，促进骨折复位。

第三步：利用詹氏祖传发明的鹤嘴式手法钳前端鹤嘴，从外表皮插入椎柱间隙，左右夹击进一步整复骨折。

第四步：利用詹氏祖传发明的理经刀，从椎柱两旁外表皮插入，理顺经络，恢复机体功能。

第五步：垫上我们医院发明的波浪板腰垫（2000 年获湖南省中医药科技进步三等奖，2002 年列为湖南省中医药适宜技术推广），每天睡在上面 4～6 个小时，持续利用人体自身重量，起到一个外固定作用，防止整复好的骨折移位。这样就能达到不用开刀做手术就能为脊椎骨折患者整理骨折，不仅费用少，风险低，患者恢复健康更快。

第六节　南詹正骨杉木皮小夹板

杉木皮就地取材，经济实用，绿色环保，质地软硬兼并，塑形得心应手，能防腐防湿，干用不易变形，同时还具有一定的活血化瘀、行血止痛之药效。常宁市中医医院运用杉木皮小夹板外固定治疗骨折已经历 60 多年历史。60 多年来，常宁市中医医院继承发扬了传统方法，充分发挥杉木皮小夹板外固定治疗骨伤的特色。具体临床使用时原材料材质不变，根据其骨折的部位、移位方向，人体解剖结构进行了多方面的技术改革和利用，小夹板外固定是骨伤外治法的一种，是骨伤治疗中重要一环，由于杉木皮的可塑形和柔软性，临床使用时不易压迫软组织、影响血运和损伤神经，又因为可弹性超关节固定，符合动、静结合的治疗原则，使骨折两端产生持续性挤压作用，加速骨痂形成，对治疗骨折起到了事半功倍的作用。

杉木皮小夹板对于四肢长骨骨折是很好外固定器材,取材简单,廉价。南詹正骨在制作杉木皮小夹板上,讲究简单实用、塑形多样化,发明了像固定肱骨髁上骨折的磨头外固定小夹板多种小夹板,并在小夹板上喷洒由薄荷、金银花、菊花、冰片和75%乙醇组成的芳香消毒药水,起到很好的抗菌消毒作用,南詹正骨年消耗杉木皮小夹板大约在10吨。

一、杉木皮小夹板制备

新鲜杉木皮经过整平加压,绑扎后,均匀喷洒"消瘀酊"(系常宁市中医医院自制药液),置放于避阳处阴干,让其充分发挥阴阳平衡药理作用,材质处理后的杉木皮具有硬性、韧性、可塑性及药性的中和作用,经上述处理后的杉木皮用时不易开裂、折断、扭曲变形,方便备用。

二、杉木皮小夹板固定方法

小夹板固定骨折处后,捆扎时要求活结固定,松紧适度,随时检查并调整小夹板松紧度,经常观察外固定伤肢血运、温度、感觉等情况。此外,小夹板的规格、宽窄、长短等则因人而异,随机变化。

三、临床应用

1. 肱骨外科颈骨折 常见的肱骨外科颈骨骨折分为两型,即内收型和外展型,我们在临床中采用了自制特异型杉木皮小夹板,通过本身的杠杆加压固定,使断骨自然归位,具体操作如下。

(1)小夹板制作:取常规处理之杉木皮,操刀按比例制成四块条状样型,一般上臂后侧板较前侧板长5～6cm,并用胶布粘于外侧毛面,以加强其弹性作半弓定位,并在此端中内打小孔,腋窝端小夹板,贴胶布做半圆形处理,再将4块小夹板用绷带按三七对叠环绕处理,其中前后小夹板近端作打孔备用,凡打孔处栓入绷带待用。

(2)小夹板使用:伤者处坐位,将伤肢中立屈肘90°,用宽布带悬吊于胸前,术者取后侧弓形板,做超肩关节置放,将弓形穿孔带达对侧腋窝下作活结固定,再行用绷带于患者上臂环绕至肘部,使后侧小夹板紧贴上臂后侧肢体。事后用半圆形小夹板置于腋下,并用绷带穿入圆孔待用,接着将前后侧及近端作对侧打结固定,助手手置患肢腋下,曲肘前位,稍作对抗牵引,术后使用腋下半圆穿带板进行由前后拉紧绷带使向前移位至远折端复位,打活结固定即可。

(3)临床体会:此方法不必按常规,对患者取仰卧位,多人对抗牵引,术后扣压正骨法，程度上减轻伤者复位时痛苦，同时伤者取坐位，患肢悬吊胸前，减轻了肌腱疼挛，而使患肢松弛，略作对抗，即可顺势纠正重叠移位，而达到骨折回位之态，使腋下半圆穿孔带通过其杠杆作用拉力，使半圆小夹板收缩复位,此方法可以在轻松、言谈、和谐的气氛中完成全过程。

2．桡骨远端骨折　临床上分为伸直型和屈曲型 2 种，现以桡骨远端骨折伸直型为例。据其远折端向背侧桡侧移位之特点，采取加压小夹板的制作，固定，复位。

（1）小夹板制作：取药泡后阴干的杉木皮，根据患者近腕骨的移位方向及其解剖特点，确定为四肢小夹板，同时也根据各类小夹板在复位、固定所起的作用而进行特殊的制作，其背侧板超关节、前侧板至腕横纹，桡侧板较尺侧板短 3cm 许，尺侧板超关节，前后小夹板与桡尺板宽度为 2：1，其次 4 块小夹板近端的长度为近肘关节 3cm 处，通过尺骨茎突背侧板外做一半圆形切口，使尺骨茎突暴露不受压迫，然后分别对四块小夹板用绷带三七对叠环绕,用胶布作固定,在半圆形切口桡侧处（即半圆孔外侧）置放棉垫，厚度达 0.5 ～ 1.5cm,用胶布固定，前侧小夹板远端 1cm 处（近腕关节处）置放棉垫，桡侧板远端内侧处加棉垫。

（2）小夹板使用:小夹板制作好后，分别置放夹板，按上、中、下用绷带打活结捆扎，然后术者用左手握托伤肢腕上方，右手握住手掌进行对抗牵引，借助小夹板的外应力使骨折回位。

（3）临床体会:此法的特点是:通过小夹板加垫固定，术者左手固托腕上骨折处，随术者右手牵引之态，顺势接骨，一气呵成。

3．内外踝骨折并踝关节脱位　内外踝关节脱位，在临床上常常采取骨牵引，外科手术的治疗，往往治疗周期长，伤者痛苦大，踝关节功能活动恢复比较困难，费用较高。本人通过多年临床实践，在小夹板使用上同步运作，三方夹挤，轻松固定，减轻了患者的痛苦，又加强了骨折的稳定性，同时有利于患者踝关节功能早期恢复。

（1）小夹板制作：杉木板四块，内、外侧小夹板超关节，后侧小夹板上宽下窄，前小夹板呈三角形制作，后小夹板不作超关节制作，其中内外侧小夹板宽度略窄于伤肢小腿侧方的直径，四小夹板近端长度不超过足三里。均用绷带三七对叠环绕，然后根据内外踝骨折关节脱位、移位方向，确定主小夹板的制作。

（2）小夹板使用：以踝关节向外侧移位为例，那么内侧小夹板为主小夹板，在此小夹板的上、下端（内踝的下方）分别加棉垫，棉垫的厚度以不压迫内踝为限，将该小夹板置于小腿的内侧，然后用绷带内、外踝上 3cm 处分层环绕将骨折的近端向内侧牵拉，使关节复位，同时内、外踝骨折随之归位，与之同时将外侧板按外踝解剖特点塑形，置放于小腿外侧，再置放前后侧小夹板，分别按上、中、下绷带活结固定，足跟底用宽胶布作内、外侧板对贴固定即可。

（3）此小夹板制作复位的特点：以内侧小夹板或外侧小夹板为主体定位。通过环形绷带牵拉，内外合作，一点定乾坤。

四、体会

杉木皮小夹板的临床运用，是一个逐步演变的过程，从一个粗料的外固定材料到一个精制成型，分工明确化，材质药性化，利用它的本身韧性、弹性、可塑性转变成使用型，同时，因为取材地道自成一体，构成因人而异，充分发挥了中医特色疗法，体现了人与自然，阴阳协调、动静结合的原则。正因为其可行性、可用性、直观性、经济性，更易为人们所接受，而沿用至今。

总之，通过近30余年的骨伤临床实践，认识到只要用心，科学合理利用，杉木皮处理到位，灵活变通，杉木皮外固定治疗骨伤，就可达到以柔克刚，以小制大，四两拨千斤功力。由于各种原因，目前对杉木皮小夹板的制作和使用，还存在很多不规范之处，这也是制约其不能大规模推广的重要原因，还有待于进一步研究。

第七节　南詹正骨三角板架固定法

三角板架固定法治疗儿童股骨干骨折具体操作：首先，用南詹正骨手法，做到"一旦临证，机触于外，巧生于内，手随心转，法从手出"一气呵成整复骨折。然后，在整复骨折的基础上，利用三角形稳定性，依据三角形勾股定理的勾三股四弦五的几何原理，结合患者实际情况来制作三角板架，再经过一系列的医学处理，做到符合人体力学原理后待用。再次，将处理好的三角板架置于伤肢下，勾板用于置放大腿，股板用于置放伤肢小腿，弦板为底板放在床面便于固定。最后，根据人体力学原理和生理特征，将伤肢用绷带绑在三角板架上，用砝码稳定三角板架。其原理：一是依据生物力学原理有机结合三角形的勾股定理，稳定整复的骨折断端。二是经过医学处理的三角板架，用棉垫防止或矫正对骨折断端成角畸形和侧方移位的效应力。三是利用三角板架产生对大腿肌肉的持续牵拉力，使肢体内部动力因骨折所致的不平衡重新恢复到平衡。该项目的意义在于"简、便、验、廉"，取材方便，操作简单易行，经济实惠，疗效可靠，不需固定上下关节，患者痛苦少，便于早期功能锻炼，特别方便对患者的护理，适宜在广大基层医疗单位推广应用。

　　家住耒阳市 8 岁的谢意淳，在家玩耍时，搬电视机不幸砸到腿上，当时剧烈疼痛，动弹不得，这下可急坏了谢爷爷，立即把孙子送到当地医院治疗。经检查，小意淳右腿股骨干中下段粉碎性骨折，骨折部位成螺旋状。当地医生介绍说："股骨成粉碎性，还有碎块在旁，小孩年龄太小，不易固定，必须做手术用钢板内固定，一年后再取出内固定，前后要一年多时间才能痊愈，整个治疗费用要 2 万多元。"谢意淳爷爷一听要开刀做手术，心里担心孩子还小，这万一留下什么后遗症那可就麻烦啦！经邻居介绍常宁市中医院手法治疗骨折，不需开刀，于是决定把孙子谢意淳送到常宁市中医院。

　　经医院骨伤一科主任医师仔细检查确诊后，认为小意淳股骨干中下段是粉碎性骨折，成螺旋状，但还是可以通过传统手法整复骨折，不需要开刀做手术。该科主任医师首先采用南詹正骨手法整复骨折，然后马上用三角板架作外固定。刚做完手法整复用三角板架固定伤肢后，小意淳就感觉到不痛了，疼痛症状马上得到了缓解。经过 40 多天科室的精心治疗照顾，小意淳痊愈出院。

　　据南詹正骨第四代传人、衡阳市名中医、副主任医师、常宁市中医院骨伤一科主任、该项目组牵头人雷怀钰介绍：对小意淳采用的"三角板架固定法"治疗方法，是该院在南詹正骨理论基础上，发展出来的专门针对 4 ～ 12 岁儿童股骨干骨折的一种治疗方法，属常宁市中医院首创。2008 年，"三角板架固定法治疗儿童股骨干骨折"项目被列为湖南省中医药科研课题，目前经过这几年 400 多例临床观察，治疗效果好，有效率达到 98%，没有 1 例落下残疾。2011 年 7 月，国家中医药管理局组织的"医院管理年活动"在常宁市中医院检查评估时，专家组对该项目给予了高度的评价，并指出："这是教科书上没有的，属中医创新手段，值得发扬和推广。"

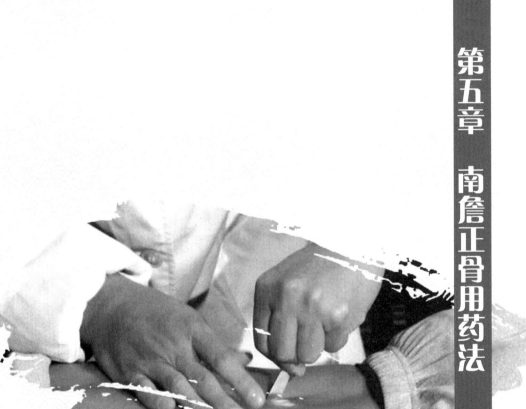

第五章　南詹正骨用药法

中医用药的理论基础是阴阳五行学说，脏腑经络学说，气、血、精、津液学说和中药的性能。性能是指中药的性味和功能（即药理作用），用性味来说明药物的功能是中药运用的特点。中药的性能包括四气（寒、热、温、凉）、五味（辛、甘、酸、苦、咸）、升、降、浮、沉（上升、下降、发散、泄利）、归经、配伍和禁忌。归经是指中药对某些脏腑经络的疾病有特殊的治疗作用。中医处方多用复方，如何合理配伍应用中药，古代医学家总结出"君臣佐使""七情""十八反十九畏"等组方原则，至今仍是指导中医配伍用药的理论基础。骨伤科用药的理论和原则与传统中医用药理论和原则既有共同性，又有特殊性。

本章收载的方剂处方中少数未标示药物的剂量，因为涉及知识产权；辨证用药需要随时调整剂量，如固定剂量，反而约束医生正确灵活应用该方剂。但在灵活运用时，不能超过该中药的常用量或极量。

第一节　南詹正骨用药的理论基础

人体是脏腑、经络、气血、津液与筋骨共同组成的一个有机体。人体各组成部分之间保持着互相联结、互相贯通、互相依存、互相制约与相对平衡，在生理病理上有着不可分割的关系。一旦人体遭受外力的打击等而发生损伤性疾病时，局部皮肉筋骨的损害，就会导致脏腑、经络、气血和津液功能的失调，而发生一系列的病变。正如陆师道在《正体类要》序中说："肢体损于外，则气血伤于内，营卫有所不贯，脏腑由之不和。"

皮肉筋骨损伤等外伤性疾病可引起气血瘀阻，经络阻塞，或津液亏耗，或瘀血邪毒由表入里，而导致脏腑功能失调。

气血是维系人体生命的重要物质，它外可充养皮肉筋骨，内则灌溉五脏六腑，温煦肢体，濡养着全身，周流运行不息。血的运行则需气的推动，《血证论·吐血》中说："气为血之帅，血随之而运行；血为气之守，气得之而静谧。"生动而形象地说明了气血之间的关系。若气血失和，就会百病丛生。肢体损伤诸症，多伤及气血。《杂病源流犀烛·跌仆闪挫源流》中说："跌仆闪挫，卒然身受，由外及内，气血俱伤病也。"伤气则气滞，伤血则血凝，气滞导致血凝，血凝可产生气滞，故轻则为肿为痛，重则可导致气血错乱，气为血壅，气闭不宣，或气随血脱；或血随气亡等危重病症。

精是构成人体和维持生命活动的基本物质。构成人体之精，叫生殖之精；饮食营养所化生的精，是维持生命之精，叫水谷之精。精气充盈，就会身强体壮，精力充沛，机体的抵抗力强；精气亏损，就会身体虚弱，精力不足，发育迟缓，未老先衰，机体的抵抗力减弱。

津液是人体内一切正常水液的总称，主要指体液而言。津液有充盈空窍，滑利关节，润泽皮肤、肌肉、软骨，濡养脑髓与骨髓的作用。津液亦是维系人体生命的一种重要物质，它与气血一样来源于水谷之精气，气血损伤可以导致津液的亏损。《灵枢·营卫生会》中说："夺血者无汗，夺汗者无血。"《伤寒论》亦说"亡血家不可发汗"，损伤失血，或血瘀化热灼伤津液，均可导致口干、咽燥、大便干结、尿少等津液不足的证候，严重者津液大量丢失，产生"气随液脱"的危候。

脏腑是维系人体生命活动的主要器官，它通调经络，濡养皮内筋骨。一旦脏腑因伤失和，则经络阻塞，气滞血凝，皮内筋骨失养，则肢体的损伤难以恢复。特别是肝肾，因肝藏血，外伤性疾病，有恶血留内者，不分经，皆以肝为主。败血凝滞，从其所属，必归于肝。同时，肝主筋，肝血不足，筋失濡养，则出现手足拘挛，肢体麻木，屈伸不利等。肾主骨生髓，人体骨骼的生长、发育、修复，均须依赖肾精的滋养。筋骨相连，筋伤内动于肝，骨伤内动于肾，肝血肾精不足，必然影响筋骨损伤的恢复。此外，脾胃受纳，消化水谷，对气血的生成和维持人体正常的活动所必需的营养起主要的作用，有"气血生化之源"之说，它对损伤的修复起着重要的作用。如果脾胃失去健运，则化源不足，无以滋养；胃气弱则五脏俱虚衰，影响气血生化，伤损疾病也就不易康复。而气血的周流循环，还有赖心肺调和。因肺主气，心主血，心肺调和，气血循环输布才能正常，才能发挥温煦濡养的作用，伤损的肢体修复所需要的养料才能得以充分的供给，否则影响伤损的康复。另外，伤后出血太多，血液不足可致心血虚损而产生心气不足等病证，出现心悸、胸闷、眩晕等。

经络是运行气血，联络脏腑，沟通表里上下，调节各部功能的通道。经络通畅，则气血调和，濡养周身，肢体健壮，维持人体脏腑的正常生理活动。如经络因伤阻塞，则气血失调，濡养滞阻，气血循环代谢受影响，而致脏腑不和，伤损不易愈合，或产生新的病变。

筋骨是肢体运动的基础，筋可联络骨骼维系关节。骨是人体支架，支持躯体，保护内脏。但筋骨离不开气血的濡养温煦。筋骨又是肝肾的外合，肝血肾精旺盛，筋骨才得以强壮，筋骨损伤才易于修复。另外，筋骨损伤往往累及气血，内动肝肾。

由此可见，外伤性疾病的发生、发展和预后，是与人体的气血、津液，脏腑、经络、筋骨密切相关的。它们是治疗伤损疾病的基础。《杂病源流犀烛·跌仆闪挫源流》中说：
"故跌仆闪挫，方书谓之伤科，俗谓之内伤，其言内而不言外者，明乎伤在外面病必
及内。其治之法，亦必于经络脏腑间求之。而为之行气，为之行血，不得徒从外涂
抹之已也。"《医林改错》亦指出："业医不知脏腑，则病源莫辨，用药无方。"《伤科
真传秘抄》认为："若为伤科而不知此十二经脉之系统，则虽有良药，安能见效，而
用药、用手法，亦非遵循于此不可也"。我们对外伤性疾病的药物治疗必须建立在脏
腑、气血、津液、经络和筋骨的基础上，否则，虽有良药，也用药无方，安能见效，
伤病何以恢复哉！

🏵 第二节　南詹正骨用药的基本原则

一、辨证论治，因人制宜

1. 辨证论治　是中医学的基本特点之一，是指导中医各科临床工作的基本原则。

所谓辨证，就是将四诊（望、闻、问、切）所收集的资料、症状和体征，通过分析、
综合，辨清疾病的原因、性质、部位以及邪正之间的关系，概括、判断为某种性质
疾病的过程。论治则是根据辨证的结果，确定相应的治疗方法。辨是证决定治疗的
前提和依据，论治是治疗疾病的手段和方法。辨证的正确与否，可以通过论治的效
果来加以检验。实际上，辨证论治的过程，就是认识伤病和解决伤病的过程。辨证
和论治是诊治伤病不可分割的两个方面，两者缺一不可。只有这样才能避免那种不
分主次，不分阶段，一方一药对一病的治病方法，才能克服那种问病开药，不求脉理，
不讲理法方药的作风；也才能克服那种只注重手法，不重药治的偏见。正如《正体类要》
序中说："肢体损于外，则气血伤于内。营卫有所不贯，脏腑由之不和。岂可纯任手
法，而不求之脉理，审其虚实，以施补泻哉。"

人体的气血运行，循十四经经穴和脉道，周流水息，循环无端。十四经脉有着
不同的穴位，一旦受伤就会导致气血凝滞，产生不同的症状，治疗的方法与方药也
就有所不同。按照不同损伤部位辨证用药，是伤科常用的治疗方法。王好古云："登
高坠下撞打等伤，心腹胸中停积瘀血不散者，则以上、中、下三焦分别部位，以施药饵。
瘀在上部者，宜犀角地黄汤；瘀在中部者，宜桃仁承气汤；瘀在下部者，宜抵当汤之类。

须于所用汤中加童便好酒，同煎服之。"张元素、钱秀昌等医家的著作中都体现了这种学术思想。《龙源洪氏家传跌打秘方》也说："凡用药治之，先辨其穴，次探其轻重，其上中下三部位不同，宜辨详细。"

《伤科大成》详细描述了各部位损伤后的症状，还记载了损伤部位的辨证、用药原则，这些原则对于伤科临床有广泛的指导意义。

伤胸者，胸为气血往来之所，伤久必咳嗽，高起满闷，面黑发热。先进疏风理气汤，次以行气活血汤。

伤肝者，面紫眼赤发热。先投疏风理气汤，次以吉利散，后服琥珀丸。

伤心口者，面青气少，呼吸痛甚，吐血身体难动。先进疏风理气汤，次服和伤丸，时时饮百合汤。

伤食肚者，心下高肿，皮紧阵痛，眼闭，面与口鼻黑色，气喘发热，饮食不进。先进疏风理气汤，次以和伤丸。

伤肾者，两耳立聋，额黑面浮白光，常如哭状，肿如弓形。先服疏风理气汤，次以补肾活血汤，再投吉利散与琥珀丸。

伤大肠者，便后急涩，面赤气阻，便后有红者，伤重。先进槐花散，次服吉利散，后以和伤丸。

伤小肠者，小便闭塞作痛，面肿气喘，发热口干，口有酸水。先以水、酒各半煎服疏风理气汤，次以吉利散，后送琥珀丸。

伤膀胱者，小便肿胀涩痛，不时滴尿，发热。先下琥珀丸，次以行气活血汤。

伤阴囊或阴户者，血水从小便出，肿胀痛极，昏沉不醒。先与琥珀丸，后进行气活血汤。

胸与背皆伤者，发热咳嗽，面白肉瘦，饮食少思。先进理气汤，后以和伤丸。

伤气者，气喘痛极，夜多盗汗，身瘦肿胀，不安食少。先泡砂仁汤和吉利散服，次以酒煎补肾活血汤，后进和伤丸。

伤血海者，口常吐血，胸与背板硬作痛，或血妄行。先进行气活血汤，次以吉利散，后服药酒而安。

伤两肋者，气喘大痛，睡如刀割，面白气虚。先以行气活血汤，次进和伤丸。

按损伤部位使用引经药，如上部用川芎，手臂用桂枝，背脊用白芷、藁本，胸腹用白芍药，左肋用青皮，右肋用柴胡，腰臀用杜仲，两足用木瓜，下部用牛膝，膝下用黄柏，周身用羌活。

2．因人制宜　即根据患者的具体情况，如年龄、性别、体质、生活习惯等不同特点而制定适宜的治疗用药原则。

不同的年龄则生理状况和气血盈亏不同，老年人生机减退，气血亏虚，患病多虚，或虚实夹杂，一旦受伤致病，不能单纯攻伐，同时用药量比青壮年较轻。小儿生机旺盛，但气血未充，脏腑娇嫩，病情变化较快，一旦外伤受损，不宜投峻猛攻伐之品，并且少用补益之药，用药量宜轻。

男女性别不同，生理特点各异，尤其妇女有经、带、胎、产等情况，伤损用药应加以考虑。如在妊娠期受伤致病，忌用攻下、破血、活血、祛瘀、滑利等伤胎之品。病情确需使用，则需与补益、安胎药同用。

人体体质有强弱、虚衰的不同，对外伤的承受、伤病的恢复也有不同，在用药时应加以考虑，正如《素问·五常政大论》说："能毒者以厚药，不胜毒者以薄药。"

二、理气活血，内外结合

人体外伤性疾病的临床表现，不论其受伤的部位是在外之皮肉筋骨，还是在内之经络脏腑，都是由于气血运行紊乱所造成的。气血紊乱是损伤性疾病的病机核心内容。《杂病源流犀烛·跌仆闪挫源流》中说："跌仆闪挫，卒然身受，由外及内，气血俱伤病也。"《素问·阴阳应象大论》说："气伤痛，形伤肿，故先痛而后肿者，气伤形也；先肿而后痛者，形伤气也。"说明了气血损伤可以产生不同的病理变化。它们是相互影响的，或是伤气，或是伤血，或是气血两伤，在临床上气血两伤的表现居多。如伤气即伤后气机运行失畅，轻则气滞疼痛，重则气闭昏厥；伤血即是由于伤后血溢于脉外，先则亡血，继则血瘀。因此，损伤性疾病用药须首重气血，注意气血的流通，气血周流无阻，就能发挥其温养皮肤、肌肉、筋骨、关节的作用。如《灵枢·本脏》篇说："是故血和则筋脉流行，营复阴阳，筋骨劲强，关节清利矣。"

内外结合的治疗原则，主要是指局部与整体兼顾，内损与外伤兼顾的治疗原则。

人体损伤后的证候表现多种多样，病理变化比较复杂，病情有轻重缓急之分。不同的时间、地点，外力性质，个体差异等，其反映出的病理变化和病情转化也不尽相同。外力引起机体外部的损伤，造成局部气血失调，从而导致脏腑功能失调，以致病变由外涉及于内，由局部影响到全身，即"肢体损于外，气血伤于内，营卫有所不贯，脏腑由之不和"。人是一个内外统一的有机体，皮肉筋骨紧密相连，并各由其脏腑所主，如肺主皮毛，脾主肌肉，肝主筋，肾主骨等。就外伤而言，皮内受损，筋骨亦会累及；筋骨损伤，皮肉必然同病。损伤虽然是在局部体表，肌肤甚或筋骨，但气血不和可以引起内部脏腑经络功能的失调。因此，在治疗损伤性疾病时，应从整体出发，全面分析，做到局部与整体兼顾，外伤与内损兼顾，这样才能取得满意的疗效。

三、孰急孰缓，标本兼治

标和本是一个相对的概念，有多种含义，可用以说明病变过程中各种矛盾的主次关系。如从正邪双方而言，正气是本，邪气是标；从病因与症状而言，病因是本，症状是标；从疾病先后而言，旧病、原发病是本，新病、继发病是标。

任何疾病的发生、发展，总是通过若干症状显示出来的。而这些症状只是疾病的外在的现象，还不是疾病的本质。只有在充分地了解疾病的外在症状和内在本质的各个方面，通过综合分析，才能分出标本主次的不同，找出病之所在，分出先后缓急，确定相应的用药方法。如颈肩痛是临床上常见的症状，可见于多种疾病中，如颈椎病、肩周炎等。引起颈肩痛的原因也不同，有的由于颈部的外伤，有的则是颈椎的骨质增生引起，有的是气血阻滞所致，有的是由于风、寒、湿邪的侵袭。因此，只有通过全面的综合分析，找出最基本的病理变化，选择适合的方药，才能收到满意的效果，即治病求本之意。在某些情况下，标病急时，应先治标病，后治本病。否则，可危及生命或影响疾病的治疗。如慢性腰腿痛患者又遭外伤骨折，那么，应先治疗骨折，即所谓急则治标。治标只是在紧急情况下或是为治本创造必要的条件的权宜之计，治本才是治病的根本。急性病的恢复期，则要采取缓则治其本的原则，从根本上解除疾苦。当标病本病并重时，则应标本同治。

由此可见，标本的治疗原则，既有原则性，又有灵活性，临床应用或治本，或治标，或标本兼治，应视病情变化酌情掌握。而标本的关系不是绝对的，在一定条件下，它们可以互相转化。因此，在临床上要注意掌握标本转化的规律，始终抓住外伤性疾病的主要矛盾，才能做到有的放矢，事半功倍。

四、合理配伍，避免药毒

中药配伍组方要遵循"君臣佐使""七情""十八反十九畏""禁忌"等原则。

1. 君臣佐使　是指导如何组成方剂的原则。《神农本草经》云："药有君臣佐使，以相宣摄合和。"所谓"君"，就是一方中的主药，是针对病情的；"臣"，是辅助主药治病的；"佐"，是照顾主药没有顾及的兼证的药；"使"，是调和诸药或用以引经的药。至于如何确定君药，李东垣认为："假令治风，防风为君；治寒，附子为君；治湿，防己为君；治上焦热，黄芩为君；中焦热，黄连为君。兼见何证，以佐使药分治之。"

2. 七情　指中药单用或配伍应用时可能发生的 7 种情况。《神农本草经》云："有单行者，有相须者，有相使者，有相畏者，有相恶者，有相反者，有相杀者，凡此七情，合和时之。"所谓"单行"，即单独使用，不需配伍他药，如独参汤；所谓"相须"，指功用相同之药合用可增加疗效的，如知母合黄柏；"相使"，指功用不同之药合用使疗效加强的，如黄芪使茯苓；"相畏"，指一药为另一药所制其毒性及疗效因而减低，如人参畏五灵脂；"相恶"，指一药能抑制另一药性能的，如黄芩能降低生姜的温性，故生姜恶黄芩；"相反"，指两药合用可引起剧烈不良反应的，如甘草反甘遂；"相杀"，指一药能消除另一药的毒性的，如防风杀砒毒。

七情中，相须相使者常用，相恶相反者一般不可同用。当然这也不是绝对的，实际上古今配方上也有相反同用的例子，如《金匮要略》中的甘遂半夏汤，甘草即与甘遂同用，这可能是为了利用其对抗作用以激发其豁痰逐饮的效能。不过一般人非有确切的把握，不可贸然尝试，以防万一引起危险。应该遵照《神农本草经》指出的："凡此七情合和时之当用，相须相使者良，勿用相恶相反者。若有毒宜制，可用相畏相杀者，不尔，勿合用也。"注意掌握中药配伍的宜忌。

3. 十八反十九畏　是根据七情中的相反相畏，经古代医家归纳而来，其内容为：甘草反甘遂、大戟、芫花、海藻；乌头反半夏、贝母、瓜蒌、白蔹、白及；藜芦反细辛、白芍药、诸参（如人参、沙参、丹参、玄参）。

硫黄畏朴硝，水银畏砒霜，狼毒畏密陀僧，巴豆畏牵牛，丁香畏郁金，牙硝畏三棱，川乌、草乌畏犀角，人参畏五灵脂，肉桂畏赤石脂。

相反相畏的药物特别是相反药物，一般是不宜合用的。

虽然传说是十八反、十九畏，但实际上相反相畏的中药不止此数，例如《本草纲目》中记载相反的药即有 36 种，记载相畏的药则更多。

4. 用药禁忌　妊娠用药禁忌与服药饮食禁忌尤须注意。

（1）妊娠用药禁忌：妇女妊娠期间，某些药应禁用或慎用，如果误用，可造成流产或堕胎事故。凡毒性较强或药性猛烈之药，如巴豆、大戟、斑蝥、水蛭、虻虫、红花、雄黄、麝香之类，皆为妊娠所忌。凡能通经、祛瘀、破风、行滞以及辛热滑利之药，如桃仁、大黄、附子、干姜、肉桂、冬葵子、牛膝、芒硝、代赭石、牡丹皮等，妊娠应慎用。

（2）服药饮食禁忌：指在服药期间对某些食物的禁忌，俗称"忌口"。药服期内一般食忌生冷、黏腻、腥臭以及不易消化、有刺激性的食物，热证忌食辛辣、油腻，寒证忌食生冷，疮肿及某些皮肤病忌食鱼虾等。据文献记载，服甘草、黄连、桔梗、乌梅等药时忌食猪肉，土茯苓、威灵仙忌茶，茯苓忌醋，薄荷忌鳖肉，鳖甲忌苋菜，地黄忌葱、蒜、萝卜、诸血。

　　"是药三分毒"，认为中药无毒副反应的观点是不对的，许多中药亦有一定的毒性。古代医家根据毒性有无及大小，将中药分成大毒、常毒、小毒、无毒等几类，并提出"大毒治病，十去其六；常毒治病，十去其七；小毒治病，十去其八；无毒治病，十去其九。谷肉果菜，食养尽之，无使过之，伤其正也。"其意谓，用有毒中药治病，至获得一定疗效后，即应停用。毒性愈大者，愈应早停，切忌"过之"，以防"伤其正"，这是很对的。临床用药，应该十分注意发挥其治疗作用，避免其毒性作用，方能达到用药安全有效，对西药是如此，对中药也应如此。

　　近年发生的"马兜铃酸风波"和"麻黄风波"已引起我国卫生部门和中医药专家的高度关注。2001 年 6 月 20 日，美国食品药品监督管理局（FDA）下令对 13 种含有马兜铃酸成分的中药和中成药停止进口、销售、使用，西欧和东南亚地区一些国家也随之仿效。被停用的中药和中成药是关木通（又名木通马兜铃），以及含关木通成分的龙胆泻肝汤（丸）、排石汤（片、丸）和当归四逆汤等。关木通系马兜铃科植物木通马兜铃的木质茎，含马兜铃酸。西方国家使用含有关木通马兜铃酸的减肥食品和药品后，导致多人长期服用后发生肾中毒，有研究认为还会引发肾组织癌变。我国国家食品药品监督管理局不得不决定全面禁用关木通，成为我国有史以来第一个禁用的中药。这里要说明的是，木通不在禁用之列，木通为木通科植物白木通或三叶木通、木通的木质茎，与关木通是不同科的植物。中药广防己也含有马兜铃袋，含该成分的减肥剂也有肾功能损害的毒性。粉防己、木防己含马兜铃酸少，所以中药药理、毒性与植（动）物科属、产地有关，应予甄别。

　　麻黄是一种有 4000 多年应用历史的传统中药，具有发汗散寒、宣肺平喘、利水消肿的功用。麻黄中含有一种叫麻黄碱的生物碱，有显著的中枢兴奋作用，长期使用可引起病态嗜好及耐受性，因此被纳入我国二类精神药物进行管制。近年，含有麻黄的营养补充剂被许多美国人用来减肥。已有 16 000 名消费者投诉，出现心脏病发作、中风、癫痫发作等症状，引起美国当局和消费者的激烈讨论，也引起我国中医药界的严重关注。

　　这两起"风波"目前虽未完全"定论"，但警示我们对中药、中药方剂、中成药的毒性、不良反应应该引起关注、重视。

第三节　骨伤科三期用药法

　　骨伤科三期辨证用药法，是将伤科疾病的发展演变过程分为三个不同的阶段进行辨证用药。这种药物治疗办法，是在继承和发扬前人用药经验的基础上发展起来的。唐代著名的骨伤科专家蔺道人就创造了"七步治伤法"。他在《仙授理伤续断秘方·方论》中说："如伤重，第一步用大承气汤，或小承气汤，或四物汤，通大便去瘀血也。惟妇人，别有阴红汤通下。第二步用黄末药，温酒调，不拘时，病在上食后服，在下空心服，遍身痛，临卧时服。第三步白末药，热酒调，其法同黄末药服。妇人产后诸血疾，并皆治之。第四步服乌丸子。第五步服红丸子。第六步服麻丸子，用温酒吞下，妇人艾醋汤下，孕妇不可服。第七步服活血丹，当归散，乳香散……"这第一步的大承气汤是针对创伤早期瘀血停滞、瘀滞不通、二便闭塞而设的攻下法；还有小承气汤和四物汤，前者是峻下剂，后者是缓下剂。第二步的黄末药与第三步的白末药是针对创伤早期败血、瘀血壅滞、为肿为痛而设的活血祛瘀、消肿止痛法。第四步的乌丸子和第五步的红丸子，是针对创伤中期瘀血未清，气血内耗而设的理气活血散瘀法和舒筋活络、壮骨坚筋法。第六步的麻丸子，是针对创伤后期，瘀血虽清，但气血耗损、经络空虚、筋骨失养而设的益气血、疏经络、壮筋骨法。而第七步的活血丹，则是针对创伤晚期后遗症而设的理气活血化瘀，温经通络、驱散外邪法。蔺氏的七步治伤法对后世伤科的药物治疗产生了深远影响。我们对创伤疾病的分期辨证用药，也是汲取了蔺氏的七步治伤法的经验而发展起来的。

　　现在我们所说的伤科三期用药法，是通过服药使局部和整体相结合的一种方法，是以四诊八纲为理论基础，以损伤疾病的三个不同阶段的病理变化为基础，再结合患者年龄大小、体质强弱、损伤的轻重、受伤的部位和新伤陈伤等进行辨证论治的。所谓伤科疾病的三期用药，是指损伤的早期，又称血肿机化期，即骨伤后第 1～2周，由于气滞血瘀，治法以行气活血，消瘀为主；骨伤的中期，又称原始骨痂形成期，即伤后第 3～6周，损伤症状经过初期治疗有所改善，瘀肿渐趋消退，但尚未尽，疼痛逐步减轻，但未消除，治法宜活血化瘀、和营生新、濡养筋骨、消补兼施并用；骨伤的后期，又称骨痂改造期，即伤后第 7周以后，瘀肿已消，但筋骨尚未坚强，功能尚未恢复，治法应坚筋壮骨、补养气血，以补益为主。总的来说，按照损伤疾病的早、中、后三期的不同病理变化，采用相应的治疗方法，以调和疏通气血，强筋壮骨为主要目的。但损伤疾病的三期是人为的划分，没有绝对的的界线。临证时必须结合患者的具体情况灵活应用，才能收到理想的效果。

第四节　骨伤科早期用药法

《医宗金鉴·正骨心法要旨》中说："今之正骨科，即古跌打损伤之症，专从血论，须先辨或有瘀血停积，或为亡血多……两者治法不同，有瘀血者，宜攻利之。亡血者，宜补而行之。"

然而，血与气两者是相互依存、不可分割的，气为血之帅，气行则血行，气滞则血凝，伤气必及血，伤血必及气。所以在治疗上不能单纯地治血，须气血兼顾，使其恢复新的平衡。

一、活血祛瘀法

活血祛瘀法属于消法的范畴，所谓"活血"就是畅旺血流，"化瘀"就是消散瘀滞，它是针对血液瘀滞的瘀血症而设的。人体在生理状态下，血液由气推动，循着经脉运行于全身，内守五脏六腑，外达肌表皮毛，营养组织脏器，四肢百骸，故《内经》云："血和则经脉流行，营复阴阳，筋骨劲强，关节清利矣。"各种原因所致机体骨、关节及内脏的损伤，虽病因多种多样，类型有别，但多损伤络脉，或气机壅滞，或营血离经，阻塞于肌肤腠理，形成气滞血瘀的病理改变。气血损伤后的主要表现是局部的肿胀和疼痛。血不活则瘀不祛，瘀不祛则骨不能接，气为血之帅，气行则血行，气滞血也滞，瘀血一去，新血则生，伤骨则愈合。活血祛瘀药物有明显的消肿止痛作用，能加快血肿的消退，对于骨折的愈合起到促进骨痂形成的作用，故活血祛瘀法在伤科应用尤广。

1. 损伤所致血瘀的临床表现

（1）疼痛：损伤所致的疼痛虽有胀痛与刺痛之别，究其原因，则多为气滞血瘀。如新伤骨折，络脉受损，气机壅滞，络道阻塞，气滞甚则胀痛不已，血瘀甚则"痛如锥刺，痛有定处，固定不移"；又如胸肋撞伤，由于心阳不振，或加寒邪凝滞，阳气郁遏，常表现为胁肋胀满。骨折后期，若不及时进行功能锻炼，则致关节屈伸不利，酸胀疼痛等。

（2）肿块：损伤所致的肿块，亦常与气滞血瘀有关，由于禀赋有异、邪气兼感有别，而常有寒凝、痰湿、血热等不同病机。寒凝经脉，瘀血内阻，则为寒瘀互结之肿块；痰湿阻于经络，则为痰瘀互结之肿块；热邪迫血妄行，则为瘀热互结之肿块，且常表现为肿痛。近关节处血肿日久亦能肌化，甚至形成骨化肌炎，影响关节功能活动。

（3）瘀斑：损伤所致的瘀斑，可出现于各个部位而表现不同形态。如头面、颈部及胸腹部受损，则常出现血管蛛样斑点。四肢受损，气血阻滞，则青紫瘀斑常呈块状。如内脏受损瘀血，往往可在巩膜出现大小不匀和不规则的青黑或紫暗的瘀斑或瘀点，这是因为五脏六腑之精气，皆上注于目，故内脏损伤常在巩膜处反映。由于舌为脏腑之缩影，故凡内脏损伤血瘀，皆可在舌体的不同部位出现首瘀斑或瘀点。

（4）脉象：经脉是气血运动的通道，故凡瘀血阻滞，则经脉运行不畅或受阻，表现为脉涩、沉或迟或结代。

（5）体温：气血瘀于腠理，营卫阻遏不通，郁而发热，有的患者体温在38℃左右。

2. 活血祛瘀法的主要作用

（1）消肿止痛：跌仆损伤，瘀血内阻，气血壅滞不通，不通则痛，欲治其痛，先行其瘀，欲消其肿，必活其血。运用活血祛瘀药物治疗，使瘀滞消散，气血流畅而疼痛自止。

（2）破症散结：瘕积肿块，多因瘀血凝结而成，在脏腑则聚瘕为积，在形骸则为痛为肿，活血祛瘀，可使症散结消。

（3）祛瘀生新：瘀血内阻，壅于经脉，血行不畅，常可导致种种并发症。在外伤致损的情况下，瘀血不去，则新血不生，新血不生则推迟骨折端两边骨痂的愈合，故在骨折的治疗中，应注意"瘀去、新生、骨合"的原理，选用活血祛瘀药物，亦可促进骨折的早期愈合。

（4）通经活络：瘀阻经络，气血不能随经脉运行，肢体失却气血濡养，日久则可表现为麻木发胀，或局部出现肿胀硬块，关节不利等症。采用活血化瘀药物治疗，可使瘀血消散，经脉通利，气血流通，则诸症自除。

3. 常用方剂

（1）加味通窍活血汤

处方来源：唐益扬经验方。

组方：红花9g，桃仁10g，川芎6g，当归9g，麝香0.5g，白芷10g，田三七

6g，蒲黄 6g，五灵脂 10g，蒺藜 10g，葱白、生姜适量。

方解：通窍活血汤源自《医林改错》，为治头面血瘀证之主方。加蒲黄、五灵脂、田三七，具活血通窍、祛瘀生新之效；方中麝香通行十二经，尤能开窍辟秽；配葱白、生姜则辛散通窍之力益彰；另加白芷引经；若属久病生风，可加蒺藜祛风止痛。

用法：水煎服，每天 1 剂，7 剂 1 个疗程。

功效：活血化瘀，开窍止痛。

应用：头面部损伤，或颅脑损伤瘀血，或头部损伤后头痛、头昏，或脑震荡等。

（2）加味桃红四物汤

处方来源：唐益扬经验方。

组方：红花 10g，桃仁 10g，当归 12g，没药 3g，五灵脂 10g，川芎 6g，香附 10g，羌活 10g，牛膝 10g，秦艽 10g，地龙 10g，田七 10g。

方解：桃红四物汤源自《医宗金鉴》。创伤性关节痛，屈伸不便，系骨折常见的并发症。其发病又多与风寒湿邪兼感有关，疼阻络脉，复被寒凝，筋脉拘急，寒郁化热，寒湿与瘀血交阻为患。故用桃仁、红花、当归、五灵脂、没药等活血祛瘀；加香附、川芎散寒行气，加三七祛瘀生新，复配羌活、牛膝、秦艽、地龙等药祛风散寒止痛，故诸症悉除。

用法：水煎服，每天 1 剂。

功效：活血祛瘀止痛。

应用：跌打损伤血瘀，常用于损伤初、中期气血凝滞出现的各种症候，尤其适于关节疼痛。

（3）活血祛瘀汤

处方来源：唐益扬经验方。

组方：当归 15g，红花 6g，土鳖虫 9g，自然铜 9g，狗脊 9g，骨碎补 15g，没药 6g，乳香 6g，三七 6g，路路通 6g，桃仁 9g。

加减法：便秘者，去骨碎补、没药、乳香，加郁李仁 15g，火麻仁 15g；疼痛剧者加延胡索 9g；食欲不振者，加砂仁 9g；心神不宁者，加龙齿 15g，磁石 15g，酸枣仁 9g，远志 9g；尿路感染者，加知母 9g，黄柏 15g，车前子 15g，泽泻 15g。

用法：水煎服，每天 1 剂。

功效：活血化瘀，通络消肿，续筋接骨。

应用：骨折及软组织损伤初期。

（4）大成汤

处方来源：《外科正宗》。

组方：当归 10g，苏木 12g，红花 6g，木通 10g，枳壳 10g，厚朴 10g，大黄 12g，朴硝 12g，陈皮 6g，甘草 6g。

用法：水煎服，每天 1 剂。

功效：祛瘀，生新，止痛。

应用：高处坠下，不损皮肉，瘀血流注脏腑，昏沉不醒，二便不通，或腰椎损伤后并发肠麻痹腹胀等。

（5）活血丸

处方来源：《中医伤科用药方法与常用方》。

组方：土鳖虫 5 份，血竭 3 份，西红花 1 份，乳香 3 份，没药 3 份，牛膝 2 份，白芷 2 份，儿茶 2 份，骨碎补 2 份，杜仲 2 份，续断 3 份，苏木 3 份，当归 5 份，生地黄 3 份，川芎 2 份，自然铜 3 份，桃仁 2 份，大黄 2 份，马钱子 2 份，朱砂 1 份，冰片 2 份，蜂蜜适量。

用法：共为细末，炼蜜为丸，每丸 5g，每次 1 丸，每天 2～3 次。

功效：活血祛瘀，消肿止痛。

应用：跌打损伤瘀肿疼痛，用于骨折及其他损伤的初、中期。

（6）一盘珠

处方来源：著名骨伤科教授李同生祖传验方。

组方：续断 15g，生地黄 12g，川芎 12g，广木香 6g，红花 6g，泽兰 12g，当归 12g，赤芍药 12g，苏木 12g，桃仁 6g，乌药 12g，大黄 6g，甘草 6g，制乳香、制没药各 9g。

用法：每天 1 剂，共煎 2 次，早晚各服 1 次。

功效：行气活血，祛瘀消肿，消炎止痛。

应用：跌打损伤。

注释：本方收载于《中西医结合治疗骨与关节损伤》中，系李氏祖传验方，疗效显著，组方灵活，适应证广，随症加减，演变无穷。该方亦称跌打损伤通用方，治疗软组织损伤，骨折筋伤，损伤早期肿胀、青紫等，往往获效迅速。本方随症加减，为临床应用最多的方剂之一。

二、行气消瘀法

行气消瘀法又称行气活血法，含消散之义，是消散疏通气血结滞之法。

《杂病源流犀烛》说："跌仆闪挫，卒然身受，由外及内，气血俱伤病也。""气运乎血，血本随气以周流，气凝则血亦凝矣。气凝在何处，则血亦凝在何处矣。夫至气滞血瘀，则作肿作痛，诸变百出。"可见，人体一旦遭受损伤，不论伤势轻重、有意无意，必动七情，其气必乱，其血必壅，气血俱病，气滞可至血瘀，气结亦可至血瘀，瘀阻经脉则为肿为痛。然而气血是维持人体正常生命活动的物质，它在人体中必须畅通无阻、周流不息的运行，才能发挥其营养和保护作用，否则就会百病丛生，诸症悉出。气血相互依存，关系密切。气贵乎通，血贵乎活，气通则血活，血活则新生，则气通。四肢百骸，皮肉筋骨才得以充养敷布、强健。气不行则瘀不去，瘀不去则经脉不通，新血不生。因此治疗应使血流通畅，瘀滞消散，只有行气消瘀才能达此目的，使"结者散之"。

本法适用于损伤后气滞血瘀、局部肿痛、无里实热证者；或陈旧性损伤瘀血内结；或损伤后因某种原因而不能猛攻急下者。

一般说来，胸胁部损伤，以行气活血、疏肝宣肺为主，如损伤胁痛日久，可于行气活血剂中加入柴胡、青皮，即可作为行经药，也可疏理肝气；胸伤咳嗽引起疼痛，可在治咳同时加入桃仁、郁金，郁金为行气行血药，理气之中兼能活血；桃仁祛瘀且能润下，还有止咳之功。腹部损伤，以行气活血，膈下祛瘀为主。腰部损伤，以行气活血、通利止痛为主。四肢损伤，以行气活血、消肿止痛为主。

行气活血法虽然是以行气为主的一种用药法，但临床需根据病情辨证加以运用，或重于行气，或活血化瘀与行气并重。如需行气可加木香、枳壳、陈皮等；疏理肝气可用香附、柴胡、青皮、郁金等；降气可用厚朴、枳实、沉香、降香等。

行气活血方剂一般并不峻猛，如需逐瘀可与攻下药配合使用。如禀赋虚弱，或年老虚衰，或妇女妊娠期、月经期、产后哺乳者，均不宜使用单纯破散者，宜攻补兼施，以免伤正。可参照王好古"虚人不宜下者，宜四物汤加穿山甲"的方法。但这种方法仍须使用得当，如辨证不明，在实证时应用，则会留邪损正，后患无穷。

《医宗金鉴》内治方法总论说："有瘀血者宜攻利之，亡血者宜补而利之。但出血不多，亦无瘀血者，以外治之法治之，更察其所伤，上下深浅之异，经络气血多少之殊，必须先逐其瘀血和荣止痛，然后调养气血，自无不效。"由此可见，前人治疗外伤疾患，是从整体考虑辨明瘀的轻重，内治外治并重。但在临床上，内伤的治疗以内治为主，主要是恢复气滞血瘀得以调和疏通为目的，常用的治法，有行气消瘀、和营理气、补气养血。但在具体应用时，要分清是伤气为主，还是伤血为主，或是气血两伤，在气血两伤中还要分清是气先病还是血先病而做出不同的处理。气是无形的，伤气时都无形，使脉气阻滞，故主症多为疼痛。血是有形的，受伤后，壅聚于肌肉而为肿胀。在临证时或是先伤气，随后影响及血，而使血也受伤；或是先伤血，而再病及于气，使气也受伤。临床实践证明，受伤后大多为气血两伤、肿痛并见的。

1. 伤气常用治法　遵照《内经》经义:"结者散之""滞者导之""虚者,补而养之""虚甚者,补而敛之""浮越者镇坠之",故伤科常用治气的方法有四:

(1)破气:气实当破,破者损也。伤后气壅聚,证情属实者则宜用破法,方剂多由枳壳、青皮、厚朴等药组成(本法不可久用)。

(2)调气:气逆当调,调者和也。伤后气郁不能顺行,多致气厥,放治宜调和其气。方剂多由香附、木香、砂仁等药组成。

(3)降气:气升则降,降气即下气。伤后气机升降失和,有升无降,故治宜下降其升腾之气,方剂多由苏子、橘红、乌药、降香,沉香等药组成。

(4)补气:气衰则虚,虚者补之。伤后气必滞涩不通而成病,治宜先去滞涩,通利后再加补益。但在急症时,也有先用补气摄血、益气固脱之法者。方剂多由黄芪、茯苓、甘草、紫河车等药组成。

2. 伤血常用治法　血以滋为养,以利为用,守为顺,溢为逆,善理血者,当虚者滋之,瘀者行之,逆者顺之。

(1)凉血止血:血热当凉,伤后内出血,或血热妄行,宜清热、凉血,止血。方剂多由牡丹皮、生地黄、山栀、蒲黄、仙鹤草、藕节等药组成。

(2)祛瘀:瘀血停留者,急当破其瘀血。方剂多由桃仁、赤芍药、山棱、莪术、苏木、血竭、花蕊石、土鳖虫、水蛭等药物组成。

(3)和营:血瘀宜通宜和,和营是治血的要法。伤后瘀虽去而未尽,宜通其瘀,和其血。方剂多由当归、川芎、丹参、红花、郁金、乳香、没药、五灵脂、落得打等药组成。但破与和是互相关联、紧密衔接的,逐瘀亦即和血,所以也有和血祛瘀合并为一法的。

(4)补血:血虚当补,伤后失血既多,其正必虚,或损伤迁延日久而致虚,均宜养血补血。方剂多由熟地黄、首乌、阿胶、枸杞子、酸枣仁、龙眼肉、鹿胶、白芍药、全当归等药物组成。

以上是分别叙述伤气伤血之治法,而伤科内治的特点是气血同治,因伤气,必伤血,"气滞则血瘀,气行则血行,痛则不通,通则不痛"。故治血必须理气,理气必须治血。

3. 常用方剂

(1)血府逐瘀汤

处方来源:《医林改错》。

组方:当归9g,生地黄9g,桃仁12g,红花9g,枳壳6g,赤芍药6g,柴胡3g,桔梗4.5g,川芎4.5g,牛膝9g,甘草3g。

用法：水煎服。

功效：活血祛瘀，行气宽胸。

应用：胸胁损伤，瘀血内阻，气血不畅，经脉闭塞疼痛。

（2）少腹逐瘀汤

处方来源：《医林改错》。

组方：小茴香（炒）7 粒，干姜（炒）0.6g，延胡索 3g，没药 3g，当归 9g，川芎 3g，肉桂 3g，赤芍药 6g，蒲黄 9g，五灵脂（炒）6g。

用法：水煎服。

功效：活血祛瘀，温经止痛。

应用：腹部挫伤，气滞血瘀，少腹肿痛。

（3）膈下逐瘀汤

处方来源。《医林改错》。

组方：五灵脂（炒）6g，当归 9g，川芎 6g，桃仁 9g，牡丹皮 6g，赤芍药 6g，乌药 6g，延胡索 3g，甘草 9g，香附 4.5g，红花 9g，枳壳 4.5g。

用法：水煎服。

功效：活血祛瘀，行气止痛。

应用：腹部损伤，蓄瘀疼痛。

（4）身痛逐瘀汤

处方来源：《医林改错》。

组方：秦艽 3g，川芎 6g，桃仁 9g，红花 9g，甘草 6g，羌活 3g，没药 6g，当归 9g，五灵脂（炒）6g，香附 6g，牛膝 9g，地龙 6g。

用法：水煎服。

功效；行气活血，祛瘀通络，行痹止痛。

应用：跌打损伤，气血痹阻经络，肢体疼痛或周身疼痛。

（5）桃仁四物汤

处方来源：《中国医学大辞典》。

组方：桃仁 25 粒，川芎 3g，当归 3g，赤芍药 3g，生地黄 3g，牡丹皮 3g，制香附 3g，延胡索 3g。

用法：水煎服。

功效；行气通络，行气止痛。

应用：跌打损伤，气滞血瘀而肿痛。

（6）理气散瘀汤

处方来源：《林如高骨伤验方歌诀方解》。

组方：当归尾9g，川芎6g，生地黄9g，红花6g，制陈皮6g，枳壳6g，泽兰6g，槟榔6g，续断9g，甘草3g。

用法：水酒各半调服。

功效：理气和伤，散瘀活血。

应用：新伤气逆不顺，瘀阻作痛。

三、清热解毒法

1. 作用机制　人体损伤后，由于离经之血瘀积，郁而化热，热盛生火，火盛成毒，热毒蕴结于筋骨；或毒邪自创口、肌表、经络侵入机体而聚积资生繁殖，导致气滞血瘀，瘀而化热，热盛则肉腐，蕴积而成脓，腐筋蚀骨。局部组织变性、渗出和增生，可见局部红、肿、热、痛；全身可有高热、口渴、烦躁不安、大便秘结、小便少而赤、舌质红、苔黄燥、脉浮数等，即为损伤后感染，属实热证。根据"热者寒之，温者清之"的原则，采用清热解毒之法治疗。

本法方剂大多由寒凉药物组成，只适用于火毒内攻、壅聚成热的实证。因此，对于虚热证者则不宜用；素体多寒、脾胃虚弱者，也应慎用，以免寒凉太过，损伤脾胃，损伤阳气。

2. 常用方剂

（1）白虎汤

处方来源：《伤寒论》。

组方：生石膏30g（先煎），知母12g，甘草4.5g，粳米12g。

用法：水煎服，每天1～2剂。

功效：清热生津，除烦止渴。

应用：阳明气分热盛，口干舌燥，烦渴欲饮，面赤恶热，大汗出，脉洪大有力或滑数。

（2）五味消毒饮

处方来源：《医宗金鉴》。

组方：金银花15g，野菊花15g，蒲公英15g，紫花地丁15g，紫背天葵10g。

用法：水煎服。

功效：清热解毒。

应用：损伤后感染初起，症见恶寒发热，头痛身痛，舌苔薄白，脉浮，或附骨痈疽初起、开放性损伤创面感染初期。

（3）黄连解毒汤

处方来源：《外台秘要》引崔氏方。

组方：黄连9g，黄芩6g，黄柏6g，栀子9g。

用法：水煎服，每天1剂，分2～3次服，亦可按病情轻重拟定剂量。

功效：泻火解毒。

应用：创伤感染，附骨痈疽。

（4）龙胆泻肝汤

处方来源：《医宗金鉴》。

组方：龙胆草（酒炒）10g，黄芩（炒）6g，栀子（酒炒）6g，泽泻6g，木通6g，当归（酒洗）1.5g，车前子3g，柴胡6g，甘草1.5g，生地黄（炒）6g。

用法：水煎服，每天1～2剂。

功效：清泻肝经湿热。

应用：肝经所过之处损伤而有瘀热者，或痈疽之病表现有肝经实火而津液未伤。

注意：不能用关木通，只能用木通科植物白木通、木通或三叶木通的木质茎。

（5）五神汤

处方来源：《洞天奥旨》。

组方：茯苓12g，车前子12g，金银花15g，牛膝10g，紫花地丁12g。

用法：水煎服。

功效：清热解毒，分利湿热。

应用：各种损伤后并发下焦湿热小便赤痛，或下肢骨痈初起。

四、清热凉血法

1. 作用机制　本法是清除损伤后瘀热之凉血止血法。损伤初期由于血热错经妄行，或瘀血化热，邪毒侵袭，火毒内攻，热扰营血，迫血妄行，而致吐血、咯血、尿血、便血等。

清热凉血法属于清法。出血之症因血得热而妄行，得凉则血止，治疗不重在使用止血药，而重在消除其出血原因，此乃治本而不治标，治本标自消，故对于损伤后的出血症，多用清热凉血法治之。

对于止血药的使用，应按出血的部位而定。一般说来，鼻衄多用白茅根；吐血多用侧柏叶、茜草根、藕节；尿血多用蒲黄、小蓟；便血多用槐花、地榆。同时，止血还要分辨药物之性味功效，凉血止血药，如茜草根、侧柏叶、旱莲草、白茅根等；

收敛止血药,如白及、藕节、仙鹤草、百草霜等;化瘀止血药,如三七、蒲黄、花蕊石、血余炭等。

跌打损伤内伤出血,不能单纯凉血止血,因瘀不去,则血不归经,出血难止,同时留瘀而生变。应止血与去瘀同时进行,即化瘀止血。

损伤血证初起,忌用大剂凉血止血药,以免瘀血内停。因血喜温而恶寒,寒则血凝滞而不行,凝则瘀,瘀滞内停则生变。如症见紫黑血块者,为内有瘀血,忌单纯用止血剂。症见血色鲜红者,为内有血热,宜清泻血分之热。出血过多者,治宜补气摄血,以防气随血脱。若上部出血忌用升提药,如升麻、桔梗等;下部出血忌用沉降药,如厚朴、枳实等。

清热凉血剂,药物多寒凉,临床使用时应中病即止,以免寒凉太过,损伤脾阳,脾阳伤则不能统血归经。

2.常用方剂

(1)丹栀逍遥散(加味逍遥散)

处方来源:《内科摘要》。

组方:柴胡9g,当归9g,白芍12g,白术9g,茯苓10g,牡丹皮9g,栀子9g,薄荷6g,煨姜6g,甘草6g。

用法:水煎服。

功效:清热凉血,疏肝解郁。

应用:肝胆两经郁火,胸胁疼痛,头眩,日晡发热,往来寒热。

(2)退癀消肿汤

处方来源:《林如高骨伤验方歌诀》。

组方:黄连6g,生地黄15g,知母9g,黄柏6g,地骨皮15g,黄芩6g,泽泻9g,土鳖虫9g,薄荷3g,甘草3g,灯芯草9g,茯苓9g,栀子6g,车前子9g,金银花9g。

用法:水煎服。

功效:清热凉血,消肿镇痛。

应用:骨折伤筋或跌打损伤局部肿痛。

(3)清热凉血汤

处方来源:《林如高正骨经验》。

组方:槐花9g,地榆9g,三七3g,茜草9g,生地黄9g,朱砂3g,茯苓9g,白术9g,泽泻9g。

用法:水煎服。

功效：清热凉血，止血化瘀。

应用：劳伤筋络，伴有便血溺血。

（4）消下破血汤

处方来源：《医宗金鉴》。

组方：柴胡、川芎、川大黄、赤芍药、当归、栀子、五灵脂、木通、枳实（炒）、红花、赤牛膝、泽兰叶、苏木、生地黄、黄芩、桃仁。

用法：根据病情拟定剂量。水煎，加老酒童便合服。

功效：清热凉血，散瘀止痛。

应用：用于膈下损伤。

（5）止血丹

处方来源：《伤科秘方》。

组方：百草霜 500g（飞用），侧柏炭 500g，茜草灰 300g，白芍药炭 2000g，桔梗炭 750g，生地黄 2000g，地榆炭 1000g，胡黄连 120g（炒透），旋覆花 1000g（炒用），参三七 1000g，黑山栀 750g，干茅根 1500g，韭菜子 500g（炒开花），熟石膏 750g，川芦贝 1000g，老棕炭 300g。

用法：上药共研末，炼蜜为丸，每丸重 2.5～3g，每次服 1 丸，每天服 2 次，开水化服，儿童减半。

功效：止血，摄血归经，舒肺止咳。

应用：损伤伴出血者，胸部或咽部损伤咳血。

第五节 骨伤科中期用药法

各种损伤经过初期阶段的治疗，病情虽有减轻，但仍有瘀凝、气滞，肿痛尚未消除，筋骨虽续而未坚，而脾胃肝肾虚损之症日趋明显。临床表现往往是虚实夹杂，治疗宜攻补兼施，以"和"法为基础，结合气血筋骨肝肾损伤的方法，进一步调和气血，达到祛瘀生新、接骨续损、疏风通络与舒筋活血的目的。

一、和营止痛法

1. 作用机制　　和营止痛法适用于损伤之后，经活血化瘀等法治疗而瘀凝气滞，肿痛尚未完全消除者，如续用攻下法，恐伤正气，使瘀邪留滞；单用补益法又使残留之瘀血肿胀难以消退。只有着重调气理血，疏通经络方为中矢之的，以达营和、气血通、肿胀消、疼痛止的目的。意在调和，而不在消散，适用于瘀、滞、痛均较轻者。

2. 常用方剂

（1）和营止痛汤

处方来源：《伤科补要》。

组方：赤芍药 9g，当归尾 9g，川芎 6g，苏木 6g，陈皮 6g，桃仁 6g，续断 12g，乌药 9g，乳香 6g，没药 6g，木通 6g，甘草 6g。

用法：水煎服。

功效：活血止痛，祛瘀生新。

应用：损伤瘀积肿痛。

（2）和营通气散

处方来源：《中医伤科用药方法与常用方》。

组方：全当归、丹参、香附各 90g，川芎、延胡索、小青皮、生枳壳各 30g，川郁金、制半夏各 90g，广木香、大茴香各 15g。

用法：上药共为细末，每次服 1.5g，每天 2 次，吞服。

功效：祛瘀通络，和营止痛。

应用：躯干内伤，气阻血滞，胸脘腰闷胀不舒，呼吸不利。

（3）加减补筋丸

处方来源：《医宗金鉴》。

组方：当归 30g，熟地黄 60g，白芍药 60g，红花 30g，乳香 30g，茯苓 30g，骨碎补 30g，陈皮 60g，没药 9g，丁香 15g。

用法：上药共为细末，炼蜜为丸，每丸重 9g，每次服 1 丸，用无灰酒送服。

功效：活血和营，壮筋止痛。

应用：跌扑筋伤，血脉壅滞，青紫肿痛。

（4）大活血汤

处方来源：《伤科验方》。

组方：赤芍药 9g，丹参 9g，川芎 6g，紫草 3g，当归尾 9g，苏木 3g，鲜生地黄 12g，路路通 6g，泽兰叶 6g。

用法：水煎服，每天 1 剂。

功效：活血和营，通经止痛。

应用：一切跌打损伤，肿胀疼痛。

（5）伸筋片

处方来源：《中医伤科用药方法与常用方》。

组方：制马钱子 21g，地龙 30g，乳香、没药、麻黄、麻根炭、五加皮、防己各 9g，血竭、骨碎补各 6g。

用法：以上各药共研为细末，依法制片，每片重 0.3g，每次服 5 片，每天 3 次。

功效：活血和营，通经活络，伸筋止痛。

应用：跌打损伤，筋骨疼痛，关节拘挛屈伸不利。

二、接骨续筋法

1. 作用机制　本法为祛瘀生新、接骨续筋之法。骨折必有筋伤，骨折经过初期处理，虽骨位已正，筋已理顺，筋骨已有连接，但骨质尚未坚强，瘀血亦未全除。瘀血不去，新血不生，则骨不能合，筋不能续，故宜采用接骨续筋法。本法是在和营止痛的基础上进一步发展起来的，根据骨折愈合过程的"瘀去、新生、骨合"的原理，除和营的药物外，再加活血祛瘀与接骨续筋的药物组成。常用的消瘀接骨药有桃仁、红花、乳香、没药、自然铜、土鳖虫、续断、骨碎补等。

2. 常用方剂

（1）大红丸

处方采源：《仙授理伤续断秘方》。

组方：何首乌 500g，制川乌 710g，制南星 500g，芍药 500g，当归 300g，骨碎补 500g，牛膝 300g，细辛 250g，赤小豆 1000g，煅自然铜 120g，青桑炭 250g。

用法：将上药共研细末，醋煮面糊为丸，如梧桐子大，朱砂为衣，每次服 30 粒，温酒下，醋汤亦可。

功效：续骨坚筋，滋生血力。

应用：骨折筋断，瘀血留滞，外肿内痛，肢节痛倦。

（2）正骨紫金丹

处方来源：《医宗金鉴》。

组方：丁香 1 份，木香 1 份，血竭 1 份，儿茶 1 份，熟大黄 1 份，红花 1 份，牡丹皮 0.5 份，甘草 1/3 份。

用法：上药共研细末，炼蜜为丸，每服 10g，黄酒送下。

功效：活血祛瘀，行气止痛，接骨。

应用：跌仆闪挫，骨折筋伤，瘀血凝聚等。

（3）接骨紫金丹

处方来源：《杂病源流犀烛》。

组方：土鳖虫、乳香、没药、自然铜、骨碎补、大黄、血竭、硼砂、当归各等量。

用法：上药共研细末，每次服3～6g，开水或少量酒送服。

功效：祛瘀，续骨，止痛。

应用：损伤骨折，瘀血内停。

（4）接骨如神丹

处方来源：《杂病源流犀烛》。

组方：半夏（每1枚半夏配土鳖虫1个同捣烂，炒黄）30g，煅自然铜6g，煅古文钱12g，孔香15g，没药15g，骨碎朴（去毛）21g。

用法：上药共研细末，每次服0.9g，用导滞散（大黄、当归、麝香少许）9g热酒调服，药到患处，其痛即止，次日再服。

功效；续筋接骨，止痛。

应用：跌仆损伤，骨碎筋断疼痛。

（5）鸡鸣接骨丹

处方来源：唐益扬经验方。

组方：猪下巴骨、甜瓜子、地龙肉9g，制马钱子、制自然铜各6g。

用法：上药共研为细末，每次服1.5～2.0g，每天2次，黄酒送服，小儿酌减，孕妇忌服。

功效：祛瘀，接骨续筋。

应用：骨折筋伤。

（6）续筋接骨散

处方来源：唐益扬经验方。

组方：鸡蛋壳粉180g，土鳖虫45g，地龙45g，怀山药30g。

用法：上药共研细末，每次服9g，每天2次，白糖开水送服。

功效：活血，健脾，接骨，续损。

应用：骨折。

三、舒筋活络法

1. 作用机制　舒筋活络法是在和营止痛法的基础上发展起来的，主要由活血和祛风通络药组成，并佐以理气药宣通气血、消除凝滞、加强活血舒筋之功。根据损伤情况，或以活血理气为主，通络为辅；或以通络为主，活血理气为辅。

舒筋活络法主要用于损伤经处理肿痛稳定后而有瘀血凝滞、筋膜粘连的伤筋中期，或兼患有风湿，或受伤之处筋络发生挛缩、强直、关节屈伸不利等症。

2．常用方剂

（1）舒筋活血汤

处方来源：《太平惠民外科补要》。

组方：羌活 6g，防风 9g，荆芥 6g，独活 9g，当归 12g，续断 12g，青皮 5g，牛膝 9g，五加皮 9g，杜仲 9g，红花 6g，枳壳 6g。

用法：水煎服。

功效：舒筋活络。

应用：软组织损伤，骨折脱位后筋肉挛痛者。

（2）小活络丹

处方来源：《太平惠民和剂局方》。

组方：制南星 3 份，制川乌 3 份，制草乌 3 份，地龙 3 份，乳香 1 份，没药 1 份，蜂蜜适量。

用法：上药共为细末，炼蜜为丸，每丸重 3g，每次服 1 丸，每天 1～2 次。

功效：活血通络，温寒散结。

应用：跌打损伤，瘀阻经络，风寒湿邪侵袭经络作痛，肢体麻木不能屈伸，日久不愈。

（3）小活络丸

处方来源：《中国医学大辞典》。

组方：胆南星 80g，制川乌 80g，制草乌 80g，乳香（去油）30g，没药（另研）30g，白地龙（瓦焙干）80g，麝香 0.4g。

用法：①蜡丸，上药共为细末，倒入 120g 白酒，调成糨糊，将药粉调成团，作丸封蜡，每丸重 4g，每次服 1 丸，每天 2 次，饭前用温开水化服；②水丸，上药共研细末，水泛为丸，每次服 4g，饭前温开水送服，每天 2～3 次。孕妇、月经期妇女、6 岁以下幼童忌服。若血虚者，可用四物汤送服。

功效：活血通络，温经散寒。

应闻：跌打损伤，瘀阻经络，四肢麻痹，关节障碍，坐骨神经痛，以及全身痹痛经久不愈者。

第六节 骨伤科后期用药法

损伤后，经过早、中期治疗，瘀血肿胀基本消除，疼痛明显减轻。如有骨折，骨折处已形成骨痂，连接较稳定，损伤之筋骨接近临床愈合，但新骨尚未坚强，筋肉萎缩，肢体乏力，筋肉痉挛，关节不利，功能受限。损伤患者，大多治疗时日较长，如筋骨损伤则治疗时日更长，且卧床不能活动。"久卧伤气""久伤多虚"，而且治伤损之药，大多属攻伐之类，也易损伤人体正气，造成气血津液亏损，脏腑经络功能失调。因此，损伤后期的治疗，是以调治脏腑经络功能、补益气血津液、固本培元、补养为主，常用的补益法有补益气血、补益脾胃、补益肝肾。此外，损伤日久，复感风寒湿邪者也颇为多见，故损伤后期用药方法除补益法外，还常用温经通络法，以温经散寒、除湿祛痹。

一、补气养血法

1. **作用机制** 本法为补益亏损、扶正祛邪之法。适用于内伤气血、外伤筋骨，以及各种损伤后期长期卧床不能活动，身体日渐虚弱，而出现筋骨萎弱、创口经久不愈、损伤肿胀经久不消者；或平素体弱，伤后气血耗损较甚，或迟延愈合等各种气血亏损者。这类患者通过补气养血的治疗，可使气血旺盛并濡养筋骨，促进损伤早日愈合。

补气养血之法属气血双补法。因气血互根，相互为用，气为阳，血为阴，独阳不长，孤阴不生，阳生则阴长，阴平则阳秘。所以在治疗血虚时，补血之中往往兼有补气之药，使有形之血生于无形之气。

临床运用本法时，常需通过辨证区别是气虚还是血虚，或者是气血两虚，从而有针对性地运用补气法、补血法，或者是气血双补法。补气、补血各自治疗重点不同，但不能完全分开，李东垣说："血不自生，须得生阳气之药，血自旺矣。"伤科补气养血法的运用应根据具体情况使用。

损伤以气虚为主者，用四君子汤补气；损伤以血虚为主者，用四物汤补血；损伤以气血两虚者，则用八珍汤或十全大补汤补气补血。此外，极度气虚时，补气药常与扶阳药同用，以附子补肾中阳气，元气虚多用参附汤，中气虚用术附汤，卫气虚用芪附汤。补气着重肺脾两经，因肺主气，脾主中气。故脾胃气虚用参苓白术散，中气下陷用补中益气汤，如气血虚损，创口不愈、脓液不尽者，则需补气血法与清热解毒法并用。以扶助正气，托毒外出。

补血药多滋腻，脾胃虚弱者，易至食呆、便溏，应在补血药中佐以健胃和中药。补血药中有偏于辛温之品，阴虚内热、肝阳上亢者应忌用。

补气药易壅滞，中焦有痰湿者不宜用。必要时，应补气药与化痰、理湿药同用。此外，一般出血症不用补气药，尤其有内热者忌用，以免补气助热，使出血更甚。

损伤瘀血未尽、体质虚弱不能攻伐者，应于补虚之中酌用祛瘀药以防留邪损正，积瘀为患。

2．常用方剂

（1）八珍汤

处方来源：《正体类要》。

组方：党参 10g，白术 10g，茯苓 10g，炙甘草 10g，川芎 6g，当归 10g，熟地黄 10g，白芍药 10g，生姜 3 片，大枣 2 枚。

用法：清水煎服。

功效：补益气血。

应用：损伤中后期气血俱虚，创面脓汁清稀久不收敛者。

（2）十全大补汤

处方来源：《医学发明》。

组方：党参 10g，白术 12g，茯苓 12g，炙甘草 5g，当归 10g，川芎 6g，熟地黄 12g，黄芪 10g，肉桂 0.6g（焗冲服），白芍 10g。

用法：水煎服。

功效：补气补血。

应用：损伤后期气血虚弱，溃疡脓液清稀，自汗，盗汗，萎黄消瘦，不思饮食，倦怠气短。

（3）四物汤

处方来源：《仙授理伤续断秘方》。

组方：川芎 6g，当归 10g，白芍药 12g，熟地黄 12g。

用法：水煎服。

功效：养血补血。

应用：伤损后期血虚之症。

（4）四君子汤

处方来源：《和剂局方》。

组方：党参 10g，炙甘草 6g，茯苓 12g，白术 12g。

用法：水煎服。

功效：补益中气，调养脾胃。

应用：损伤后期中气不足，脾胃虚弱，肌肉消瘦，溃疡日久不愈。

（5）补阳还五汤

处方来源：《医林改错》。

组方：黄芪 30g，当归尾 6g，赤芍药 4.5g，地龙 3g，川芎 3g，桃仁 3g，红花 3g。

用法：水煎服。

功效：活血补气，疏通经络。

应用：外伤性截瘫，气虚而血不行的半身不遂。

（6）跌打营养汤

处方来源：《林如高骨伤验方歌诀方解》

组方：西洋参 3g（或党参 15g），黄芪 9g，当归 6g，川芎 4.5g，熟地黄 15g，白芍药 9g，枸杞子 15g，怀山药 15g，续断 9g，砂仁 3g，三七 4.5g，补骨脂 9g，骨碎补 9g，木瓜 9g，甘草 3g。

用法：水煎服。

功效：大补气血，健脾益肾，能促进骨痂生长。

应用：骨折中后期。

（7）理气补血汤

处方来源：《林如高骨伤验方歌诀方解》。

组方：制首乌 9g，当归 9g，白芍药 9g，川芎 6g，续断 9g，太子参 9g，炙甘草 3g，骨碎补 9g，黄芪 9g。

用法：水、酒各半煎服。

功效：气血双补，壮骨舒筋。

应用：气血两虚，肝肾不足，骨折愈合迟缓。

（8）补中益气汤

处方来源：《东垣十书》。

组方：黄芪 15g，党参 12g，白术 12g，陈皮 3g，炙甘草 5g，当归 10g，升麻 5g，柴胡 5g。

用法：水煎服。

功效：补中益气。

应用：损伤气血耗损，中气不足，或疮疡日久，元气亏损。

二、补养脾胃法

1. 作用机制　损伤后期气血亏损，可导致脾胃气虚，运化失职，饮食消化不良，营养之源日绌，四肢疲乏无力，形体虚羸，肌肉萎缩，脉象虚弱无力等，拟用补养脾胃法来治疗。

脾主四肢，主肌肉，四肢百骸的营养靠脾胃运化水谷精微散布而得。若脾胃虚弱，人体所需营养及代谢产物不能运转和排泄，四肢水液代谢失调，则四肢百骸失养而诸恙生。跌打损伤诸症，多伤及气血，致气滞血凝，内可导致脾胃功能失调，外可导致皮肉、筋骨失养。脾胃功能的失调，可导致其他脏腑不和，临床往往以健脾胃来调理之。

跌打损伤患者在治疗过程中，若脾胃健旺，消化吸收功能良好，就能获得恢复损伤所需要的足够营养，机体恢复快。否则，就会导致机体抵抗力与组织损伤修复能力下降，容易发生感染，甚至可造成患者周身情况的衰竭，削弱患者的生存能力。因此，补养脾胃法是治疗损伤性疾病的一个常用的药治法。

2. 常用方剂

（1）健脾养胃汤

处方来源：《伤科补要》。

组方：党参、白术、黄芪、当归身、白芍药、陈皮、小茴香、山药、茯苓、泽泻。

用法：水煎服，用量根据病情而定。

功效：健脾益气。

应用：脾胃虚弱者。

（2）吴茱萸汤

处方来源：《伤寒论》。

组方：吴茱萸 10g，党参 12g，生姜 12g，大枣 4 枚。

用法：水煎服。

功效：暖胃温肝，降逆止呕。

应用：头部损伤，脑震荡后头晕、头痛等。

（3）香砂六君子汤

处方来源：《正体类要》。

组方：人参、白术、茯苓、甘草、陈皮、半夏、香附、砂仁、藿香。

用法：水煎服。

功效：健脾养胃，益气和中。

应用：元气虚弱，肿痛不减，或气虚湿滞中焦，脘腹胀痛。

三、补益肝肾法

1. 作用机制　本法是补养肝肾、强壮筋骨之法，适应于骨折、脱位、伤筋后期；年老体弱，筋骨萎弱，骨折愈合迟缓；骨质疏松证属肝肾虚弱者；习惯性关节脱位；慢性腰腿疼痛等病证。

中医学认为"肝主筋""肾主骨""肝肾同源""筋伤内动于肝""骨伤内动于肾"，肾生髓长骨，说明人体生长发育与肝肾关系密切，人体的损伤或筋骨的病变与肝肾的功能也相互影响。损伤后，特别是骨折后有的年轻人出现遗精，老年人常发生二便失调，有的妇女出现月经不调、经期紊乱等，这些现象出现是损伤内动于肝肾的结果，临床治疗往往是通过调理肝肾而获效的。

现代医学对骨折的修复研究表明，骨损伤的生长修复与肾上腺所分泌的激素关系十分密切，如肾参与 1，25- 二羟维生素 D_3 的调节，1，25- 二羟维生素 D_3 能提高原有的破骨细胞的活性或加速形成新的破骨细胞；甲状腺激素（PTH）是 1，25- 二羟维生素 D_3 的促激素，后者能促进肠中钙和磷的吸收，增加血钙和血磷，促进成骨作用。因此，补益肝肾法常运用来促进骨折的修复和骨的坚强愈合。补益肝肾法使用的方药，如金匮肾气丸含有较多的有机酸，可加速骨修复所需胶原的合成和分泌，促进钙盐的沉积；同时有扩张血管、促进血液循环、提高肾脏排泄功能的作用，使骨折局部的血流量增加，加快骨折局部凝血的吸收速度，有利于骨损伤的修复。此外，肝为肾之子，根据虚则补其母的原则，肝虚者也应注意补肾，常以六味地黄丸养肝补肾，滋水涵木。在损伤后期，病情多较复杂，如出现阴虚火旺，可用知柏地黄丸或大补阴丸，滋阴降火；如出现阳虚火旺，则需在补阳的同时佐以滋阴降火药。

人以气血为本，故筋骨及腰部损伤后，补养肝肾法往往与补气养血法结合使用。然而，肾阴肾阳相互依存，故同时又要注重辨证，区分阴阳的偏胜偏衰，善于从阴中求阳，从阳中求阴。一般地说，肾阴虚可用四物汤加左归丸；肾阳虚可用四物汤加右归丸；筋骨疲软者用健步虎潜丸、壮筋续骨丹等。

《素问·阴阳应象大论》云："形不足者温之以气，精不足者补之以味。"形不足者一般指气虚、阳虚，多用甘温、辛温之药，如人参、肉桂、黄芪、附子等补之；精不足者主要指肾精虚衰，不但要用厚味滋补之药，如熟地黄、山茱萸、枸杞子等补之，而且还要用血肉有情之品，如紫河车、龟甲、阿胶等药补之。以加强养肝益肾之功，加速损伤的修复。

肾为先天之本，脾为后天之本，在损伤的后期，会出现肾虚、脾虚或肾脾两虚的情况，故在补养肝肾的同时，还得兼顾脾胃。

2. 常用方剂

（1）六味地黄汤

处方来源：《小儿药证直诀》。

组方：熟地黄 25g，怀山药 12g，茯苓 10g，泽泻 10g，山茱萸 12g，牡丹皮 10g。

用法：水煎服。或将上药研末炼蜜为丸，如绿豆大，每服 10g，开水或淡盐开水送服，每天 3 次。

功效：滋阴补肾，滋水降火。

应用：肾水不足，腰膝酸痛，头晕目眩，咽干耳鸣，潮热盗汗，骨折后期迟缓愈合等。

（2）右归丸

处方来源：《景岳全书》。

组方：熟地黄 4 份，怀山药 2 份，山茱萸 2 份，枸杞子 2 份，菟丝子 2 份，杜仲 2 份，鹿角胶 2 份，当归 1.5 份，附子 1 份，肉桂 1 份，蜂蜜适量。

用法：上药除蜂蜜外，余药共为细末，炼蜜为小丸，每次服 10g，每天 1～2 次。

功效：补益肾阳。

应用：骨及软组织损伤后期，肝肾不足、精血虚损而致神疲气怯，或心跳不宁，或肢冷萎软无力等。

（3）左归丸

处方来源：《景岳全书》。

组方：熟地黄 1 份，怀山药 2 份，山茱萸 2 份，枸杞子 2 份，菟丝子 2 份，鹿胶 2 份，龟板 2 份，川牛膝 1.5 份，蜂蜜适量。

用法：上药共研为细末，炼蜜为丸如绿豆大小，每次服 10g，每天 1～2 次，饭前服。

功效：补益肾阴。

应用：损伤日久或骨病后，肾水不足，精髓内亏，腰膝酸软，头昏眼花，虚汗、自汗、盗汗等。

（4）壮腰健肾汤

处方来源：《中医伤科用药方法与常用方》。

组方：熟地黄、杜仲、山茱萸、枸杞子、补骨脂、红花、羌活、独活、肉苁蓉、菟丝子、当归。

用法：水煎服。

功效：补肝肾，壮筋骨。

应用：骨折和软组织损伤。

（5）补肾活血汤

处方来源：《伤科大成》。

组方：熟地黄 10g，杜仲 3g，枸杞子 3g，补骨脂 10g，菟丝子 10g，当归尾 3g，没药 3g，山茱萸 3g，红花 2g，独活 3g，肉苁蓉 3g。

用法：水煎服。

功效：补肾壮筋，活血止痛。

应用：跌打损伤后期，各种筋骨酸痛无力等症，尤以腰部伤患更宜。

（6）补肾壮筋汤

处方来源：《伤科补要》。

组方：熟地黄 12g，当归 12g，牛膝 10g，山茱萸 12g，茯苓 12g，续断 12g，杜仲 10g，白芍药 10g，青皮 5g，五加皮 10g。

用法：水煎服，或制成丸剂服用。

功效：补益肝肾，强壮筋骨。

应用：肾气虚损，习惯性关节脱位等。

（7）知柏八味丸

处方来源：《医宗金鉴》。

组方：知母、黄柏、熟地黄、怀山药、茯苓、泽泻、山茱萸、牡丹皮。

用法：按病情拟定剂量，水煎服，或制成丸，用淡盐汤送下。

功效：滋阴降火。

应用：骨病阴虚火旺，骨蒸潮热、盗汗等。

（8）骨质增生丸

处方来源：长春中医学院骨科验方。

组方：熟地黄 15kg（干燥后研细末），鹿含草 10kg，骨碎补 10kg，鸡血藤 10kg，肉苁蓉 10kg（干燥后研细末），淫羊藿 10kg，莱菔子 10kg。

用法：取鹿含草、骨碎补、淫羊藿、鸡血藤、莱菔子（共 50kg），放入缸或大号搪瓷缸内（禁用铁锅），加水 75kg，慢火熬开后再熬 90 分钟，将药液滤出。同法再提取 1 次，然后再将两次药液混合在一起滤净，放入缸内浓缩成流浸膏（约 11kg），取出加蜂蜜（炼）1.5kg，再加熟地黄、肉苁蓉细末（约 25kg），与膏调匀做成药丸，每丸重 2.5g，每次服 2 丸，每天服 2～3 次，白开水送服，1 个月为 1 个疗程，可连续服 2～3 个疗程，不必间断。

功效：补肾生髓壮骨，活血舒筋止痛，理气和中。

应用：肥大性脊椎炎，颈椎病，关节间游离体，骨刺，足跟痛，创伤性关节炎，骨折愈合迟缓，或骨痂久不生长，以及筋骨损伤后，未能很好修复而致经常性酸痛。

（9）三痹汤

处方来源：《妇人良方》。

组方：独活 6g，秦艽 2g，防风 6g，细辛 3g，川芎 6g，当归 12g，生地黄 15g，芍药 10g，茯苓 12g，杜仲 12g，牛膝 6g，党参 12g，甘草 3g，黄芪 12g，续断 12g，肉桂 1g（焗冲）。

用法：水煎服。

功效：补肝肾，祛风湿。

应用：气血凝滞，手足拘挛，筋骨萎软，风湿痹痛。

四、温经通络法

1. 作用机制　　温经通络法是温经散寒、活血通络止痛之法。适用于损伤日久，瘀血未尽，复感风寒外邪，以致寒湿入络、筋骨疼痛者；或经络损伤，活动减少，经络受阻，气血运行不畅，易受风寒湿邪侵袭，造成筋骨冷痛，关节僵硬不利，肢体麻木不仁，局部浮肿，肌肤温度低，遇寒冷及天气变化诸症加重者；或陈旧性损伤，气血凝滞，风寒湿邪滞留，遇气候变化疼痛即发者。

血气喜温而恶寒，寒则涩而不流，温则流行畅利。根据《素问·至真要大论》："劳者温之""损者温之"这一原则，本法使用温性、热性的祛风、散寒、除湿药物补益阳气，驱除寒湿之邪。并佐以调合营卫或补益肝肾之药，使血活筋舒，关节滑利，经络通畅，达痹去痛止之目的。

温经通络法不同于舒筋活络法，前者是以温性药和热性药为主，其目的是温通经络，祛散寒湿之邪；用于损伤后期复感风寒湿邪之病症。后者以活血化瘀药为主，佐以祛风通络药，其目的是活血通络；用于损伤之中期，筋络挛缩、强直，关节屈伸不利等症。

临床常用的温经通络方剂有麻桂温经汤、乌头汤、大活络丹、小活络丹等。本法所使用药物多辛温而燥，易伤阴耗血，故阴血虚损者应慎用，或配合养血滋阴药使用。

2．常用方剂

（1）大活络丹

处方来源：《兰台轨范》引《圣济总录》方。

组方：白花蛇 100g，乌梢蛇 100g，威灵仙 100g，两头尖 100g，草乌 100g，天麻 100g，全蝎 100g，首乌 100g，龟甲 100g，麻黄 100g，贯仲 100g，炙甘草 100g，羌活 100g，肉桂 100g，藿香 100g，乌药 100g，黄连 100g，熟地黄 100g，大黄 100g，木香 100g，沉香 100g，细辛 50g，赤芍药 50g，没药 50g，丁香 50g，乳香 50g，僵蚕 50g，青皮 50g，白蔻 50g，天南星 50g，骨碎补 50g，安息香 50g，黑附子 50g，黄芩 50g，茯苓 50g，香附 50g，玄参 50g，白术 50g，防风 125g，葛根 75g，虎胫骨 75g，当归 75g，血竭 25g，地龙 25g，犀角 25g，麝香 25g，松脂 25g，牛黄 7.5g，龙脑 7.5g，人参 150g，蜂蜜适量。

用法：上药共为细末，炼蜜为丸，每次服 3g，每天服 2 次，陈酒送下。

功效：通利经络，行气活血。

应用：跌打损伤后期筋肉痛，中风瘫痪，痿痹痰厥，拘挛疼痛。

（2）宣痹汤

处方来源：《林如高骨伤验方歌诀方解》。

组方：防风 6g，苍术 6g，桂枝 6g，制川乌 3g，制草乌 3g，络石藤 9g，薏苡仁 30g，当归 9g。

加减法：风胜加秦艽、羌活、独活；温胜加木瓜、防己；寒胜加干姜、附子；上肢疼痛为主加桂枝、桑枝；下肢疼痛为主加木瓜、牛膝；腰背痛加桑寄生、杜仲；瘀痛加乳香、没药、桃仁、红花；气血虚弱加熟地黄、何首乌、黄芪。

用法：水煎服。

功效：温经通络，宣痹止痛。

应用：筋痛，风湿性关节炎，类风湿性关节炎，肌肉风湿痛。

（3）乌头汤

处方来源：《金匮要略》。

组方：麻黄 9g，芍药，9g 黄芪 9g，制川乌 9g，炙甘草 9g。

用法：水煎服。

功效：温经通络，祛寒逐湿。

应用：损伤后风寒湿邪乘虚入络者。

（4）桂枝汤

处方来源：《伤寒论》。

组方：桂枝 9g，芍药 9g，甘草 6g，生姜 9g，大枣 4 枚。

用法：水煎服。

功效：祛风胜湿，和营止痛。

应用：落枕，上肢损伤，风湿寒邪侵袭经络作痛等。

（5）麻桂温经汤

处方来源：《伤科补要》。

组方：桂枝、红花、白芷、细辛、桃仁、赤芍药、麻黄、甘草。

用法：水煎服，按病情决定剂量。

功效：通经活络祛瘀。

应用：损伤之后，风寒湿痹痛。

（6）骨刺丸

处方来源：《外伤科学》。

组方：制川乌 1 份，制草乌 1 份，细辛 1 份，白芷 1 份，当归 1 份，萆薢 2 份，红花 2 份，蜂蜜适量。

用法：共为细末，炼蜜为丸，每丸 10g，每次服 1 ～ 2 丸，每天 2 ～ 3 次。

功效：祛风散寒，活血止痛。

应用：损伤后期及骨刺所致疼痛，或风寒湿痹痛。

第七节　骨伤科外用药使用方法

骨伤科外用药法是指在损伤局部体表进行药物治疗的方法，它在损伤性疾病治疗中占有重要地位。吴师机在《理瀹骈文·略言》中说："凡病多从外入，故医有外治法，经文内取外取并列，未尝教人专用内治也。"损伤性疾病多由外侵内，伤科外用药法就尤为必需和重要了。外用药法方法简单易学，简便经济，安全可靠，疗效显著，深受患者欢迎，尤其是对不能口服或不愿意服药的患者，就更为适用了。但是，外用药和内服药一样，需要贯彻整体观念和辨证论治原则，运用中医的基本理论进行辨证用药。《理瀹骈文》说："外治之理，即内治之理，外治之药，亦即内治之药，所异者法耳。"伤科外用药的方法较多，外用药物相当丰富，临床上应根据损伤情况灵活运用。

一、敷贴用药法

敷贴用药法是将药物制剂直接敷贴在损伤局部使药发挥作用的方法。因敷贴之药切近皮肤,能渗透到肉理之中,将药之气味、有效成分透过皮肤直到经脉,摄于体内,融化于津液气血之中。《理瀹骈文》说:"切于皮肤,切于肉理,摄于吸气,融于渗液。"故敷贴药收效快,且对其他部位影响小。

损伤性疾病多因血脉受损,气滞血瘀,久则恶血在内瘀结而成包块。因此敷贴用药的目的,早期是活血化瘀,消肿止痛;晚期、慢性期是疏通经络,通络止痛。常用的药物剂型有散剂、丹剂、膏药、橡皮膏等。

将单方或复方的中药材研成极细粉末,密封于干燥处贮藏备用。使用时将药粉直接掺撒于创面;或置于膏药上,将膏药烘热后外贴敷患处;或黏附在纸拈上插入伤口内;或用米糊制成线条插入管道内。配制时,将药物研至极细无声为度;矿物类药最好水飞;辛香走窜挥发的药物如麝香、冰片、樟脑等宜临用时另研,再与他药和匀使用。按其功用可分为止血收口、祛腐拔毒、生肌长肉、温经散寒、散血止痛类。此种散剂又称掺撒药。如拔毒生肌散、珍珠散、六和散等,九一丹、红升丹、三仙丹、白降丹、黑虎丹,也可作掺撒药使用。

将新鲜中草药捣烂如泥,和甜酒汁等制成膏外敷患处,有活血祛瘀、行气止痛、消炎散积之功,方法简便,功效快捷,经济实用,为民间常用的治疗伤损的方法。可供捣敷的药物很多,如生栀子、菊叶三七、八棱麻、矮桃草、破铜钱、酢浆草、七叶莲、接骨木、白背三七、密蒙花叶、椿树叶、蓖麻叶、韭菜、螃蟹、鲜大蓟等,任选1～2味捣烂外敷,亦称生药捣敷用药法。

将药物研成细末,根据病情需要,选加饴糖、蜂蜜、油(植物油或动物油)、水、鲜草药汁、酒、醋、医用凡士林、茶清或鸡蛋清等佐剂,调匀成糊状,摊于棉垫、纱布或桑皮纸上,再贴于伤处。一般须随敷随调,不宜提前调配,以防发霉发酵。一般2～4天换药一次,要根据伤情变化、肿胀消退情况、天气冷热等因素来决定,古人的经验是"春三,夏二,秋三,冬四"。易于蒸发的水、酒等调配的药剂容易干,要适当缩短换药时间。生肌拔毒类药,根据创面情况每隔1～2天换药一次,以免脓水浸淫皮肤。开放性骨折或局部有创口者,一般禁用敷药,以免引起感染。骨折复位后尚未稳定者慎用,以免换药时发生骨折的再移位。对外敷药剂过敏而产生接触性皮炎、皮肤奇痒、有血疹水泡出现时,应及时停止外敷。

使用膏药、橡皮膏药外贴治疗骨伤,也是方便、有效的敷贴用药法。有关膏药、橡皮膏将在后面介绍。

二、涂搽用药法

涂搽用药法是将药物制成药液、药汁或药膏涂搽于损伤部位的方法。运用时再配合推擦揉摩等手法，以加速局部血液循环，促进药物吸收，充分发挥药力。《素问·血气形志》篇说："经络不通，病生于不仁，治之于按摩醪药。"就是指按摩配合酒药涂搽。这种用药法，可用于各类损伤或手法治疗前，起舒筋止痛、松弛肌肉、活血消肿之作用。其可分为涂搽法、揉搽法和摩搽法。

涂搽法是把药物直接涂抹在损伤部位；揉搽法是在损伤部位涂搽药液之后，再配合手法揉按，直至将药粉揉尽或药液揉干；摩擦法是用脂类熬成膏摩擦患处，直至发热为止。损伤初期肿痛较剧时用轻涂搽法，每天1～3次。损伤中、后期，肿痛较重时用重揉搽法，每天1次。揉搽后还可敷药或贴敷膏药，以增强疗效。一般揉搽的方法：医者用手掌鱼际处或用头发束、毛刷、生姜片、韭菜一把蘸药酒或油膏涂擦患处。胸部顺肋骨走向来回揉搽，脊背部顺脊柱和肌纤维走向上下揉擦。揉搽时用力要均匀，动作要轻柔灵活，以揉搽部位出现瘀斑或散在性小瘀点为度，注意勿损伤皮肤。皮肤过敏者、皮肤破损者及孕妇忌用。如损伤部位合并有骨折，则不宜用揉、摩等方法，以免造成骨折移位或加重损伤。

涂搽药物一般制成酒剂、洗搽剂、油剂和散剂。

三、熏洗用药法

熏洗用药法是利用药物煎汤，趁热在皮肤或患部进行熏蒸、淋洗和浸浴的一种治疗用药方法。《素问·阴阳应象大论》之"其有邪毒，渍形以为汗"就是指熏洗疗法。这种用药方法历来为医家所重视，《医宗金鉴·正骨心法要旨》等专著中亦非常推崇。由于熏洗用药法治疗范围广泛，疗效显著，易学易用，而且经济简便，已被运用到临床各科的治疗。现在时兴的药物桑拿就属此法。

熏洗用药法是借助温度、机械和药物的作用，对机体发挥治疗作用。利用药物趁热在患部进行熏洗时，由于温热的刺激，引起皮肤和患部的血管扩张，促进局部和全身血液循环及淋巴液的循环，使新陈代谢旺盛，改善局部组织营养和全身的功能，故能疏通经络，调和气血。另外，由于局部血管扩张，血液循环的改善，增强了皮肤对药液的吸收、吸附作用，从而增强了治疗效果。因此，熏洗用药能活血止痛，舒筋活络。对新伤积瘀、陈伤兼夹风湿、关节强直拘挛、酸痛麻木等均有良好的效果，四肢和腰背部损伤多用之。现在常用的熏洗用药法，分热敷熏洗和湿敷洗涤两种。

1. 热敷熏洗法　这种用药法古称"淋拓""淋渫""淋洗"或"淋浴"，是将药物置于锅中或盆中加水煮沸后熏洗患处的一种方法。一般是先熏后洗，即先用药物热气熏蒸患处，待水温降低后，再用药水浸洗患处。冬天气温低，可在熏洗处加盖棉布罩，以保持热度。每天 2 次，每次 30 分钟左右，每剂药可熏洗数次。药水因蒸发而减少时，可再加水煮沸熏洗。使用本法注意事项如下：

（1）冬季应保暖，夏季要避风，特别是在全身熏洗后皮肤血管扩张，血液循环旺盛，全身温热出汗。须待汗解和穿好衣服后再外出，以免受凉感冒。

（2）药物温热要适宜，不可太热，以免烫伤皮肤。也不可太冷，以免产生不良刺激。如熏洗时间过久，药液稍凉时，可再加热继续熏洗。

（3）夏天药液最好当日用当日煎煮，以免过夜药液变质，影响疗效。

（4）患者有严重器质性病变，如重症心脏病、高血压、肾脏病等以及急性传染病时宜忌用。

（5）妇女妊娠或月经期不宜坐浴或洗浴。

（6）对药液过敏，熏洗后皮肤起疹发痒者，不宜使用。

（7）开放性损伤，局部伤口未愈者，不宜使用。

常用剂型有：散剂、洗剂、溶液剂等。

常用方剂有：上肢损伤洗方、下肢损伤洗方、风伤洗剂、四肢损伤洗方、八仙逍遥散、活血止痛散、苏木汤等。

2. 湿敷洗涤法　湿敷洗涤法古称"溻渍""洗伤"。溻是将饱含药液的纱布或棉絮湿敷患处；渍是将患处浸泡在药液之中，现在时兴的"沐足"属此法。溻渍则是两法的合称，它包括冷溻、热溻、罨溻、浸溻几种方法。

溻渍法相当于现代的湿敷法，将药物制成水溶液，用脱脂棉或纱布等蘸药液洗涤或敷在创面上。适用于损伤有创口，或创伤感染溃破创面。可疏通腠理，调和气血，消肿散结，解毒祛腐，止痛散邪。

使用湿敷洗涤法时的注意事项：①器具要清洁消毒，以防交叉感染。敷料要柔软，吸水性能好；②湿敷洗涤范围要大于创面，敷料要保持湿润；③要避风寒；冬天要注意保暖；④湿敷时间不宜太长，一般不得超过 72 小时。

常用剂型：汤剂、洗剂、散剂等。

常用方剂：葱白甘草汤、银花甘草汤、淋洗方、桂附散、黄柏溶液等。

四、灸燎用药法

灸燎用药法是将药物加一定的燃烧剂，或将药物制成易燃药，置于体表治疗部位，利用燃烧产生的热量对患处进行温热和药物治疗的方法，是体表局部用药、热熨、灸、针刺等方法的综合运用。常用方法有醋酒疗法、艾灸法等。

1. 醋酒疗法　该法是以酒醋加中药外敷体表并将其燃烧，使所产生热能作用于机体而产生治疗作用的一种方法。

组方：胡椒、荆芥、防风、没药、乳香各9～10g。

制法：上药研细混匀，装入小瓶备用。

用法：以75％乙醇和醋，分装于洗眼壶内，白布1～2块，按治疗部位大小折成6～8层，油布2～4块。充分暴露患者治疗部位后，将药粉均匀撒布于受治体表，然后用白布按药物撒布面积折叠成8层盖上，周围皮肤盖以油布。再均匀地撒醋，直至布与药粉潮湿，以防烧伤。随即将乙醇均匀撒于布上用火烧，每天1次，每次30～40分钟（烧5～6遍），5～10次为1个疗程。

也有制成醋饼，红外线加热者。方法是：将上述药物研细混合均匀，加75％乙醇和醋，两者之比为1：2，可以加少量水，调成糊状加温即可。按治疗部位大小，将药涂布于纱布上（涂布0.5～1cm厚），然后将药物敷在治疗部位，在纱布上敷醋饼。温度50～52℃，用红外线直接照射。每次30分钟，每天1次，15～20次为1个疗程。此法较上法安全，方便，并可用于治疗各个关节的疾患。

功效：行气活血，舒筋活络，祛风除湿，温经散寒，消肿止痛。

应用：风湿性肌炎，风湿性关节炎，肌肉及关节扭伤、挫伤，腰肌劳损，增生性脊柱炎等。

禁忌：孕妇，严重心脏病，皮肤感觉迟钝者忌用。

使用注意：燃烧时，患者不能移动体位，以防敷药移动而引起烧伤。第2次撒乙醇时，须在离纱布边缘1cm内进行，以防乙醇流到皮肤上引起烧伤。

2. 艾灸法　艾灸法是一种常用的治疗方法，它是将药物捣碎制成药饼，或切成药片，将药饼或药片置于患处，上放艾炷灸之。一般以豆豉、附子做饼；姜、蒜等切片。

豉灸法（《伤科汇纂》）：用江西豆豉一味为末，津唾做饼子，以艾炷于饼上灸之。如干则再换，适用于瘀血泛注。

附予饼灸：用生附子0.9g，肉桂0.6g，广木香0.3g，研末混合，加蜂蜜制成棋子大小的药饼备用。适用于气血俱虚、风寒湿邪凝滞于筋骨而致之肢体关节痹痛。

还可将艾绒用桑皮纸或绵纸卷成拇指粗细的艾条，一端点燃，悬空于治疗部位或穴位上，至局部皮肤温热或起红晕为度。可用于伤筋、痉挛、风寒湿痹等。

此外，在扎针后留针的基础上将艾绒放于针柄上，点燃灸，称为温灸或针柄灸，用于风寒湿痹等。

五、药罐用药法

药罐用药法是将药物治疗与拔罐相结合的一种用药方法。其既具有药物治疗作用，又具有机械刺激和温热作用，方法简便，经济适用。

1. 竹罐用药法　该法是将竹制火罐放在舒筋活血、通经活络、祛湿除痹等中药中蒸煮后，再将罐吸附于机体表面的用药方法。它既起拔火罐之作用，又起药物作用，两者相得益彰，增强疗效。

组方1：(《中医骨伤科学·治疗学》)：艾叶6g，川花椒6g，麻黄6g，杜仲9g，乌梅9g，木瓜9g，桔梗6g，竹茹6g，透骨草6g，穿山甲6g，党参6g，乳香15g，没药15g，生甘草6g。

组方2：(《中医骨伤科学·治疗学》)：麻黄6g，蕲艾6g，防风6g，川花椒6g，竹茹6g，秦艽6g，透骨草6g，穿山甲6g，乳香6g，没药6g，千年健6g，威灵仙、羌活6g，苍术6g，防己6g，当归尾6g，刘寄奴6g，乌梅6g，甘草6g。

组方3：(《中医骨伤科学·治疗学》)：羌活15g，独活15g，紫苏15g，艾叶15g，菖蒲15g，白芷15g，甘草15g，莲须30g，葱白30g。

制法：上药装入布袋备用。

用法：将上药袋放入铝锅中煮沸（每周换1～2次），然后将竹罐入药锅内煮1～3分钟（此时最易吸附，且不发生烫伤，煮竹罐时间不得超过5分钟），再取出吸附于治疗部位。

根据患者体质强弱决定拔罐个数，一般每次3～4个（强壮者可多拔，初次宜少拔，后渐增加），大的部位可多到10个，每次治疗15～20分钟，隔天1次或每天1次，10～12次为1个疗程。

拔罐方法和注意事项与一般拔火罐方法相同，但要注意皮肤有损伤或知觉障碍者勿用。

功效：舒筋活血，祛湿除痹，温经散寒，祛风止痛。

应用：风寒湿所致之肢体关节痹痛，或陈旧性损伤疼痛。

2. 瓶罐用药法　瓶罐用药法是将通经活血、祛风止痛的药物制成药液，注入小瓶内，再使瓶吸附于体表治疗部位的方法。这种方法能使药物作用持久，有利于提高疗效。

组方1：(《中医骨伤科学·治疗学》)：薄荷6g，樟脑9g，生姜6g。

组方2：(《中医骨伤科学·治疗学》)：川芎、白芷、血竭、小茴香、土槿皮、乳香、没药、乌头、独活、羌活、防风、泽兰、红花各等量。

制法：用75％的乙醇将上药浸泡两周备用。

用法：将小安瓿瓶（如青霉素瓶，必须清洗干净，以免发生意外）去掉瓶底，或将大小不等的盐水瓶去掉2/3部，将余留下来的底口磨平，使其光滑，瓶口仍用橡皮塞塞好。然后将上述药液装入瓶内1/3～2/3。患者取好体位（身体有一定倾斜为佳）后，迅速将药瓶按于治疗部位体表。再用注射器从瓶塞中刺入抽吸瓶内空气，使瓶成真空状而产生负压，药瓶则紧紧吸附于皮肤上。一般留罐15～20分钟，以皮肤出现红晕为度，注意勿损伤皮肤。

功效：舒筋活血，祛风散寒，温经止痛，祛湿除痹。

应用：风寒湿痹所致肢体关节疼痛，肩关节周围炎，腰肌劳损、扭伤、挫伤，肌纤维组织炎，肋间神经痛，坐骨神经痛，神经性头痛等。

禁忌：有出血倾向性疾病，年老体弱，消瘦肌肤无弹性或全身抽搐者，以及孕妇、水肿、恶性肿瘤、皮肤有破损者。

六、药棒用药法

药棒，《医宗金鉴》称之振挺，是将特制木棒蘸上配好的中药液，在人体患病部位或适当的穴位上进行叩击的治疗方法。《医宗金鉴·正骨心法要旨》说："盖受伤之处，气血凝结，疼痛肿硬，用此挺微微振击其上下四旁，使气血流通，得以四散，则疼痛渐减，肿硬渐消也。"使用经药液浸泡过的药棒叩击，则在药棒的物理刺激和药物的共同作用下，其疏通经络、行气活血的作用更强，因此，可以获得好的疗效。

药棒用药法具有舒筋活血、祛风通络、散瘀消肿、行气止痛、除湿祛痹等多种功能。可治疗风寒湿痹、跌打扭挫、腰肌劳损、肩关节周围炎、慢性腰腿痛、肌纤维组织炎、坐骨神经痛、足跟痛、陈伤发痛等各种原因所致之疼痛性疾病。

使用药棒时，约有0.4％的患者有晕棒的现象，出现晕棒应停用。治疗部位皮肤有破损或溃烂忌用，患有传染性疾病者亦忌用。

配制棒药液的常用药物有：川乌、草乌、三七、细辛、羌活、独活、乳香、没药、红花、木瓜、透骨草、威灵仙等。将药物用白酒浸泡，制液备用。

选1根长25～40cm、宽3～6cm、厚2～3cm的木棒，要求木棒表面光滑，略有弧度，将木棒浸泡在药液中数日，以浸透为度。使用时，在人体体表治疗部位或一定的穴位上涂搽药液后，手握木棒以不同手法进行叩击。可反复涂搽药液叩击，直至局部出现斑块，或皮肤呈橘皮状者为度。此时患者自觉局部灼热，疼痛减轻或消失，功能也可随之改善。每次用药棒治疗15分钟，10次为1个疗程。

常用药棒叩击方法有：①点叩，即叩击时棒与皮肤接触面小，患者自觉有针刺样的放射感和灼热感，待叩击部位出现潮红，继之呈丘疹样斑块，并向周围扩大时，叩击面也随之扩大；②平叩，即叩击时腕部向上翘约为 40°角，用腕力进行叩击，药棒与皮肤接触面要大，使患者有明显的痛和针扎感；③横叩，持棒手法同平叩，腕部向右旋，与点叩相似，用手关节的内外侧叩击，患者自觉疼痛，并伴有对侧振动感。④混合叩，3 种叩击法混合使用。根据人体不同的部位，选用不同的叩击方法，一般手、肩及膝以下用点叩，关节正位和脊柱正位用平叩，全身关节疼痛和肿胀用混合叩。

七、中药离子导入用药法

中药离子导入法是促使中药成分中有效离子进入皮肤、机体，从而调整机体内环境的一种治疗用药法。它具有活血通络、温经散寒、消炎止痛的作用。适用于各种软组织损伤，风寒湿痹所致的肢体疼痛，以及骨质增生等症。目前，各大医院所使用的骨质增生治疗机，就是一种中药离子导入用药疗法。

中药离子导入法是用直流电或感应电配合离子药液机械地将分子驱入皮肤的治疗方法。一般是用舒筋活血、通经活络、温经散寒、行气止痛的药物，如羌活、独活、当归、红花、细辛、威灵仙、乌药、乳香、没药、防风、防己、桑枝、姜黄、白芷、川芎、淫羊藿、鹿衔草、透骨草等制成药液，浓煎取汁储存备用。治疗时将电极板套上布套，放在选定的治疗部位。再将药物滴在电极板布套上，一般用药液 10～30mL，然后开启电疗机治疗 10～20 分钟即可。或者先将缝制好的纱布垫放在药液中浸泡，加温后，将浸有药液的纱布垫放在治疗部位，然后用一定型号的电疗机的电极板放于体表部位和纱布垫上，开启电疗机治疗 10～20 分钟即可。

使用时应注意：电压电流因人而异，以效佳为宜。直流点送时，正负电极不可放错；药液应新鲜，配制时间一般不可超过 1 周。

使用禁忌：有出血倾向者、心力衰竭、活动性结核、湿疹、皮炎、化脓性感染、皮肤破损、孕妇、高血压以及恶性肿瘤等患者禁用。

八、电渗用药法

电渗用药法是骨伤科常用熏洗药剂加电热熨的一种用药方法。它能使局部温度增高，加强药物的渗透能力，使药物渗入软组织内，从而更好地发挥药物的活血祛瘀、温经通络、疏风散寒、行气止痛作用。可用于软组织扭挫伤、陈旧性损伤疼痛或风寒湿所致肢体关节痹痛等症。

电渗用药方法是：将药材制成药液，用 5 ～ 6 层纱布浸入药液中，以纱布浸湿为度。然后将纱布贴敷在治疗部位，再用电吹风机（理发用电吹风机即可），向纱布进行热吹风。边吹边旋转移动吹风机，使热度均匀，防止烫伤。每次 15 ～ 20 分钟，每天 1 ～ 2 次，每 10 次为 1 个疗程。也可用浸有药液的纱布涂搽患处，然后进行电热吹风，边吹边搽。

使用电渗用药法要注意：电吹风机的距离要灵活掌握好，既要充分利用吹风的热力，又要不烫伤组织和皮肤。急性软组织损伤，在伤后 24 ～ 48 小时不宜使用电渗用药法，以免加重局部出血肿胀。大血管部位及头面部禁用。

此外，现在有将中药液制成雾化剂，使用时直接喷洒在受伤部位者。这种喷洒用药法，方法简便，疗效好，是治疗损伤性疾病的一种好的用药方法。

第八节　骨伤科外用中药剂型和常用方剂

适宜的药物剂型能提高药物疗效，方便服用、保管和储存。中药型剂分为传统剂型，如汤剂、散剂、丸剂、丹剂、酒剂、曲剂、露剂、膏滋、膏药等；改进剂型如片剂、胶囊剂、冲服剂、酊剂、糖浆剂、注射剂、滴眼剂、软膏剂、橡皮膏、栓剂、洗搽剂、油剂等；新剂型如微型胶囊、脂质体制剂、气雾剂、前体药物制剂等。有的剂型只能内用，有的剂型只能外用，部分剂型可内外兼用。下面介绍骨伤科几种主要外用中药剂型及方剂。

一、散剂

中药散剂系将一种或数种药材经研磨成细粉，混合均匀而制成的干燥粉末制剂，供内服或外用。

（一）外用散剂制备方法

一般外用散剂制备有粉碎、过筛、混合（复合散剂）分剂量和包装等步骤。

1.粉碎　药材经加工炮制干燥后，根据药材性质和配制要求，采用如下粉碎方法。

（1）混合粉碎法：又称合研法。称取处方内所有的药材，掺混均匀，用万能粉碎机或铁锥槽式石碾共研磨成细粉。

（2）串油法：又称掺和粉碎法。适宜于处方内含脂肪油较多的果实、种子类药材的粉碎，如杏仁、大麻仁、郁李仁、柏子仁、紫苏子、核桃仁、牛蒡子等。先将上述药材单独研压或捣成泥，再陆续掺入处方内其他药材中，共研磨成粉。

（3）串研法：处方内含质软而黏的药材量较大，如生地黄、熟地黄、肉苁蓉、天冬、麦冬等药材研压成粗末，取粗末少许，与上述药材混合后，再研压成块，低温烘干（温度不超过60℃），再研磨成细粉。

（4）单独粉碎法：即单独一种药材研磨成细粉，过筛后，再陆续兑研入处方中其他药材细粉中。处方内含有体质细小的果实、种子类药材，如葶苈子、车前子、菟丝子、茺蔚子、青葙子、水红花以及夏、秋季采集的树脂胶性类药材数量较多时，这类药材应单独粉碎。处方中的人参、三七、天然牛黄、朱砂、雄黄、冰片、薄荷冰、沉香、檀香等也应单独研磨成细粉，过筛后，再兑研入其他药粉中。

（5）研磨水飞法：朱砂及雄黄采用研磨水飞法粉碎，方法是取适量药材放乳钵内，加入清水共研磨，使细粉混悬于水中，倾出混悬液，放另器中；乳钵内剩下的粗末，再加清水研磨，反复操作至全部研磨完，所得的混悬液静置，待沉淀完全后，倾去上清液，取出沉淀物，晾干（也可烘干），即得极细粉。

（6）其他粉碎法：研磨天然牛黄，应加入少许清水同研，既易于研细，又可避免飞扬损耗。薄荷脑、冰片、樟脑等难以研细，可加少量乙醇、乙醚研磨。

2．过筛　药材经粉碎后，所得药粉粗细不匀，必须过筛，习称"过箩"。采用《中华人民共和国药典》规定的标准药筛，筛至八成净，剩下药渣再重新粉碎，直至无残渣为止。

3．混合　药粉混合均匀与否，对散剂剂量的准确、疗效、外观都有重要的关系，凡复方散剂，不论采用何种粉碎法，所得药粉都必须进行混合操作。常用混合方法有两种：①均筛混合法：一般散剂均采用此法混合，即将全部药粉，经充分搅拌后，再选适宜的药筛，过筛1～2次，使药粉达到充分混合均匀；②套研混合法：本方法相当于等量递增混合法。凡方剂中含有毒剧药或贵重而量少及颜色较深的药物，如马钱子、信石、蟾酥、犀角、羚羊、三七粉、冰片、朱砂、牛黄、雄黄等，均应采用套研混合法。操作方法：先称取方剂中量大药材细粉适量放乳钵中，再加入上述药材细粉，研磨混合均匀后，再称取加入与前述混合物约相等量的量人的药材细粉，研磨混合均匀，如此等量递增，逐渐混合，直至全部药粉混合均匀，色泽一致为止。

凡方剂中含有体质轻重相差较大，若采用均筛混合法，易造成轻者浮在表面，重者沉底现象，故亦应采用套研混合法，即先将体轻的药粉放乳钵内，加入约等量体重的药粉，研磨混合均匀，然后按等量递增法进行混合。

4．分剂量与包装　按用量分装成小包或小瓶，一般 1 包（瓶）为 1 次或 1 日用量。一般散剂用两层纸袋包装，含芳香挥发油散剂采用玻璃瓶或塑料瓶装，塞紧，蜡封口。

（二）外用散剂的质量要求

1．混合均匀，颜色一致。取一定量散剂放白纸上，用药匙或玻璃片压平，以不显花纹、色斑为合格。

2．细度，药粉能全部过 7 号标准筛。

3．供外伤创口或烧烫伤使用的散剂，应进行高压或流通蒸汽灭菌。应符合新版《中华人民共和国药典》一部散剂卫生学检验标准的要求。

（三）外用散剂的临床使用方法

临床使用外用散剂多选加饴糖、蜂蜜、油（植物油或动物油脂）、水、鲜草药汁、酒、醋、医用凡士林、茶清或鸡蛋清等，调匀成厚糊状，摊于棉垫、纱布或桑皮纸上。为减少药物对皮肤的刺激和换药时易于取下，可在药上加一层纱布或极薄的棉纸，再将药敷贴于伤处。凡用水、酒、鲜药汁调制散剂时，须随敷随调。用饴糖调制时，因气温高时易发酵，梅雨季节易发霉，故一般不宜一次调制太多，或将饴糖煮过后再调制。气温低时加适量开水稀释后再调制。

换药时间，一般 2～4 天换 1 次，但要根据伤情变化、肿胀消退情况、天气冷热等因素来决定。前人的经验是"春三，夏二，秋三、冬四"。易于蒸发的佐剂，如水、酒、醋调制的散剂容易干，要适当缩短换药时间。生肌拔毒类药物，根据创面情况每隔 1～2 天换药 1 次，以免脓水浸淫皮肤。

对外敷药过敏而产生接触性皮炎、皮肤奇痒、有血疹水泡出现时，应及时停止外敷，并给予抗过敏治疗。

（四）常用方剂

1．消瘀止痛散

处方来源：《外伤科学》。

组方：生木瓜 30g，生栀子 30g，生大黄 15g，蒲公英 60g，土鳖虫 30g，乳香 30g，没药 30g。

用法：上药共研为细末。用饴糖或凡士林调敷伤处。

功效：消瘀，退肿，凉血、止痛。

应用：伤筋、骨折初期肿胀疼痛剧烈；一般闭合性局部损伤，初起多用本方。

2．跌打损伤散

处方来源：《林如高正骨经验》。

组方：大黄 150g，栀子 150g，海风藤 150g，白芷 90g，桂枝 150g，姜黄 150g，

防风 90g，楠香 180g，骨碎补 150g，三七 60g，乳香 60g。

用法：共研细末。用水、酒各半调成糊状外敷伤处，每天换药 2 次。

功效：祛风，消肿，散结，定痛。

应用：跌打损伤初期肿痛者。

3．加味三黄散

处方来源：唐益扬经验方。

组方：大黄、黄柏、姜黄、紫荆皮、生栀子、石菖蒲、香附、赤芍药、白芷、面粉。

用法：将上药共研末过筛，用葱汤水调敷伤处。

功效：凉血祛瘀，消肿止痛。

应用：骨折初期红肿痛甚。

4．消瘀散

处方来源：唐益扬经验方。

组方：土三七、破血丹、铁荞麦、三棱、莪术、赤芍药、当归尾、血竭、紫荆皮、丁香、红花、桃仁。

用法：将上药共研末，生姜葱汤水调敷伤处。

功效：活血祛瘀，消肿止痛。

应用：伤后血瘀，肿胀疼痛。

5．消瘀止痛散

处方来源：《中药贴敷疗法》。

组方：生大黄 100g，丹参 60g，红花 60g，延胡索 40g，冰片 10g。

用法：以蜂蜜与 75％乙醇各半，调药粉为糊状敷伤处，再以绷带包扎，每天换药 1 次。

功效：活血化瘀，消肿止痛。

应用：软组织损伤。

6．同求散

处方来源：《中药贴敷疗法》。

组方：马钱子（烫洗，去皮毛，油炸成焦黄）6g，麻黄、乳香、没药各 6g。

用法：将上药共研成细末，另用陈小米 60g（置瓦上焙焦，以两手指能将小米研碎，小米中无黄色为度），研细末，和入上药末中。以冷开水调匀敷伤处，用橡皮膏固定，每天敷药 1 次。

功效：活血化瘀，消肿止痛。

应用：头部外伤性血肿。

7．消肿化瘀散

处方来源：刘寿山正骨经验方。

组方：当归、赤芍药、生地黄、延胡索、血竭、制乳香、红花、大黄、姜黄、鳖甲、茄根、红曲、赤小豆各等份。

用法：将上药共研细末，用醋调上药粉敷伤处。

功效：活血祛瘀，消肿止痛。

应用：脱位，伤筋疾患而肿痛显著，瘀血作痛者。

8．降香散

处方来源：唐益扬经验方。

组方：降真香、明松香、白芷、黄柏。

用法：将上药共研细末，以上药粉用医用凡士林调敷患处。

功效：理气行瘀，消肿生肌，止血定痛。

应用：骨折中期，骨痂生长迟缓者。

9．如意金黄散

处方来源：唐益扬经验方。

组方：大黄、黄柏、姜黄、白芷各 25g，制南星、陈皮、苍术、厚朴、甘草各 10g，天花粉 50g。

用法：将上药共研末过细筛，春、冬季用葱汤水调敷，夏、秋季用蜂蜜调敷，或以医用凡士林调敷（凡士林 8 份，药粉 2 份）。

功效：清热解毒，散瘀消肿。

应用：跌打肿痛，尤其适于骨折初期红肿热甚者。

10．四黄散

处方来源：《证治准绳》。

组方：黄连 1 份，黄柏 3 份，大黄 3 份，黄芩 3 份。

用法：将上药共研细末，以水、蜂蜜调敷或用凡士林调成膏外敷。

功效：清热解毒，消肿止痛。

应用：创伤感染及阳痈局部红肿热痛者。

11．化瘀止痛散

处方来源：《中药贴敷疗法》。

组方：乳香、没药、白芍药、川乌各 3g，桃仁、杏仁、骨碎补各 10g，韭菜子 5g。

用法：上药共研细末，用鲜山药汁或鸡蛋清适量调敷伤处。

功效：活血舒筋，化瘀止痛。

应用：跌打劳损、扭挫伤等。

12．外敷接骨散

处方来源：刘寿山正骨经验方。

组方：骨碎补、血竭、硼砂、制乳香、制没药、土鳖虫、续断、大黄、自然铜（醋淬7次）各等份。

用法：将上药共研为细末，酒调，或用蜂蜜、麻油、凡士林调敷伤处。

功效：接骨止痛。

应用：骨折。

13．驳骨散

处方来源：《外伤科学》。

组方：桃仁1份，黄连1份，金耳环1份，川红花1份，栀子2份，生地黄2份，黄柏2份，黄芩2份，防风2份，甘草2份，蒲公英2份，赤芍药2份，自然铜2份，土鳖虫2份，侧柏6份，大黄6份，骨碎补6份，当归尾4份，薄荷4份，毛麝香4份，牡丹皮4份，金银花4份，透骨消4份，鸡骨香4份。

用法：将上药共研细术，用水、酒、蜂蜜或凡士林调敷伤处。

功效：消肿止痛，散瘀接骨。

应用：骨折及软组织扭挫伤的早中期。

14．定痛散

处方来源：《伤科补要》。

组方：川乌20g，草乌20g，乳香40g，白地龙40g，蟾酥（烧酒烊化）少许，没药10g，川花椒40g。

用法：将上药共研细末，醋调敷伤处。皮肤破者不可用。

功效：祛痹止痛。

应用：伤后复感风寒，疼痛不止。

15．复方生肌散

处方来源：湘雅二医院经验方。

组方：炉甘石50g，白及50g，煅石膏50g，血竭10g，乳香10g，冰片10g，磺胺嘧啶银20g，麻油适量，凡士林适量。

制法：将以上各药分别研细，过120目筛。将炉甘石、血竭、煅石膏、白及4味药粉于150℃烘2小时，另将其他3味药在低温60℃烘3小时，在无菌条件下将7味药混合，用灭菌过的麻油调成糊状，再加灭菌的凡士林至1000g，搅匀即可。

用法：将药膏摊于消毒纱布上敷于创面，或制成油纱布，敷于创面。

功效：活血化瘀，拔毒去腐，收敛生肌。

应用：创伤局部坏死化脓感染及各种类型的烧伤创面。

16．温经通脉散

处方来源：唐益扬经验方。

组方：川花椒、胡椒、炮穿山甲、北细辛、面粉。

用法：将上药研末过筛，药粉用姜、葱煎水调敷。

功效：温经通络。

应用：手足心瘀血冷痛，足跟部撞击受伤，步行刺痛等症。

17．冰霜散

处方来源：唐益扬经验方。

组方：百草霜（柴灶锅底龙墨灰）、正银珠、冰片。

用法：将上药共研细粉，无溃烂者将药物撒患处；已溃烂者将药物用黄连煎水加入调搽。

功效：消炎止痛。

应用：局部红肿发热，皮肤起水泡，烫伤等。

18．刀伤散

处方来源：《揣摩有得集》。

组方：三七、琥珀、乳香、没药、龙骨、血竭、象皮、儿茶、乌贼骨各等份。

用法：将上药共研极细末备用，掺撒于创面。

功效：活血散瘀，止血敛疮。

应用：刀伤出血不止。

二、膏药

膏药是我国古代的药物剂型之一，系指将药材、食用植物油与红丹炼制成膏料，摊涂于裱褙材料上制成的外用制剂。晋代葛洪所著的《肘后备急方》中对于膏药的制法、条件及用具等，已有丰富的经验记载。宋代刘涓子《鬼遗方》中亦有多种薄贴的记载。"薄"指软膏，"贴"即指膏药。唐宋以来膏药的应用更加广泛，清代吴师机的《理瀹骈文》为膏药的专著，对膏药的应用颇多发展，现在中医临床及民间对膏药的使用仍很广泛。

膏药的作用在于当其贴在皮肤上时，对皮肤角质层有软化和对皮脂有溶解作用，因而可使脂溶性、挥发性及刺激性的药物能够透入皮肤而产生疗效，如消炎、止痛等。某些药物刺激神经末梢，通过反射，扩张血管，促进局部的血液循环，从而有利于炎症的消散。中医应用膏药时，常于膏药方中辨证加减某些药物，如表证初起时，膏中常掺入消散性药料，而在肿毒溃破之初，掺以拔毒去腐生肌药料，这对发挥膏药的效果有很大的意义。

膏药在医疗上兼有外治和内治的作用。外治用以消肿、拔毒、去腐、生肌、掩护疮口，主治痈、疽、疮、疖；内治用以驱风寒和血气、消痞、壮筋骨及通络止痛，主治跌打损伤、风湿痹痛等，以补内服药力之不足。实践证明，膏药贴于一定经络穴位，治疗某种内科病也有一定疗效。

膏药中药物的释放、穿透和吸收，已被若干动物实验和临床实践所证明，其释放和吸收的速度较橡胶硬膏快而持久。

膏药的基质是较好的赋型剂之一，能适应较长时间和多次贴用，且兼有防腐、防燥和促进药物吸收的作用。有人认为膏胚黏韧，能固秘药气不外散而使药力经由毛孔透入腠理（皮肤）而致通经贯络。《理瀹骈文》提出"膏以帅药，药以助膏"，说明基质与药物的关系。这些科学论点，多与现代药物透皮吸收的实验报道相类似。膏药中加入某些引药（如姜、葱、芥子等挥发性或刺激性药物），亦有促进药物吸引的作用。

膏药贴于患处，通常经历较长时间，这样能避免外界病理因素的恶性刺激，避免继发感染，亦能改善神经系统的调节功能，以阻止疾病蔓延至深处，有利于组织的新生和创伤的愈合。贴用膏药时，常需预热软化，由于其含热量大、传热性小，能使患处受到较长时间的热疗作用。

膏药的作用机制，古代亦有阐述，如吴师机的"截""拔"之说："凡病所集聚之处，拔之则病自出，无深入内陷之患；病所经由之处，截之则邪自断，无妄行传变之虞。"颇类似现代医学的某些论述。

膏药疗效确实，用法简便，价廉，携带及贮藏也较方便。但贴用后往往容易玷污衣服皮肤，清洗又较困难。一般膏药方组成复杂，多至数十种药物，至今对其药理作用、制造技术及质量检查，尚少科学分析与阐明。

（一）膏药的种类

传统剂型膏药种类较多，但日前心用较普遍者为黑膏药。膏药的分类如下。

1. 黑膏药　以植物油与铅丹经高温炼制成黑色，如狗皮膏、阿魏化痞膏等均属此类。

2. 石膏药　植物油熬炼后待凉到100℃左右，徐徐加入铅粉，则铅粉与植物油化合。但铅粉氧化作用不如铅丹剧烈，反应生成之膏药为淡黄色，另有过量之铅粉末作用，掺合于膏中，故成品一般为黄白色，故称白膏药，如白鱼膏等。

3. 油膏药　以植物油或含油的药料为基质与其他药料混合，称为"油膏药"。阳玉红膏、黄柏消炎膏等。

4. 胶膏药　系将动物胶熔化后，加入药料，搅拌均匀，刷于纸上，阴干后即得，如夹纸膏。

5. 松香膏药　植物油与松香加热后混合均匀，再加入药料混匀，以提高植物油的稠度而便于应用，如藤黄膏等。

此外，尚有植物油与铜化合物制成的紫霞膏（《外科正宗》）、植物油与含银化合物制成的银黝膏，目前已较少使用。

（二）黑膏药的制法

一般分配料、提取、炼油、下丹、去火毒、化膏药及摊膏药等步骤。

1. 基质原料的选择　常用植物油和黄丹。①植物油：一般选用芝麻油。经验认为麻油比其他植物油质地纯、沸点低，熬炼时泡沫较少，不易溢锅，制成之膏药黏度大，外观光亮，且麻油药性清凉，辅有消炎等作用。此外，凡碘价在 $100 \sim 130$，皂化价在 $185 \sim 206$ 的半干性油都可应用，如棉籽油、糠油、豆油、菜籽油等。但一般容易产生泡沫，故炼油时锅应保留较大空隙，适当控制升温速度，以免溢锅造成损失。糠油含有糠蜡等不皂化物较多，制品不够油腻，易脆，可于低温放置使蜡析出分离后应用。②樟丹（黄丹）：又称铅丹、东丹、红丹或陶丹，为橘红色非晶状粉末，质重，主要成分为四氧化三铅，其纯度要求在 95% 以上，并为干燥的细粉。黄丹如不够干燥时容易聚成颗粒，下丹时容易沉于锅底，不易与油充分反应。故宜在使用前干燥除去水分，过筛使成粉末备用。

2. 配料及提取　膏药中的药物往往种类多而用量大，不能全部掺合于基质中，应按药材性质分类处理。①大部分植物性或动物性药材，应捣碎、切片或切成小段，与油共同加热，提取其有效成分，除去药渣，备制膏药用。②挥发性药物、矿物类、树脂类及其他较贵重的药物，如麝香、冰片、樟脑、轻粉、雄黄、朱砂、血竭、乳香、没药、丁香、沉香、肉桂等，应先研成细粉，在摊涂前于 70℃ 左右时加入熔化的药膏中，混合均匀即可。

提取操作是为了将药料与油在高温下作用，将有效成分充分提出，溶于油内，但植物油为非极性溶剂，只能溶解一些非极性物质。一般药材中所含的有效成分，如生物碱在细胞中常与各种有机酸结合成盐而存在，故不溶解于油。少数游离状态的生物碱、黄酮苷类、蒽醌苷类虽能溶解，但在高温下易被破坏，树脂、香脂及挥发性成分在高温下易分解挥发。这些成分一般不能耐受 310℃、15 分钟的高温熬炼。

故高温提取后，特别经过熬炼及下丹操作，有效成分真正保留在膏药中的将较少。例如，桂皮中的桂皮醛，丁香中的丁香酚，香附中的香附烯、香附酮等，受热挥散，牡丹皮、芍药中之酚苷类受热升华等。故近年来有人主张将药材用有机溶剂提取后再混溶于黑膏药的基质中去。

3. 炼油　其为熬制膏药的重要步骤。油去渣后可继续加热熬炼。炼油程度应老嫩适宜，以能聚结成珠而不分散（俗称滴水成珠）为度。如油熬炼过老，则膏药质硬，黏着力小，贴于皮肤时容易脱落；如过嫩则膏药质软，贴于皮肤容易移动，且黏着力强，不易剥离。故炼油时应慎为掌握。若油已炼制过老，可加入适量的嫩油调节；若油炼制过嫩，则下丹后可以继续炼制，直到达要求为止。炼油时待油温上升到 320 ～ 330℃时，此时有大量刺激性烟发生，应改用中火，以免引起油液燃烧，酿成火灾。保持此温度 5 ～ 6 小时，至滴水成珠为止。撤火，待油温降至 200℃ 以下过滤即可。

炼油的主要目的，一是使油脂增稠，二是提高油脂的黏度。实验证明，油脂在加热过程中理化性质会发生一系列的变化，油脂可由流体变为半流体，相对密度增大，脂价、碘价等均降低，分子量增大，且颜色加深。

4. 下丹　有两种下丹方式。①火上下丹：取上述的炼油，加热至 170 ～ 190℃ 时，将定量樟丹（一般 500g 炼油加 300g 樟丹。冬季宜少，夏季酌增）缓缓而均匀地撒入锅内，并不断搅拌，由于樟丹与油化合，油液剧烈沸腾，并产生大量浓烟，樟丹由红变为黑色，油温达 320 ～ 330℃，应立即撤离火源；②离火下丹：将定量樟丹，徐徐撒入上述的炼油，撤离火源的锅内，并不断搅拌至樟丹由红色变为黑色即得。

5. 去火毒　将上述加樟丹成膏的膏药，倒入冷水中，拧成小团，放在水中浸泡 1 ～ 2 周，每天换水 1 次或放流动水中浸泡，亦可直接向锅内徐徐喷淋冷水，并不断搅拌，待浓烟散尽，停止喷水，但仍继续搅拌至水分全部蒸发为止，取出备用或分成小团，放流动冷水中浸泡 1 ～ 2 周，取出备用。

6. 化膏药　将去火毒的膏药，放锅内加热熔化后，撤离火源，待温度降至 60 ～ 70℃ 时，加入处方内的细料、芳香挥发性及树脂类药材的细粉，充分搅拌混合均匀。

7. 摊膏药　将上述配好的膏药，用小棒挑起，按规定量摊涂于厚纸或布等裱褙材料（习称"膏药光子"）中央。涂成圆形或长方形，晾至全面凝固后，对齐折叠，冷后包装即得。放阴凉干燥处贮藏。

（三）黑膏药质量要求

1. 涂布均匀，平整，无飞边缺口。

2. 折断面乌黑光亮，无樟丹红点存在。

3. 老嫩合适，贴皮肤上，不易脱落和移动。

（四）制备黑膏药注意事项

1. 炸料、炼油过程中，容易着火，应注意掌握温度，同时应充分做好防火准备，如已着火，立即用铁盖压灭火苗。

2. 熬炼膏药过程中，产生大量的浓烟及刺激性气体，故应在室外或通风良好的地方熬炼。

3. 芝麻油加热时泡沫少，不易溢锅，用其他植物油时，在加热熬炼过程中要注意溢锅，以免造成烫伤和着火。

4. 樟丹主要成分为四氧化三铅（Pb_3O_4）的干燥粉末，含量应在95%以上。如果樟丹的主要成分含量低或潮湿，下樟丹后则漂浮于油面或沉于锅底，而与油不发生充分反应。含水分多的樟丹，先用锅炒，除去水分；过110目筛后使用。

5. 下樟丹后成膏的膏药，必须去火毒，否则贴后易出现红斑、瘙痒甚至发泡溃疡等不良反应。

（五）常用方剂

1. 跌打膏

处方来源：《中医伤科学讲义》。

组方：乳香150g，没药150g，血竭90g，香油10kg，三七17.5kg，冰片90g，樟脑90g，东丹5kg。

制法：先将乳香、没药、血竭、三七等药用香油浸泡，继用慢火煎2小时，再改用急火煎药至枯去渣，用纱布过滤；取滤液麻油再煎，达浓稠似蜂蜜起白烟时，放入东丹，继煎至滴水成珠为宜。离火后再加入冰片、樟脑调匀，摊于膏药纸上即成。

用法：将膏烊化，外敷患处。

功效：活血祛瘀，消肿止痛。

应用：跌打损伤，骨折伤筋，肿胀疼痛。

2. 损伤膏

处方来源：《中国骨伤科学》。

组方：马钱子400g，骨碎补40g，月石40g，苏木40g，细辛20g，丁香20g，川乌20g，草乌20g，生南星20g，茜草20g，三七20g，威灵仙20g，羌活30g，独活30g，续断30g，良姜30g，肉桂20g，吴茱萸30g，土鳖虫30g，皂角30g，落得打30g，刘寄奴30g，王不留行20g，阿魏20g，接骨草30g，麻油4kg，黄丹110g。

制法：用麻油浸泡方中诸药（黄丹除外），1周后用文火煎熬至药物枯黄，去渣；再将麻油熬至滴水成珠，离火，将黄丹末筛入油内，徐徐搅拌成膏。放置1周以上，去火毒，然后才摊用。

用法：将膏温烊摊贴患处。

功效：活血止痛，接骨续损。

应用：各类损伤的晚期。

3. 狗皮膏

处方来源：《伤科学》。

组方：枳壳、防风、杏仁、泽泻、地榆、天麻、川乌、浙贝母、猪苓、石脂、白蔹、甘草、赤芍药、五加皮、栀予、薄荷、山药、首乌、羌活、苦参、黄芩、补骨脂、熟地黄、香附、远志、半夏、独活、荆芥、麻黄、大茴香、小茴香、草乌、白芷、陈皮、前胡、金银花、牛膝、藁本、附子、木通、威灵仙、官桂、连翘、僵蚕、川续断、桔梗、大黄、当归、知母、茵陈、细辛、黄柏、乌药、川芎、生地黄、杜仲、苍术、玄参、桃仁、蒺藜、穿山甲、白术、五味子、蛇床予、苍耳子、川楝子、楮实子、大枫子、青风藤、菟丝各250g，蜈蚣29条，香油216kg，樟丹81kg，每7.5kg膏油兑血竭、冰片、儿茶、丁香、木香、乳香、没药各50g。

制法：将上药切片，放入香油中浸7～10天，然后入锅，文火煎熬，至色枯，去渣，再将油继续熬至滴水成珠，将锅离火；再将樟丹及后7味药研成细末，徐徐筛入锅内，边筛边搅，膏成收贮。

用法：摊贴患处。

功效：散寒止痛，舒筋活血。

应用：跌打损伤。

注释：《疡科选粹》收载的"狗皮膏"处方，由35味药材组成；《中华人民共和国药典》2000年版收载的"狗皮膏"，由29味药材组成，同名，组方稍有不同，应用略有不同。

4. 跌打损伤膏

处方来源：唐益扬经验方。

组方：土三七500g，马蹄七250g，荞麦50g，鸭脚莲50g，泽泻50g，石菖蒲50g，骨碎补50g，独活100g，降真香100g，土鳖虫100g，血竭100g，续断100g，艾叶100g，川芎50g，苍术100g，山栀子50g，山棱50g，莪术100g，地榆50g，草乌100g，闹羊花100g，乌附50g，肉桂50g，生地黄250g，香附100g，当归100g，细辛50g，樟脑50g，赤芍药250g，麻油1500g。

制法与用法：按黑膏药传统方法制备，贴敷骨折损伤处。

功效：消肿止痛。

应用：适用于骨折早、中期。

5. 损伤止痛膏

处方来源：孟宪纾等编著《中药制剂学》。

组方 1：独活、桑寄生、当归、红花、牛膝、川续断各 2.5kg，豨莶草 5kg，老鹳草 20kg，五加皮、功劳叶各 5kg，洋金花、延胡索、闹洋花、生川乌、生草乌各 1.2kg。

组方 2：樟脑 3kg，冰片、薄荷脑、冬绿油各 1.5kg，白芷 7.5kg，麻油适量，黄丹适量。

制法：将组方 1 独活等 15 味药材用水煎煮 2 次（第 1 次煮沸 3 小时，第 2 次煮 1～2 小时），滤取药液浓缩成稠膏（热测相对密度为 1.470～1.500），备用。然后将组方 2 中的樟脑、冰片、薄荷脑、白芷分别研成细分，与东绿油混合均与，备用。取麻油加热熬炼至"滴水成珠"，加入黄丹制成膏药基质。取基质 5kg 加热熔化，加入稠膏 500g 搅拌均匀，稍凉后加入细料药粉 40g，搅匀，涂于纸裱上，微凉。然后将膏面复纸向内对折，加盖戳记。

用法：加热软化后贴患处或穴位上。

功效：祛风，活血，止痛。

应用：跌打损伤，关节炎。

三、橡胶膏剂（橡皮膏）

橡胶膏剂系以橡胶与树脂、脂肪性或类脂性物质及填充剂混合制成基质，并与药物混合后，涂布在裱褙材料上而制成的一种外用剂型，俗称胶布。在上述基质中加入适宜的中药浸膏及其他药物，制成含药橡胶硬膏，称为中药橡皮膏剂。

（一）橡胶的种类

一般应用天然橡胶或合成橡胶。橡胶具有弹性、低的传热性、不透气和不透水等性能。在制作时通常加入松香以增加膏体的黏性，加入氧化锌为填充剂，可以辅助涂料与裱褙材料粘牢，不易脱落；又氧化锌能与松香酸生成松香酸锌盐，可减弱松香酸对皮肤的刺激作用。此外，氧化锌尚有缓和的收敛消毒作用。加入其他的辅助成分，如凡士林、液状石蜡、羊毛脂、植物油等作软化剂，以防膏料硬固，使能保持适宜的可塑性与贴着性，羊毛脂尚能使膏体具吸水性，吸收皮肤蒸发出来的水分。

（二）常用方剂

1. 伤湿祛痛膏

处方来源：孟宪纾等编著《中药制剂学》。

组方：

（1）橡胶（一组生胶）2.4kg，松香（工业用，打碎似核桃大小）21kg，羊毛脂2.4kg，薄荷冰2.4kg，樟脑300g，小茴香油1.68kg，氧化锌（医用）26.4kg，凡士林（医药用）3.9kg，水杨酸甲酯1.2kg，苍术油0.6kg，汽油（国产120号）56kg。

（2）生川乌15.7kg，生草乌15.7kg，麻黄5.7kg，当归31.4kg，吴茱萸62.5kg，山柰12.5kg。

制法：①将上述6味中药加工洁净后以90%～95%的乙醇按一般浸渍渗滤法提取，将滤液减压蒸发浓缩成浸膏4.5kg。②炼胶：将生橡胶经压胶机破丝即可。③配料：按配方准备各种原料，并将松香打碎。④搅拌过滤：将素炼胶切成条状，放入泡胶桶中加入汽油浸泡2～3天，然后转入搅拌机中，开机搅拌2小时后加入羊毛脂和凡士林，继续搅拌2小时加入氧化锌，继续搅拌3小时加入松香，继续搅拌1小时加入浸膏，继续搅拌2小时加入挥发油，继续搅拌2小时，将膏浆放出，以滤胶滤去杂质膏浆即可。放置1～2天后即可涂布。⑤涂布、包装：将膏浆于涂布机上涂布，将厚度控制在每100cm^{2}含干膏浆1.7～1.9g，经切割机切成小卷，衬入硬纱后，经切割机切成5cm×6.5cm的小块，装袋，装盒即得。

用法：洗净皮肤，擦干，撕去衬纱布，贴于患处，用手抚平。

功效：散风，祛温，止痛。

应用：风湿痛、神经痛、头痛、扭伤及肌肉酸痛。

禁忌：有外伤合并化脓、皮肤糜烂有渗液、对橡皮膏过敏者，不宜贴用。

2. 风湿止痛膏

处方来源：孟宪纾等编著《中药制剂学》。

组方：

（1）橡胶1600g，松香1800g，汽油5000g，氧化锌2100g，凡士林700g，石蜡50g。

（2）乳香100g，没药100g，冰片100g，樟脑100g，薄荷脑100g，水杨酸甲酯150g，丁香50g，肉桂200g，红花100g，生川乌150g，生草乌150g，荆芥200g，防风200g，干姜150g，金银花100g，白芷200g，三棱200g，当归100g，苯海拉明2.5g。

制法：取乳香、没药、丁香制成粗粉，用90%乙醇浸渍提取至尽，提取液中加入冰片、樟脑、薄荷脑、冬青油、苯海拉明使溶解备用。肉桂、红花等植物性药材，酌予碎断，水煮16小时，过滤，浓缩成浸膏（膏量约为药材量的1/8）。橡胶切成碎块，用汽油泡12小时后充分搅拌使溶解，依次加入熔融的松香和氧化锌混合物，凡士林、石蜡，药材浸膏，乳香、没药、丁香及冰片、樟脑等的醇溶液。每次加入后充分搅拌使匀，最后成黏浆状物，摊涂在布帛上即得。

用法：将患处洗净擦干，贴敷。

功效：祛风除湿，化瘀止痛。

应用：用于风寒湿痹引起的腰、肩、四肢、关节、肌肉诸痛。

3．伤湿止痛膏

处方来源：《中华人民共和国药典》2000年版。

组方：伤湿止痛流浸膏50g，水杨酸甲酯15g，薄荷脑10g，冰片10g，樟脑20g，芸香浸膏12.5g，颠茄流浸膏30g。

制法：伤湿止痛流浸膏系取生草乌、生川乌、乳香、没药、生马钱子、丁香各1份，肉桂、荆芥、防风、老鹳草、香五加皮、积雪草、骨碎补各2份，白芷、山柰、干姜各3份，粉碎成粗粉，用90%乙醇制成相对密度为1.05的流浸膏；称取上述组方中其他6味药，另加3.7～4.0倍重的由橡胶、松香等制成的基质，制成涂料。进行涂膏，切段，盖衬，切成小块，即得。

用法：贴于患处。

功效：祛风湿，活血止痛。

应用：用于风湿性关节炎，肌肉疼痛，关节肿痛。

禁忌：对橡皮膏过敏者、皮肤糜烂化脓感染者禁周；孕妇慎用。

四、丹剂

丹是我国医药学中应用最早的矿物药品,如铅丹（主成分为Pb_3O_4）,《神农本草经》即有收载,《本草纲目》详细记载其制备方法。再如轻粉（主要成分为Hg_2Cl_2）,宋代《嘉祐本草》已有收载,《本草纲目》收载了几种制备方法。

丹剂是利用汞、硝、矾、硫黄等无机物经加热升华或熔合所制成的不同结晶形状的无机化合物的制品。一般在中医外科应用，可配制丸散或锭剂等剂型应用。

很多中成药采用丹的名称，实际不是古代用矿物所炼的丹，而是一些丸剂或散剂,这一点必须予以注意。就目前常用的中成药来说，属于大蜜丸剂型的有活络丹等；属于小蜜丸剂型的有女金丹、补心丹等；属于糊丸剂型的有小金丹等；属于水丸剂型的有梅花点舌丹等；属于蜡丸剂型的有黍米寸金丹等；属于散剂的有紫雪丹等。

（一）外用丹剂的制备方法

主要操作过程有配料、做（结）胎封口、加热升华、收丹、包装等步骤，根据处方要求不同操作方法可分为升丹法、降丹法和半升半降法。

1．升丹法 将处方规定的各类药物配齐，必要时进行适当的粉碎混合，然后置坩埚或铁锅中，以文火加热熔融或再加入其他药物，上盖瓷碗或铁盏，用盐泥或纸条2～3层封严，再用赤石脂或沙土等密封，以文武火加热升炼至药物全部升华或至规定时间，停火放冷，收集结在覆盖物上的升华物即得，如红升丹。

2. 降丹法　将药物细粉置入陶瓷罐内以文火加热熔融，待熔融物冷凝成固体（称结胎），另取一较大口的罐与之相吻合，以盐泥、皮纸封固，用铁丝捆紧，再以麻绒盐绳封固，使盛药罐在上，空药罐在下，卡在一口带孔瓷盆中间，盆内放以炭火，下罐坐于水碗中，先文火后武火，约炼90分钟，自然冷却后，启开陶罐，即可见下罐底部有白色结晶，收集、晾干、包装即得。由于丹在下部，故称降丹法，如白降丹。

3. 半升半降法　将药料细粉加适量清水混合均匀，置于铸铁锅内，以文火加热做胎，取瓷盆覆盖于胎锅内，封固，然后进行加热升华，其丹结在覆盖物上或散落在锅内，故称半升半降法，如轻粉的炼制。

（二）常用方剂

1. 红升丹

处方来源：《医宗金鉴》。

组方：火硝120g，白矾30g，水银30g，雄黄15g，朱砂15g，皂矾18g。

制法：取直径约40cm的铸铁锅1只，先加水银于锅底，其他5种药置乳钵内研碎后均匀混合并撒布在水银上，锅上覆盖直径25cm左右的大瓷碗1只，碗和锅接触处以牛皮纸条铺上，纸上撒布沙子，使与锅口齐平，碗上压1块约2.5kg的石头（以防锅内产生的多量气体将碗顶开），安装完毕后，置于炉上加热升华，温度不能过高（180～190℃），约经4小时，升华完毕，待冷，取出瓷碗，红升丹即凝结在碗内壁，热时呈紫红色，凉后则变成橘红色，用刀取下。习惯上片块状升华物称红升丹，粉末状的称红粉。以有色玻璃瓶包装密封备用。

用法：将丹药粉掺撒于创面，或用棉纸捻成线条，或厚糊调稠，搓成线条，插入脓腔或瘘管内。

功效：提毒祛腐，生肌长肉，敛疮收口。

应用：疮疡已溃，脓毒未消，腐肉难脱，新肉不生，久不收口者。

注意：此丹主要成分为氧化汞（HgO），须防止汞中毒。对汞过敏、皮肤有湿疹者禁用。

2. 白降丹

处方来源：《医宗金鉴》，下列两方转引自孟宪纾等编著《中药制剂学》。

组方1：水银125g，食盐78g，白矾78g，火硝47g，皂矾47g，硼砂15.6g，朱砂1.56g，雄黄1.56g。

制法:除水银外,先将其他 7 种药料混合并在乳钵内粉碎,置于径约 7 寸（22cn）的陶土罐内，在火上徐徐加热，使内容物熔融，立即加入水银，并用力迅速以棒搅拌至把水银搅细,混合于熔融物中,就是水银搅至不见星为度,这一操作称为"结胎"。以下按降丹法升华 1～2 小时，升华物即凝结于下罐、成长柱状结晶。取出待凉后，装于有色密封的玻璃瓶内。

组方 2：朱砂、雄黄各 62.5g，水银、硼砂、火硝、食盐、白矾、皂矾各 47g。

制法:先将朱砂、雄黄、硼砂研细，加入白矾、皂矾、食盐、火硝、水银共研匀，至不见水银星为度。用阳城罐 1 个放微火上，放入药物使其熔化，并继续微火加热使干。再用另一阳城罐合上，用 1.65cm 宽棉纸与、草木灰、黄丹粉研细，以盐卤汁调成之泥按一层泥一层纸糊口上 4～5 次，及糊在药罐上 2～3 层。另在地上挖一小潭，用饭碗盛水放罐底，将无药罐放碗内，以瓦挨潭口四边整齐地铺好，恐炭火落入碗内，在药罐上以生炭火盖之，不可有空处，约燃炷香时间去火，冷定，即得产品。

用法：以清水调丹涂头，大者用丹 2g，小者用丹 0.6g，或以丹薄撒疮面，或和米糊为条插入疮口，外盖膏药。

功效：腐蚀平胬，软坚枯管。

应用：溃疡脓腐难去，或已成瘘管；肿疡成浓不溃及赘疣、瘰疬等症；外敷消散药物效果不显著者。

方解:白降丹主含氯化汞(HgCl₂)及氯化亚汞(Hg₂Cl₂)。其中 Hg₂Cl₂ 含量 80% 以上。

本品常呈白色或微黄色块状，一面光滑，其他各面多数为束针状结晶，或斜方形结晶，透明或微透明。质重、易碎,相对密度为 5.4。有辣味及持久性金属味。有毒，粉末白色。

本草书籍未见收载本品，最初收载本品制造方法为《外科正宗》。各种外科书上记载本品，其制造方法大同小异，用量亦略有不同，一般用《医宗金鉴》上的处方来制造的较多。

注意：此丹专主腐蚀，只可暂用，不可久用。头颈及内脏器官部位禁用纯丹，神经血管丰富的部位慎用。

五、油剂

油剂是用植物油熬炼药物去渣过滤，或浸制而成。也有用动物油脂熬制者，有活血、消肿、定痛、祛风湿的作用。油脂具有柔软、滑润、无板硬黏着的特点，故可以减少对皮肤的刺激作用，主要用于闭合性损伤。局部有创口或皮肤有炎症者禁用。

1. 跌打万花油（又称万花油）

处方来源：《现代中成药》。

组方：红花、独活、三棱、无名异、还魂草、骨碎补、防风、海桐皮、三七、松节油、马钱子、威灵仙、宽筋藤、羊蹄草、桉叶油、血竭、莪术、铁包金、腊梅花、丁香油等。

制法：略。

用法：①敷贴：将万花油装在消毒的容器内，再把消毒纱布放到容器内让药油浸泡片刻，即成为万花油纱布，可直接贴敷。如果是敷在伤口处，应每天换药；如无伤口者，1～3天换药1次。若是不稳定性骨折，用小夹板固定者，换药时不能松开夹板，由夹板中间的间隙泵入药油，让原有的布料吸上即可。②涂搽：把药油直接涂擦在患处；亦可在施行按摩时配合使用。

功效：消肿散瘀，消炎生肌，止血止痛，舒筋活络。

应用：跌打损伤肿痛、水火烫伤、撞击扭伤、刀伤出血等。

2. 伤油膏

处方来源：《中医伤科学讲义》。

组方：血竭60g，红花6g，乳香6g，没药6g，儿茶6g，琥珀3g，冰片6g（后下），香油1500g，黄蜡适量。

制法：上药除香油、冰片、黄蜡外，共研细末，后入冰片再研，将药末溶化于炼过的油中，再入黄蜡收膏。

用法：在施行理伤手法时，涂搽患处。

功效：活血止痛。

应用：跌打扭挫伤，按摩时涂搽作润滑剂。

3. 万应止痛膏

处方采源：《中医伤科用药方法与常用方》。

组方：略。

制法：略。

用法：将患处以温水沐洗擦干。神经痛，风湿腰、臀、筋骨痛等，以药油膏涂痛处3～4次；头痛以手蘸药涂抹额前及鼻梁；筋骨扭挫伤以手蘸药经常涂擦伤处；喘及胸气痛以药膏敷涂胸口、喉头及背部。

功效：活血通络止痛。

应用：用于神经痛、风湿痛、头痛、气喘病胸气痛、骨筋扭挫伤、跌打损伤等。

六、洗搽剂

洗搽剂是中药传统剂型之一，是以中药饮片为原料，经煎煮提取药汁供外用洗搽的药剂。

1. 上肢损伤洗方

处方来源：《中医伤科学讲义》。

组方：伸筋草 15g，透骨草 15g，荆芥 9g，防风 9g，红花 9g，千年健 12g，刘寄奴 9g，桂枝 12g，苏木 9g，川芎 9g，威灵仙 9g。

用法：煎水熏洗患处。

功效：活血舒筋。

应用：上肢骨折、脱位、扭挫伤损后筋络挛缩酸痛。

2. 下肢损伤洗方

处方来源：《中医伤科学讲义》。

组方：伸筋草 15g，透骨草 15g，五加皮 12g，三棱 12g，莪术 12g，秦艽 12g，海桐皮 12g，牛膝 10g，木瓜 10g，红花 10g，苏木 10g。

用法：将上药煎水熏洗患处。

功效：活血舒筋。

应用：下肢损伤挛痛者。

3. 风伤洗剂

处方来源：《林如高正骨经验》。

组方：柚叶 9g，橘叶 9g，侧柏 15g，桑寄生 9g，骨碎补 9g，松针 9g，风不动 9g，桑枝 9g，桂枝 9g，土牛膝 9g，白茄根 9g，穿山龙 9g，忍冬藤 9g。

用法：将上药水煎熏洗患处，每剂加黄酒 60g，每天 1 剂，每天熏洗 2 次。

功效：祛风理湿，和营通络。

应用：损伤后期风湿入络，挛缩痹痛。

4. 四肢损伤洗方

处方来源：《中医伤科学讲义》。

组方：桑枝、桂枝、伸筋草、透骨草、牛膝、木瓜、乳香、没药、红花、羌活、独活、落得打、补骨脂、淫羊藿、萆薢。

用法：将上药煎水熏洗患处。

功效：温经通络，活血祛风。

应用：四肢骨折、脱位、扭挫伤后筋络挛缩酸痛。

5．骨伤洗药

处方来源：《中医骨伤科学》。

组方：海桐皮、透骨草、艾叶、荆芥、红花、川花椒、威灵仙、防风各15g。

用法：将上药水煎熏洗患处。

功效：疏风通络，活血止痛。

应用：损伤后筋肉拘挛，关节功能欠佳。酸、麻木、痛或外感风湿作痛。

6．洗药一

组方：生葱、荆芥（制）、土当归。

用法：上药煎汤趁温热淋洗伤处。

功效：活血，化瘀，止痛，消肿。

应用：跌打损伤。

7．洗药二

处方来源：《仙授理伤续断秘方》。

组方：杜仲30g，五加皮210g，葱1把。

用法：将上药水煎，去渣后淋洗伤处。

功效：舒筋活血，壮筋续骨。

应用：跌打损伤、骨折等。

七、酒剂

酒剂，又称药酒，古时称"醪醴"，是用白酒（含乙醇量65%～72%）或黄酒（含乙醇量50%以上），浸出药材中可溶性成分而成的澄明液体制剂。酒有通血脉、祛风寒、行药势的作用，可加强药力。酒剂有活血定痛、温经散寒、舒筋活络之功，用于闭合性损伤的早期，也可作预防褥疮之用。酒剂与酊剂不同的是，酊剂是用不同浓度的药用乙醇浸出药材中可溶性成分而成的液体制剂。

酒剂和酊剂都是采用浸渍法和渗漉法进行制备。酒剂可口服或外用，口服酒剂如国公酒、五加皮酒等，本节只介绍外用酒剂。

1．茴香酒

处方来源：《中医伤科学讲义》。

组方：茴香15g，丁香10g，樟脑15g，红花10g，白干酒30mL。

制法：将药浸泡在酒中，1周后去渣取酒即可。

用法：外搽患处，亦可在施行理筋手法时配合使用。

功效：活血行气止痛。

应用：扭伤肿痛。

2．舒筋止痛水

处方来源：《林如高正骨经验》。

组方：三七粉 18g，三棱 18g，红花 30g，生草乌 12g，生川乌 12g，当归尾 18g，高粱酒 1000mL。

制法：将药浸泡在酒中，密封，1 个月后启用。

用法：涂搽患处，每天 2 ～ 3 次。

功效：祛风止痛，舒筋活血。

应用：一切跌打损伤局部肿痛。

3．寻痛酒

处方来源：成都中医学院附属医院经验方。

组方：乳香、没药、自然铜、血竭、穿山甲珠、宣木瓜、安桂、川芎、楠木香、续断、独活、炙川乌、羌活、小茴香、炙草乌、川贝母、厚朴、紫荆皮、当归、白芷等。

制法：上药共 300g 加 500mL 白酒的比例浸泡 7 ～ 10 天。

用法：外搽患处。

功效：活血止痛，祛风除湿。

应用：跌打损伤，瘀滞肿痛，风湿拘挛，四肢麻木，骨节酸痛。

4．舒活酒

处方来源：《伤科诊疗》。

组方：樟脑、生地黄、红花、三七、麝香、血竭、冰片、薄荷冰等。

制法：上药用酒浸泡 7 ～ 10 天。

用法：外搽伤处。

功效：舒筋，活血，止痛。

应用：骨折、关节脱位及软组织损伤。

5．紫金酒

处方来源：《中西医结合治疗骨与关节损伤》。

组方：血竭、红花、细辛、白芥子、生地黄各 60g，樟脑、没药各 45g。

制法：将上药浸入 5000mL 中，窗封，勿泄气，浸泡 10 天即可。

用法：用脱脂棉蘸药酒外擦伤处，短天摩擦数十次，使患处先凉后热，亦可配合按摩使用。

功效：消肿定痛，活血散瘀。

应用：跌打损伤，肿胀，青紫，疼痛，骨折筋伤。

6．正骨水

处方来源：广西玉林陈善文祖传秘方。

组方：大力王（又名当归藤、驳骨丹）、刁了棒（又名丢了棒）、救必应（又名碎骨木）、五马巡城、薄荷脑等。

用法：以药棉蘸药液擦患处，重症者用药液湿透棉花敷患处1小时，每天2～3次，忌内服。

功效：活血祛瘀，舒筋活络，消肿止痛。

应用：治疗各种闭合性骨折、软组织损伤及脱臼等。

注释：《中华人民共和国药典》2000年版收载的"正骨水"由九龙川、木香、海风藤等26味药组成，功能主治与本方基本相同。

7．骨友灵

处方来源：《辽宁省药品标准》。

组方：红花、鸡血藤、川乌、威灵仙、防风、蛇蜕、延胡索、首乌、续断、冰片、白醋、白酒。

用法：用药液涂擦患处，并热敷20～30分钟，每次2～5mL，每天2～3次。

功效：活血化瘀，消肿止痛。

应用：骨质增生，软组织损伤，肩关节周围炎，膝关节侧副韧带损伤，半月板损伤，距小腿关节扭、挫伤，腰椎间盘脱出等。

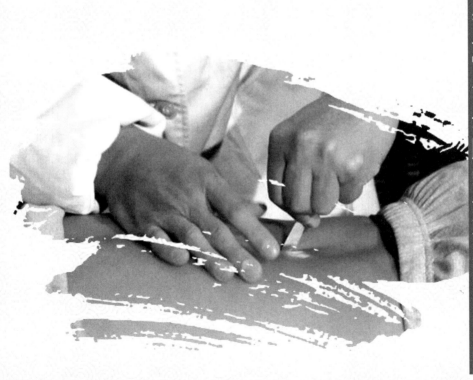

第六章　南詹正骨代表性学术论文

第一节 南詹正骨手法整复小夹板外固定与掌侧锁定钢板内固定治疗老年桡骨远端 C 型骨折的临床观察 ★

尹新生 邓芳文 孙德贵 胡建华 尹书东 廖国平

桡骨远端骨折是指距桡骨远端关节 3cm 以内的骨折，这个部位是松质骨和密质骨交界处，是解剖薄弱的地方，一旦受外力则容易发生骨折，其发生率约占急诊骨折患者 17％。根据 AO 分型，老年桡骨远端骨折多见于 C 型关节内骨折，是涉及关节面的粉碎性骨折。目前临床观点普遍认为需通过手术治疗的方式以恢复关节面平整，恢复正常桡骨高度、尺偏角、掌倾角，以促进骨折愈合。手术治疗老年桡骨远端 C 型骨折的方法包括内固定配合外固定架、切开复位钢板固定等。新一代掌侧锁定钢板对角度稳定进行了改进，被证实对伴随骨质疏松症的老年桡骨远端 C 型骨折患者适用性良好。但也有研究中指出，老年人由于自身年龄较大，骨密度下降，对功能状态的要求偏低，尤其对于合并高血压、糖尿病、冠心病等慢性基础性疾病的患者而言，手术治疗存在一定风险，且手术费用高，因此部分符合手术指征老年患者并不愿意接受手术，更倾向于手法整复小夹板外固定保守治疗。因此，如何根据临床实际情况，在掌侧锁定钢板与手法整复小夹板外固定两种治疗方案中选择最佳方案实施，已成为当前临床人员高度重视的课题之一。目前已有临床研究中发现，掌侧锁定钢板以及小夹板外固定两种治疗方案对老年桡骨远端 C 型骨折均有非常确切的治疗效果。其中，掌侧锁定钢板治疗桡骨远端 C 型骨折对老年患者常见合并骨质疏松骨折块的处理效果良好，可避免固定后钢板松动以及骨折复位后应力丢失的问题，还可降低桡骨远端 C 型骨折所致老年患者病残发生率，掌侧锁定钢板治疗方案下内固定物对骨折面与钢板的贴附关系无严格要求，也不要求双皮质固定骨折，操作简单可靠，可显著缩短手术时间，同时达到令人满意的手术效果；小夹板外固定治疗作为中医领域骨伤治疗的一种特色方法，可通过绷带约束、夹板对骨折端杠杆作用、以及棉压垫对骨折端效应作用力相互配合的方式维持骨折断端复位稳定，通过弹性固定的方式促进成骨的生成与愈合。在本院，对老年桡骨远端 C 型骨折的治疗中，南詹正骨手法整复小夹板外固定也具有较确切的复位效果，因此，本研究拟将南詹正骨手法整复小夹板外固定与掌侧锁定钢板内固定两种治疗方案进行比较，分析其对老年桡骨远端 C 型骨折的临床疗效、愈合时间、影像学资料、腕关节功能评分、患者满意度及术后并发症发生率的影响。

一、资料与方法

1. 老年桡骨远端 C 型骨折诊断标准　参照国家中医药管理局颁发的《中医病证诊断疗效标准》拟定：①病史：患者曾受明确的直接、间接暴力外伤史；②受伤后腕周肿痛、畸形、压痛明显，腕、前臂功能活动受限；③ X 线检查：腕关节正、侧位 X 线片可见明显的骨折移位；④骨折分型：符合桡骨远端骨折 AO 分型 C 型（复杂关节内骨折）：C1：关节内简单骨折（2 块），无干骺端粉碎；C2：关节内简单骨折（2块），合并干骺端粉碎；C3：粉碎的关节内骨折。本研究所有患者均采用以上诊断标准。

2. 纳入标准　①符合诊断标准；②年龄＞60 岁，男女不限；③知情同意，自愿作为受试对象参加临床试验并签署知情同意书。

3. 排除标准　①病理性骨折的患者；②合并有严重的内科疾病的患者，无法耐受手法整复治疗的患者；③合并尺骨骨折、舟骨骨折、腕关节脱位或骨折手法整复失败等患者；④骨折局部有感染或慢性炎症的患者。

4. 剔除标准　①随访资料不全，影响安全性或疗效判断者；②不按规定治疗，无法判断疗效者；③治疗过程中不配合治疗者；④治疗过程中发生意外事件而无法坚持治疗者。

5. 一般资料　根据上述标准，收集本院 2018 年 1 月—2019 年 11 月治疗的老年桡骨远端 C 型骨折患者 120 例；分别对患者的基本信息包括年龄、性别、职业、健康状况等情况进行记录、统计。将 120 例患者根据随机数字表分为治疗组和对照组，每组 60 例。2 组一般资料经统计学处理，无显著性差异（$P > 0.05$），具有可比性。

6. 治疗方法

（1）治疗组：治疗组均接受南詹正骨手法整复小夹板外固定治疗方案，具体如下：根据患者的 X 线片了解病情后，令患者患侧上肢屈曲 90°，使前臂处于中立位，其中一位助手抓住远端肢体，另一助手抓住近端肢体作反向牵引，持续 2 ～ 3min，以骨折远端向背侧成角为例，则医者在骨折部侧方做对向推挤，再用两手拇指把骨折断端由背侧向掌侧按压，同时将置于骨折近端掌侧的双手余指，再纠正掌背侧移位，最后用手指检查骨折端无台阶感后嘱助手徐徐放松，但仍需继续维持牵引，若骨折方向远端向掌侧成角则医者复位方向相反。整复满意后，行小夹板外固定。固定按桡骨远端移位方向，向掌侧移位者采用背伸位夹板固定，向背侧移位者采用掌屈位夹板固定。夹板外固定后，将患肢用三角巾悬吊位。1周后拍X线片复查，若有骨折移位则再次复位。2周后根据情况改中立位或功能位固定。4～6周拆除小夹板外固定，指导患者逐步加强腕关节功能锻炼，小夹板固定过程中按时随访调整松紧度。治疗过程中除早期可服用非甾体抗炎镇痛药物，一律不服用活血消肿或促进骨折愈合的中成药和中药。

（2）对照组：该组患者接受切开复位掌侧锁定板固定术治疗方案，具体如下：采用标准掌侧 Henry 入路，显露骨折断端及远端关节面，直视下了解骨折情况，整复骨折端，恢复桡骨的长度、掌倾角及尺偏角，尽可能使关节面解剖复位，采用克氏针临时固定后，选取适当长度的带角度稳定掌侧锁定钢板，使钢板远端紧贴桡骨远端关节面边缘，C 型臂 X 线机透视满意后，首先在 LCP 远端打入锁定螺钉，尽量紧贴软骨下骨，但确保不能进入关节。术后处理常规使用 3 天抗生素预防感染治疗，2 周拆线。对于术中固定稳定者可不需辅助外固定，否则需加用支具制动 2～4 周。术后即可开始手指、肩、肘等关节活动和屈腕伸腕肌的等长舒缩练习。治疗过程中除早期可服用非甾体抗炎镇痛药物，一律不服用活血消肿或促进骨折愈合的中成药和中药。

7. 观察指标

（1）骨折愈合情况：根据 2 组患者的骨折愈合情况，按骨折愈合标准计算出骨折愈合时间。

（2）术后并发症发生率：统计有无骨折移位、畸形愈合、骨关节炎、肌腱断裂、神经问题等并发症发生情况。

（3）桡骨远端影像学评估测量：2 组患者治疗前及最后一次随访时（第 6 个月时）标准 X 线片上掌倾角、尺偏角、桡骨高度。

（4）腕关节功能情况：在最后一次随访时（第 6 个月时），对 2 组患者采用 Gartland 和 Werley 功能评分系统及 PRWE 评分对患者进行治疗效果评价，并对所有患者进行满意度调查。

8. 统计学方法　计量资料　以（$\bar{x} \pm s$）表示，采用单因素方差分析，然后采用 SNK-q 检验进行组间差异比较；计数资料以百分率表示，构成比的比较采用 χ^2 检验；所有数据均经 SPSS20.0 软件进行统计学处理。

二、结果

1. 组骨折愈合情况比较 全部患者均获得随访，随访时间为 6～13 个月，平均 9.6 个月，所有患者全部愈合，治疗组愈合时间为（5.3±1.5）周，对照组愈合时间为（9.3±2.6）周，2 组在愈合时间上比较有统计学差异（$P < 0.05$）。

2. 组治疗前后掌倾角、尺偏角、桡骨高度情况比较 2 组患者在治疗前和最后一次随访均进行 X 线检查，并由影像学医师进行掌倾角、尺偏角、桡骨高度测量，结果发现 2 组患者在掌倾角、尺偏角、桡骨高度等方面均有显著改善（$P < 0.05$），但掌侧钢板锁定组患者在掌倾角、尺偏角、桡骨高度等方面的改善均优于治疗组（$P < 0.05$）。详见表 6-1。

表 6-1 2 组治疗前后掌倾角、尺偏角、桡骨高度情况比较（$\overline{x} \pm s$）

组别	治疗组			对照组		
	掌倾角	尺偏角	桡骨高度	掌倾角	尺偏角	桡骨高度
治疗前	-10.5±6.5	11.2±5.8	4.2±2.3	-11.5±8.9	10.9±6.1	4.1±2.1
治疗后	5.5±3.4*#	16.5±6.3*#	6.9±3.5*#	8.7±3.6*	21.5±5.2*	10.2±2.9*

注：与本组治疗前比较，*：$P < 0.05$；与对照组治疗后比较，#：$P < 0.05$

3. 2 组腕关节功能评分及患者满意度比较 治疗组患者的 Garland 和 Werley 评分优良率（95.0%）显著高于对照组患者（70.0%），差异有显著性意义（$P < 0.05$）；治疗组患者的 PRWE 评分（28.5±6.5）显著低于对照组患者（33.5±7.1），差异有显著性意义（$P < 0.05$）；治疗组患者的满意度上无显著性差异（$P > 0.05$）。详见表 6-2。

表 6-2 2 组腕关节功能评分及患者满意度比较

组别	Garland 和 Werley 评分					PRWE 评分（$\overline{x} \pm s$）	患者满意度		
	优	良	可	差	优良率（%）		满意	基本满意	不满意
治疗组	48	9	3	0	95.0*	28.5±6.5*	27	32	1
对照组	32	10	12	6	70.0	33.5±7.1	25	33	2

注：与对照组比较，*：$P < 0.05$

4. 术后并发症发生率 治疗组患者复位后有 3 例在 2 周内出现移位，经两次整复后没有出现再次移位，且该组患者无畸形愈合、骨关节炎、肌腱断裂、神经问题等并发症发出现；对照组患者无一例出现钢板松动，但有 10 例出现并发症，其中 5 例患者出现骨折块下沉，但无明显复位丢失，2 例出现拆线后手术切口裂开，2 例出现肌腱刺激症状，1 例出现正中神经麻痹样症状；治疗组患者术后并发症发生率（5%）

显著低于对照组（16.7%）。

三、讨论

在对老年桡骨远端骨折患者临床治疗方法的选择上，患者的骨折分型、损伤机制、合并损伤等因素均会对治疗方法产生一定程度上的影响。截至目前，有关适当治疗老年桡骨远端 C 型骨折还未形成临床共识，这一常见上肢骨折病变仍然缺乏手术或保守治疗的指导意见。笔者对掌侧锁定钢板与南詹正骨手法整复小夹板外固定两种治疗方案进行对比，发现南詹正骨手法整复小夹板外固定治疗组患者的骨折愈合时间短于对照组患者，术后并发症发生率少于对照组，且 Garland 和 Werley 评分优良率高于对照组，PRWE 评分低于对照组；但对照组患者的影像学指标（掌倾角、尺偏角和桡骨高度等）改善优于南詹正骨手法整复小夹板外固定治疗组患者；2 组患者在满意度方面比较无差异。

综合考虑，由于老年患者对功能恢复以及解剖复位的要求偏低，因此不宜盲目强调解剖复位而导致手术治疗范围扩大，建议采用手法整复小夹板外固定治疗方案，可有效减少二次创伤、术后并发症少、腕关节恢复和骨折愈合时间均得到保障。考虑到大多数老年桡骨远端 C 型骨折患者存在不同程度的骨质疏松，针对一些严重骨质疏松患者，我们拟进行进一步探究南詹正骨手法整复外固定治疗方案是否适用于合并严重骨质疏松的老年桡骨远端 C 型骨折患者。

参考文献

[1] 刘杰，李少华，楼列名，等. 掌侧锁定钢板治疗不稳定型桡骨远端骨折疗效及并发症分析 [J]. 实用医学杂志，2010，26（5）：796-798.

[2] 王炜，马会旭，何涛，等. 背侧辅助切开复位植骨联合掌侧锁定钢板治疗桡骨远端粉碎性不稳定骨折的近期临床疗效 [J]. 重庆医学，2016，45（35）：5017-5019.

[3] 韦旭明，孙振中，芮永军，等. 微创掌侧锁定钢板治疗桡骨远端骨折 [J]. 中华创伤杂志，2012，28（11）：1006-1009.

[4] 高杨，刘浩，陈贞庚，等. 外固定架固定术与掌侧锁定加压钢板内固定术治疗 C 型桡骨远端骨折对比观察 [J]. 山东医药，2015，（15）：62-64.

[5] 罗亚平，常小波，王勤业，等. 锁定钢板结合尺骨茎突单螺钉固定治疗桡骨远端伴尺骨茎突骨折 [J]. 中华手外科杂志，2017，33（4）：314-315.

[6] 韦旭明，孙振中，宋骁军，等. 经皮微创和 Henry 入路掌侧锁定钢板治疗

桡骨远端骨折的疗效比较 [J]. 中华创伤杂志，2013，29（2）：141-145.

[7] 高鑫. 老年桡骨远端 C 型骨折掌侧锁定钢板治疗与小夹板治疗疗效比较 [D].
天津：天津医科大学，2018.

[8] 郭清皓，老年桡骨远端 C 型骨折掌侧锁定钢板治疗与小夹板配合中药治疗
疗效比较 [D]. 武汉：湖北中医药大学，2013.

[9] 丘小春. 桡骨远端 C 型骨折手法复位后石膏与夹板外固定的疗效比较研究
[D]. 福州：福建中医药大学，2015.

（原载《云南中医中药杂志》2020 年第 41 卷第 6 期）

＊基金项目：湖南省中医药科研计划项目（201880）

第二节　新伤丸治疗风寒湿痹型膝骨性关节炎的临床疗效及生活质量观察 ★

廖国平　邓芳文　孙德贵　胡建华　尹书东　尹新生

膝骨性关节炎一般见于 50 岁以上的中老年人，该病属于中医"痹证"的范畴，中医认为该病与年老肝肾亏虚，肢体筋脉失养；长期劳损，筋骨受累；外感风寒湿邪等有关。根据中医病因可将膝骨性关节炎分为风寒湿痹型、瘀血阻滞型和肝肾亏虚型等三种类型。其中，风寒湿痹型膝骨性关节炎可能由于感受风寒湿热等外邪，以致形成痰浊、瘀血等瘀阻于局部甚至全身，而致关节发生退变。目前，膝骨性关节炎的主要治疗有塞来昔布、氨基葡萄糖、关节腔注射玻璃酸钠、关节腔清理术、软骨移植术、膝关节置换术、当归四逆汤、独活寄生汤、中药熏洗、中药热敷、中药涂擦、中药贴敷、针灸疗法、推拿疗法、电疗及磁疗等。常宁市中医医院骨伤科采用新伤丸（批准文号：湘药制字 Z20080618）治疗风寒湿痹型膝骨性关节炎，临床疗效确切，但无较规范的临床研究。因此，本研究拟对新伤丸治疗风寒湿痹型膝骨性关节炎的临床疗效进行观察研究，并比较 2 组患者治疗前后的膝关节疼痛评分、

膝关节功能评分、WOMAC 指数及生活质量评分。现报道如下。

一、资料与方法

1. 膝骨性关节炎西医诊断标准　参考 2000 年美国风湿病协会关于膝骨性关节炎的诊断标准：①X 线片显示关节缘骨赘形成，软骨下囊性变或硬化、关节间隙变窄；②近 1 个月内出现反复膝关节疼痛；③晨僵时间 ≤ 30min；④关节液黏稠、清亮，WBC < 2000 个 /mL；⑤活动时有骨摩擦音。

2. 中医辨证标准　参考《中药新药临床研究指导原则》关于风寒湿痹证的诊断标准。①主症：肢体关节酸楚、疼痛，为刀割样痛，痛处固定，患处有肿胀感；②次症：关节活动欠灵活，畏风寒，得热则舒；③舌脉：苔白腻，舌质淡，脉弦或濡。

3. 纳入标准　①符合上述诊断标准及中医辨证标准者；②近 1 个月未接受其他治疗方法者；③患者资料完整，配合研究者；④患者知情同意并签署知情同意书。

4. 排除标准　①关节内感染、关节周围皮肤破溃感染以及其他疾病累及关节者；②继发性急性滑膜炎者；③膝关节严重变形，有手术适应证者；④合并糖尿病等内分泌疾病、代谢性疾病、心脑血管疾病者；⑤对本研究药物过敏者；⑥资料不全或不能配合既定治疗方案治疗者。

5. 一般资料　根据上述标准，筛选患者 100 例；分别对患者的基本信息，包括年龄、性别、职业、健康状况等情况进行记录、统计。将 100 例按随机数字表分为对照组和治疗组，每组 50 人。2 组一般资料经统计学处理，无显著性差异（$P > 0.05$），具有可比性。

6. 治疗方法

（1）对照组：对照组患者均接受常规西医治疗方案，即对照组患者接受口服塞来昔布胶囊（辉瑞制药有限公司生产），每次 0.2g，每日 1 次；口服硫酸氨基葡萄糖胶囊，每次 0.5g，每日 3 次，连续用药 3 个月。对患者治疗前后的膝关节疼痛评分、膝关节功能评分、WOMAC 指数、临床疗效及生活质量评分进行记录统计。

（2）治疗组：治疗组患者均接受口服新伤丸，每次 10g，每日 3 次，连续用药 3 个月。对患者治疗前后的膝关节疼痛评分、膝关节功能评分、WOMAC 指数、临床疗效及生活质量评分进行记录统计。

7. 观察指标及疗效标准

（1）膝关节疼痛评分指标：采用自身感觉疼痛 VAS 量表评分系统对膝关节疼痛进行评估：采用一条 10cm 长的标尺，两端有 0cm 和 10cm 的刻度。0cm 端代表没有疼痛，10cm 端代表特别剧烈难以忍受的疼痛，让患者在膝痛发作时自行标出标尺上自感疼痛的相应位置，然后加以评分。

（2）膝关节功能评分标准：依据 Lysholm 评分标准制定膝关节功能评分表，采用非盲法定期观察与复查，综合评定治疗前后症状总积分的变化。膝关节症状分为8 个项目：①跛行：无～严重或持续性为 5～0 分；②需要支持：无～不能负重为 5～0 分；③交锁：无交锁或别卡感～检查时发现为 15～0 分；④不稳定：无打软腿～步步皆现为 25～0 分；⑤疼痛：无～持续疼痛为 25～0 分；⑥肿胀：无～持续肿胀为 10～0 分；⑦上下楼梯：无困难～不能为 10～0 分；⑧下蹲：无困难～不能为 5～0 分。各项计分相加为总评分，最高 100 分。

（3）WOMAC 指数：膝关节西安大略和麦克马斯特大学骨性关节炎指数（WesLern OnLario ancl Mc-Master Universities OsLeoarLhritis Inclex，WOMAC 指数）：该指数是评估疼痛、僵硬和身体功能障碍的一个多维的疾病特异性自我评估问卷调查量表。该量表包括 5 个疼痛项目、2 个僵硬项目和 17 个涉及日常活动完成困难程度的功能项目。WOMAC 指数采用 VAS 应用版本，24 个项目均采用 100mm 的 VAS 评分尺，范围从 0mm（无疼痛、僵硬或困难）到 100mm（极端疼痛、僵硬或困难），各项得分范围：疼痛 0～5 分、僵硬 0～2 分、困难 0～17 分，总分 0～24 分。

（4）临床疗效标准：①优：症状消失，功能活动正常，WOMAC 指数积分 0～1：0；②良：症状基本消失，关节功能基本正常，能参加正常活动和工作，WOMAC 指数积分下降＞2/3；③中：疼痛基本消失，关节屈伸活动基本正常，参加活动或工作的能力有改善，1/3＜WOMAC 指数积分下降≤2/3；④差：症状未见明显缓解。

（5）生活质量评分标准：选择 SF-36 量表，包括 10 项共 36 个条目，分为 8 个维度，分别是生理功能（PF）、生理角色限制（RP）、躯体疼痛（BP）、总体健康（GH）、活力（VT）、社会功能（SF）、情感角色限制（RE）、心理健康（MH）。前 4 个维度被定义为生理健康内容，后 4 个维度被定义为心理健康内容。通常采用极差变换法将各维度的粗分变换为在 0～100 取值的标准化分，即 S－（X－Min）×100/R，其中 S 为标准化分，X 为粗分，Min 为该维度得分的最小值，R 为该维度得分的极差，即该维度得分最大值减去领域得分最小值。分值越高，表明生存质量越好。治疗前、治疗 1 个月、2 个月、3 个月分别测定 1 次。

8. 统计学方法　计量资料以（$\bar{x}\pm s$）表示，两随机独立样本采用 t 检验；计数资料以百分率表示，构成比的比较采用 χ^2 检验；所有数据均经 SPSS17.0 软件进行统计学处理。

二、结果

1.2 组患者膝关节疼痛 VAS 评分比较　治疗前，2 组患者的疼痛 VAS 评分比较差异无统计学意义（$P > 0.05$）；治疗后 2 组患者的疼痛 VAS 评分均显著低于治疗前，且治疗组显著低于对照组，均 $P < 0.05$，见表 6-3。

表 6-3　2 组患者治疗前后膝关节疼痛 VAS 评分比较（$\bar{x} \pm s$）

组别	n	治疗前	治疗后
对照组	50	4.32 + 1.15	3.87 + 0.73*
治疗组	50	4.37 + 1.19	3.02 + 0.52*#

注：与本组治疗前比较，*：$P < 0.05$；与对照组治疗比较，#：$P < 0.05$

2.2 组患者膝关节功能评分比较　治疗前，2 组患者的膝关节功能评分比较差异无统计学意义（$P > 0.05$）；治疗后 2 组患者的膝关节功能评分均显著高于治疗前，且治疗组显著高于对照组（均 $P < 0.05$），见表 6-4。

表 6-4　2 组患者治疗前后膝关节功能评分比较（$\bar{x} \pm s$）

组别	n	治疗前	治疗后
对照组	50	62.14 + 8.32	76.45 + 8.98*
治疗组	50	62.45 + 8.13	88.34 + 9.86*#

注：与本组治疗前比较，*：$P < 0.05$；与对照组治疗后比较，#：$P < 0.05$

3.2 组患者 WOMAC 指数比较　治疗前，2 组患者的 WOMAC 指数比较差异无统计学意义（$P > 0.05$）；治疗后 2 组患者的 WOMAC 指数均显著低于治疗前，且治疗组显著低于对照组（均 $P < 0.05$），见表 6-5。

表 6-5　2 组患者治疗前后 WOMAC 指数比较（$\bar{x} \pm s$）

组别	n	治疗前	治疗后
对照组	50	12.41 + 3.24	7.56 + 2.18*
治疗组	50	12.48 + 3.52	4.21 + 1.21*#

注：与本组治疗前比较，*：$P < 0.05$；与对照组治疗后比较，#：$P < 0.05$。

4.2 组临床疗效比较　根据临床疗效评价标准计算，治疗 2 周后，对照组中有 11 例临床疗效为优，10 例为良，19 例为中，10 例为差，优良率为 42.0%；治疗组中 13 例临床疗效为优，24 例为良，9 例为中，4 例为差，优良率为 74.0%。χ^2 检验结果显示，差异具有统计学意义（$\chi^2 = 13.115$，$P < 0.05$），见表 6-6。

表6-6　2组临床疗效比较

组别	n	临床治疗效果				优良率 /%
		优	良	中	差	
对照组	50	11	10	19	10	42.0
治疗组	50	13	24	9	4	74.0*

注：与对照组比较，*：$P < 0.05$

5.2 组患者生活质量评分比较　分别比较 2 组生存质量，治疗 1 个月后，2 组患者 PF、RP、BP、GH、VT、SF、RE、MH 均有改善；治疗 3 个月后，2 组患者的 PF、BP、GH、SF 明显改善，与治疗前相比，差异有统计学意义；2 组患者组间比较差异有统计学意义（$P < 0.05$）。但患者的 RP、VT、RE、MH 虽也有一定改善，但差异无统计学意义。提示新伤丸治疗组在生存质量方面较对照组有明显改善，见表 6-7。

表6-7　2组患者生活质量评分比较（$\overline{x} \pm s$）

评价内容	对照组				治疗组			
	治疗前	治疗1个月	治疗2个月	治疗3个月	治疗前	治疗1个月	治疗2个月	治疗3个月
PF	35.41±7.12	39.35±12.12	46.53±9.24*	51.23±11.36*	34.98±6.81	42.11±7.52	59.32±10.36*#	68.31±12.41*#
RP	11.12±5.43	12.21±5.34	12.59±5.46	12.69±6.32	11.15±4.96	12.31±5.24	12.13±5.37	12.48±5.32
BP	25.98±4.93	29.12±5.02	32.41±7.11*	33.45±7.45*	25.81±4.87	±29.41±5.13	36.15±7.46*	41.39±8.03*
GH	35.64±5.63	39.23±6.14	42.32±7.19*	43.49±7.67*	35.76±5.89	39.40±6.24	46.29±7.87*	53.69±8.18*
VT	65.45±11.23	66.25±11.47	66.58±11.73	66.73±11.98	64.98±11.36	65.78±11.51	66.10±11.72	66.49±11.87
SF	36.54±5.93	38.41±6.35	43.22±7.42*	44.15±7.97*	36.87±5.96	38.10±6.54	47.19±7.51*	55.32±8.25*
RE	21.45±9.32	22.18±9.47	22.54±9.76	22.83±9.81	21.12±9.37	22.32±9.44	22.45±9.45	22.61±9.72
MH	65.31±11.46	66.23±11.68	67.14±11.98	67.49±11.82	65.25±11.21	66.43±11.46	67.08±11.58	67.21±11.91

注：与本组治疗前比较，*：$P < 0.05$；与对照组治疗后比较，#：$P < 0.05$

三、讨论

骨性关节炎属于中医"痹证"范畴，中医理论认为筋骨失养、肝脾亏虚是膝骨性关节炎的发病根本，其病机主要是气血不足、肝肾亏虚导致风寒湿邪浸淫留滞、瘀血阻滞。因此，治疗时应遵循祛风除湿、补肝益肾、活血化瘀的原则。本院制剂室生产的新伤丸的中药组方：土鳖虫、茜草、川芎、麻黄、赤芍、红花、生地黄、黄柏、香附、当归、三棱、桂枝、泽兰、地龙、桃仁、三七等 16 种药味，其中桂枝、赤芍、生地黄、香附、当归、红花、麻黄等合用为桂枝汤加减，具有祛风通络、活血止痛等功效；而土鳖虫、地龙、桃红、三七、川芎、泽兰、茜草、三棱则具有通经通络、活血祛瘀等功效；黄柏具有清热燥湿、泻火除蒸、解毒疗疮的功效。现代药理学研究表明，活血化瘀类药物具有改善微循环、扩张膝关节周围血管的功效，可促进病变软组织的修复；祛风除湿药物具有镇痛、抗炎的作用。因此，新伤丸治疗风寒湿痹型膝骨性关节炎具有药理学基础。而本临床研究证实了新伤丸可有效改善患者的临床症状，改善膝关节疼痛症状、WOMAC 指数和膝关节功能评分，并提高患者生理功能和社会功能、改善躯体疼痛、总体健康情况。

参考文献

[1] 孙丕磊. 中药湿热敷联合玻璃酸钠腔内注射治疗膝骨性关节炎（风寒湿痹型）的临床疗效观察 [J]. 中医临床研究，2017，32（9）：81-83.

[2] 谢心军，王林华，严可，等. 独活寄生合剂治疗寒湿阻络型膝关节炎的临床疗效及生存质量观察 [J]. 中国中医骨伤科杂志，2012，20（2）：26-30.

[3] 谭开云，卢敏. 加味独活寄生合剂治疗风寒湿痹、肝肾亏虚型膝骨关节炎临床疗效观察 [J]. 中华中医药学刊，2016，34（2）：425-427.

[4] 鲁俊山，王铠，马勇. 中药湿热敷联合玻璃酸钠腔内注射治疗膝骨性关节炎的临床观察 [J]. 中国中医骨伤科杂志，2016，32（6）：37-40.

[5] 陈瑞莲，刘健，黄传兵，等. 新风胶囊对膝骨关节炎患者血液流变学指标及血栓素、前列环素的影响 [J]. 风湿病与关节炎，2015，4（2）：13-17.

[6] 国家中医药管理局. 中药新药临床研究指导原则（试行）[M]. 北京：中国医药科技出版社，2002：339-334.

[7] Lysholm J, Gillquist J. Evauation of knee ligament surgery results with special emphasis on use of scoring scale[J]. Am JSports Med, 1982, 10 (3): 150-154.

[8] Bellamy N, BuChanan WW, Golcl smith CH, et al. Validationstudy of WOMAC: a health status instmment for measuringclinically important patient relevant outcomes to anti rheumatic drug therapy in patients with osteoarthritis of the hip orknee[J]. J Rheumatol, 1988, 15 (12): 1833-1840.

[9] 国家中医药管理局. 中医病证诊断疗效标准 [M]. 北京：中国医药科技出版社，2012.

[10] 丁心香，王爱国，信金党，等. 膝骨性关节炎中医药治疗进展 [J]. 山东中医杂志，2016，（3）：267-269.

[11] 尹新生，廖国平，尹书东，等. 新伤丸对胫腓骨骨折术后肢体肿胀及疼痛的影响 [J]. 航空军医，2018，46（11）：18-19.

[12] 阳世贤，廖国平，尹新生，等. 新伤丸对胫腓骨远端骨折术后肢体肿胀及疼痛的影响 [J]. 航空军医，2018，46（11）：8-9.

（原载《云南中医中药杂志》2020 年第 41 卷第 2 期）

＊基金项目：湖南省中医药科研计划项目（2017154）

第三节 手法整复夹板外固定治疗儿童尺桡骨远端骨折的临床分析

徐雪荣

一、资料与方法

1. 一般资料 选取常宁市中医医院 2014 年 2 月至 2015 年 2 月收治的尺桡骨远端骨折患儿 50 例作为研究对象，回顾性分析其临床资料。按照治疗方式划分为对照组和观察组，各 25 例，对照组行切开复位内固定治疗，观察组采用手法整复夹板外固定治疗。对照组男女比例为 16：9，年龄为 3 ～ 12 岁，平均（7.5±2.1）岁；12 例为左侧，13 例为右侧；8 例为坠落伤，13 例为车祸伤，4 例为跌伤。观察组男女比例为 18：7，年龄为 2 ～ 12 岁，平均（7.1±1.8）岁；14 例为左侧，11 例为右侧；7 例为坠落伤，15 例为车祸伤，3 例为跌伤。两组患儿在一般资料上对比差异不明显（$P > 0.05$），具有可比性。

2. 手术方法 对照组行切开复位内固定治疗，患儿仰卧，麻醉方式为臂丛神经麻醉，做切口于绕骨远端掌侧，长度为 7mm 左右，入路后牵拉桡侧腕肌、正中神经以及拇长屈肌至尺侧，并为桡动脉提供保护。将骨折端显露出来，如有必要可将腕关节切开并将骨折关节面充分显露，同时开展牵引与复位工作，再用锁定钢板固定桡骨远端掌侧，并于 C 型臂机透视下对钢板位置予以调整，放置螺钉从桡骨远端关节面中穿入。观察组行手法整复夹板外固定治疗，患儿坐位，前屈肩关节，屈曲肘关节为90°；亦可取仰卧位，适当外展肩关节，使前臂处于中立位。一助手将前臂骨折近端固定，操作者并排将拇指在骨折远端背侧放置。余4指将前臂掌侧环绕，对远近端至掌侧轻柔牵引并按压，再将成角逐渐加大，若患儿移位较大可以90°角折，断端骨皮质出现对顶感觉后再骤然反折并成角至背侧，再进行触摸观察复位效果，若满意则轻柔牵引确保骨折断端为平直状态，将消肿膏敷于患侧并向中立位旋转，助手对对位予以维持。再行固定，夹板材质为马粪纸钢丝，共3块，经轻微塑形后在前臂尺侧、掌侧以及背侧放置，背侧板超腕关节到掌指关节，近侧需达尺骨鹰嘴。腕横纹从掌侧板至肘横纹，尺侧夹板相较于其他夹板比较短，长度则一致于掌侧夹板。将棉垫衬于体表处，使用绷带将压垫制作成方垫，开展2点挤压，分别于近折段掌侧与远折段背侧，对松紧度予以检查后将绷带外缠，屈肘90°使其处于中立位，并在胸前悬吊。

3．疗效判定标准　骨折愈合，对线对位优良，外形与功能基本或者完全恢复判定为治愈；骨折愈合对位尚好或者骨折复位效果欠佳，功能恢复较好判定为有效；骨折畸形愈合或者不愈合，局部存在疼痛感，且出现功能障碍。

4．统计学方法　应用软件SPSS20.0统计学处理上述数据，n(％)表示计数资料，组间对比为卡方检验；用标准差（$\bar{x}$）以及均数（±）表示计量资料，组间对比用t检验，对比以$P < 0.05$代表差异有统计学意义。

二、结果

1．两组临床疗效对比　见表6-8。

2．两组愈合时间对比　对照组愈合时间为（59.2±11.5）d，观察组为（49.1±10.5）d，两组对比差异有统计学意义（$P < 0.05$，t＝3.13）。

表6-8　两组临床疗效对比［n（％）］

组别	治愈	有效	无效	总有效率
观察组（n=25）	12	11	2	92.0
对照组（n=25）	6	14	5	80.0
χ^2			4.38	
P			< 0.05	

三、讨论

在儿童骨折中尺桡骨远端骨折所占比例为$3\%\sim6\%$，目前主要疗法为手法整复与切开复位内固定。治疗儿童尺桡骨骨折关键在于固定优良，合理锻炼肘腕关节，采用外固定器材比如夹板等固定骨折部位，利用断端处肌肉内在作用力固定，与骨折位置血液循环相配合，有效治疗骨折。手术切开则解剖复位骨折断端，再利用内固定器械予以固定，促进骨折愈合，角稳定性优良，可防止关节面塌陷与骨折再移位，但是创伤较大，术后并发症发生率高。

手法整复先要详细掌握外力方向、性质、大小、肌肉牵拉以及局部软组织损伤情况等，再反骨折移位过程。伤后及时整复成功率高，越易纠正骨折移位。由于儿童尺桡骨骨折折线多在相同平面，且为短斜形或者横条形，很少出现长斜形或者粉碎性骨折。而完全移位时可完整保存背侧骨膜，不易拉开骨折端，因此在选择手法上单纯提按与牵拉效果较差，折顶对骨折手法效果较高，可反方向还原受伤过程，故而复位效果好。而在复位时还需注重以下要点：①牵引和拔伸时先要轻柔，再逐渐将力度加大，自然牵引，避免骤然用力，防止二次损伤肌肉纤维与神经血管；②尺桡骨远端骨折折线平面一致，骨骼肌肉会将近端尺桡骨向中间拉，整复时将远端向近端拉难以复位，因此助手需夹持分骨，确保两骨间距正常；③若移位重叠传统整复手法效果差，需加大折顶角度，采用提压或者旋触碰法复位；④背向重叠移位大时要正向短缩骨折，再行折顶复位，效果优良。若尺桡骨为双骨折应先调整桡骨，其远端横截面较大，复位后骨折易保持稳定。桡骨稳定被保持后再复位效果较好。固定时由于为短斜形易侧方分离或者移位，因此调节前臂时需旋前旋后，并在中立位固定前臂。复位后开展指掌与关节屈伸锻炼，解除夹板固定后及时锻炼前臂旋转、膝关节旋转以及屈伸等。固定后还要对肢体末梢血循环予以关注，避免出现缺血性肌痉挛或者肢体坏死。对夹板固定布带松紧度予以观察，太松无法固定，易错位，太紧会对肢体血液循环产生影响导致压迫性溃疡；可将患肢抬高，回流血液，缓解水肿；复位固定后需即刻透视或者 X 线片，对骨折复位予以了解，过 3d 后再复查，及时处理相关问题。

本组观察组治疗总有效率为92.0%，对照组为80.0%；对照组愈合时间为(59.2 ± 11.5)d，观察组为(49.1 ± 10.5)d，对比差异明显（$P<0.05$）。与杜鹃研究结果相近。综上所述，手法整复夹板外固定治疗儿童尺桡骨远端骨折临床疗效优良，可快速消退肿胀，加快骨折恢复，减轻患儿痛苦，有推广价值。

参考文献

[1] 洪海斌. 手法整复小夹板固定联合拇指皮肤牵引治疗桡骨远端不稳定性骨折 24 例 [J]. 中国骨伤, 2014, 27 (7): 615-616.

[2] 江平频, 张新武, 黎细平, 等. 手法整复夹板外固定治疗儿童尺桡骨远端骨折的临床疗效观察 [J]. 中国医药指南, 2013, 11 (14): 109-110.

[3] 肖睿. 手法整复夹板外固定与切开复位内固定治疗桡骨远端骨折临床疗效比较 [J]. 现代医药卫生, 2015, 31 (5): 724-725.

[4] 杜娟. 手法整复夹板外固定治疗儿童尺桡骨远端骨折 80 例 [J]. 中国中医药咨讯, 2012, 04 (2): 168.

(原载《健康世界》2015 年第 23 卷第 17 期)

第四节　手法复位超肩关节夹板外固定治疗肱骨外科颈骨折的疗效

徐雪荣

据调查，在全身骨折中肱骨外科颈骨折所占比例为 4%～5%，在肩部骨折中所占比例为 22%。该类型骨折好发于中老年人，且女性更多。肱骨外科颈骨折即肱骨解剖颈下约 3cm 处发生骨折，局部压痛、肿胀、胀痛、肩关节活动障碍、上肢纵轴叩击痛以及上臂上段存在瘀斑为临床主要症状。临床有诸多方法可治疗肱骨外科颈骨折，目前多采用外固定治疗，且手法复位也应用较多。本文为探讨对肱骨外科颈骨折采用手法复位超肩关节夹板外固定治疗的临床疗效，现选取患者 92 例作为研究对象，报告如下。

一、资料与方法

1. 一般资料　选取常宁市中医医院 2014 年 4 月至 2015 年 4 月收治的肱骨外

182

科颈骨折患者 92 例作为研究对象，对其临床资料进行回顾性分析。所有患者均经 X 线检查后确诊。按照治疗方式划分为对照组和观察组，各 46 例；对照组固定方法为开放复位 T 形钢板内固定，观察组为手法复位超肩关节夹板外固定。对照组男女比例为 10∶13，年龄为 12～52 岁，平均（33.5±8.2）岁；5 例为无移位型骨折，3 例为肩关节脱位，20 例为外展型骨折，18 例为内收型骨折。观察组男女比例为 19∶27，年龄为 12～54 岁，平均（34.6±8.9）岁；4 例为无移位型骨折，3 例为肩关节脱位，22 例为外展型骨折，17 例为内收型骨折。两组患者在一般资料上对比差异不明显（$P>0.05$），具有可比性。

2. 手术方法　对照组行开放复位 T 形钢板内固定治疗，做切口于胸大肌与三角肌间沟，入路后为头静脉提供保护，牵开胸大肌与三角肌，将骨折部位充分显露，为肱骨头血运提供最大限度保护，避免广泛剥离与切开。复位骨折后固定主要应用 3～4 孔 T 形钢板，放置钢板时其位置不能对肱二头肌肌腱产生影响。术后外展上臂，防止肩关节处于长时间制动状态，固定时开展肌肉活动练习。观察组行手法复位超肩关节夹板外固定治疗，具体如下。

（1）手法整复：患者仰卧，无须麻醉，使前臂处于中立位。宽布带从患肢胸壁与腋窝绕过，助手将布带拉紧，另一助手将患肢腕部与肘部分别握住，拔伸牵引主要顺着患者纵轴方向。术者于患侧站立，双手将骨折端握住开展手法操作。若患者骨折为外展型操作：患肢处于外展位且角度为 45°～60°，拔伸牵引。术者将折端双手环抱，四肢在骨折远端内侧紧扣，拇指将骨折近端外侧按压住，在拔伸下叮嘱助手将上臂内收至与胸部紧贴，对内向成角予以纠正，并应用内外推端手法对骨折远端向内侧方移动予以纠正。若骨折为内收型操作如下：助手让患肢稍内收或者中立开展拔伸牵引。术者操作与外展型一致，拔伸时叮嘱助手将上臂外展且角度需在 90°以上，对向外成角予以纠正，并应用内外推端法对骨折远端外侧方移动予以纠正。若患者合并肩关节脱位先对脱位进行整复，助手牵引时为轻度外展位，于腋窝处将肱骨头摸准并向外上方推，复位肩关节，结合骨折移位状况予以整复。若患者骨折端向前成角，术者可将侧方移动与内外侧成角纠正后用拇指将骨折端按压住，于牵引下叮嘱助手前屈患肢上臂、举过肩头等，将骨折向前成角纠正。若患者不存在移位型骨折则直接复位，用夹板固定。

（2）超肩关节夹板外固定：整复骨折后应用上臂超肩关节夹板 4 块行外固定。3 块长夹板，肘部为下方终点，超肩钻孔布带并加固打结，用胶布粘合夹板顶端。1 块短夹板，呈蘑菇头样，从腋窝下方一直到肱骨内上踝，大头垫将腋窝部顶住。在上臂外侧与前后分别放置夹板，捆紧时应用横带，将横带加系于超肩关节处以加固，将棉垫垫于腋窝下。复位后开展功能锻炼,初期为腕关节、肘部伸屈、握拳以及上肢肌肉收缩活动,而后前屈后伸肩关节,外固定4周后拆除。

3.效果判定 骨折解剖对位且肩关节完全恢复判定为优;骨折移位 < 0.5cm 且成角不超过 10°,肩关节功能恢复为良;骨折移位不超过 1cm 且成角不超过 15°,相较于健侧患侧肩关节功能相差不超过 30° 为可;骨折移位超过 1cm,成角超过 15°,相较于健侧患侧肩关节功能相差超过 30° 为差。

4.统计学方法 应用软件 SPSS20.0 统计学处理上述数据,$n(\%)$ 表示计数资料,组间对比为卡方检验,对比以 $P < 0.05$ 代表差异有统计学意义。

二、结果

两组手术效果判定见表 6-9。

表 6-9 两组手术效果判定 $[n(\%)]$

组别	优	良	可	差	优良率
对照组($n = 46$)	13	20	8	5	71.7
观察组($n = 46$)	25	17	3	1	91.3
χ^2			7.948		
P			< 0.05		

三、讨论

肱骨外科颈位置为解剖颈下约 3cm,结节向肱骨干移行后形成坚质骨与松质骨交界,故而骨折发生率较高。肱骨头解剖特点为后倾,相交于肘关节横轴与横断面,且致伤原因多为间接暴力,因此向前成角移位比较普遍。本组主要应用手法整复治疗,肱骨头有极大活动量,因此复位时一定要对肱骨头活动予以限制,避免其翻转移位,且肩关节有较大活动范围,联动于肩胛骨、胸锁关节以及肩锁,有较强代偿能力,且骨折处有丰富血运,可快速愈合,因此对于粉碎性骨折无需对解剖复位予以强调,因可通过关节与肌肉锻炼恢复功能。夹板固定时需结合力学原理,夹板需要在肩部以上,压垫放置需结合骨折移位方向,于肩部上方重叠交叉夹板,包扎为"8"字形,如此一来不仅夹板可相互独立还可互相联系,避免骨折移位且固定优良。骨折移位后大小结节变窄且沟床浅,滑动缺乏流畅与平滑性,易导致肱二头肌长腱粘连,且长时间固定会导致关节囊粘连与肌肉萎缩,术后易出现肩周炎,因此手法整复时一定要优良对位对线并早期开展功能锻炼。

　　为确保手术效果，复位后夹板固定应关注以下要点：①关注肢体末梢血循环，防止包扎过紧导致缺血性肌痉挛或者肢体坏死；②对夹板固定布带松紧度予以观察，太松无法有效固定，错位骨折，太紧会诱发压迫性溃疡；③将患肢抬高便于血液循环，缓解水肿，可用三角巾悬吊，睡时肘部用枕头垫高；④骨折未愈合还存在错位可能，因此一定要按时复查。早期开展功能锻炼，促进功能恢复与骨折愈合。由此可将骨折残余移位纠正，恢复患肢功能，对水肿与疼痛症状予以有效缓解，且减少并发症，改善患者生活质量。本组观察组优良率为 91.3%，明显高于对照组 71.7%，对比差异明显（$P < 0.05$）。与崔建峰研究结果相近。

　　综上所述，手法复位超肩关节夹板外固定治疗肱骨外科颈骨折效果优良，可加快骨折愈合，恢复肩关节功能，有推广价值。

参考文献

　　[1] 杨国云，王华举，秦登明，等．手法复位超肩关节夹板外固定治疗肱骨外科颈骨折的疗效 [J]．求医问药（学术版），2012，10（8）：262．

　　[2] 侯树峰．手法整复肱骨外科颈骨折并肩关节前脱位的临床观察 [J]．中国医药科学，2012，02（11）：78-79．

　　[3] 林茂基．手法复位联合小夹板外固定治疗肱骨外科颈骨折临床观察 [J]．中国中医急症，2014，23（12）：2344-2345．

　　[4] 崔建峰．手法复位外固定治疗肱骨外科颈骨折 [J]．中国保健营养（上旬刊），2013，23（8）：4663-4664．

（原载《名医》2015 年 9 月第 6 卷第 9 期）

❀ 第五节 詹氏消瘀酊治疗急性软组织损伤的临床疗效观察

尹新生 孙德贵 廖国平 邓芳文

急性软组织损伤是骨伤科常见疾病，归属于"伤筋"范畴。中医骨伤科治疗除内服中药外，临床以外敷中药为治疗特色。跌仆受损，血离经脉，瘀血阻滞肿胀，气滞不通则痛或瘀血阻滞，郁而发热，局部肿痛灼热。本病治疗当以行血消肿止痛或清热消肿止痛为首务。

目前国内治疗急性软组织损伤的药物较多，常宁市中医医院的医院制剂詹氏消瘀酊，是由南詹正骨祖传处方调配而成，其主要包含桃仁、乌药、生天南星、香附、石菖蒲、三棱、骨碎补、莪术、制川乌等药味。该制剂在本院已经使用40余年，在治疗急性软组织损伤方面取得令人满意的疗效，但是缺乏规范的临床研究。因此，我们课题组拟通过对詹氏消瘀酊治疗急性软组织损伤方面进行观察分析，从而进一步充分证实詹氏消瘀酊治疗急性软组织损伤的临床疗效。

一、资料与方法

1. **临床资料** 根据《中药新药临床研究指导原则（试行）》中急性软组织损伤诊断标准筛选患者160例，分别对患者的基本信息包括年龄、性别、职业、健康状况等情况进行记录、统计。知情同意，自愿作为受试对象参加临床试验并签署知情同意书。将160例患者编号，再根据随机数字表分为两组，每组80人，两组分别为詹氏消瘀酊＋RICE组（观察组）、复方紫荆消伤巴布膏＋RICE组（对照组）。

排除标准：①不符合诊断标准的患者；②急性软组织损伤有肌肉、肌腱等软组织完全断裂者，有皮下血肿及渗血者；③过敏体质，尤其皮肤过敏者；④孕妇和哺乳期妇女；⑤其他疾病影响到损伤局部用药，如皮肤病等患者；⑥未按规定用药，无法判断疗效或资料不全等影响疗效判断者；⑦研究者认为不宜进行临床试验者。

2. 急性软组织损伤诊断标准　参照《中药新药临床研究指导原则（试行）》相关标准制定：①有明显外伤史，疼痛剧烈，局部迅速肿胀，肢体活动功能障碍；②伤处压痛明显，可出现局部青紫瘀血斑，严重者可出现皮下血肿，波动征阳性；③损伤后2周左右，瘀肿大部分消退或转为黄褐色，疼痛逐渐消失，功能恢复或轻度障碍；④少数损伤较重的患者恢复期较长，局部仍然有肿胀或硬结，隐隐作痛，肢体活动受限；⑤X线检查排除骨折、脱位及骨病等。上述4项中凡具有2项者即可诊断。

3. 药品来源　研究中采用的詹氏消瘀酊为常宁市中医院生产的医院中药制剂，获得湖南省医院制剂批准文号（湘制 Z220110538）。

4. 治疗方法　观察组（詹氏消瘀酊＋RICE组）：应用RICE常规处理，即休息（rest）、冰敷（ice）、加压包扎（compression）及抬高患肢（elevation），并采用詹氏消瘀酊喷涂，患处每天喷涂3次，每次持续约8h。1周为1个疗程，治疗1周为1个疗程，并记录3d、1周、2周后的观察结果。对照组（复方紫荆消伤巴布膏＋RICE组）：应用RICE常规处理，并采用复方紫荆消伤巴布膏（上海雷允上药业有限公司生产）。根据损伤部位及范围将统一标准的8cm×12cm大小的巴布膏1～2张敷贴患处。每天换药1次。治疗1周为1个疗程，并记录3d、1周、2周后的观察结果。

5. 观察指标及计分方法　观察患者局部疼痛、肿胀、瘀斑及功能障碍情况等4项指标，必要时摄X线片检查。将患部的疼痛、肿胀、瘀斑及功能障碍情况指标进行量化，按轻重不同分别计分，无症状0分，轻度计1分，中度计2分，重度计3分，计分方法见表6-10，治疗前后分别评定1次患者计分，记录治疗前后患者总计分的差值。

表6-10　急性软组织损伤观察症状计分方法

	疼痛	肿胀	瘀斑	功能障碍
无症状	0	0	0	0
轻度	1	1	1	1
中度	2	2	2	2
重度	3	3	3	3

6. 疗效判定标准　治愈：经治疗，总评分为0分或比治疗前下降8分以上者；显效：经治疗总评分比治疗前下降6～7分者；有效：经治疗总评分比治疗前下降3～5分者；无效：经治疗总评分不变或仅下降1～2分者。

7. 统计学方法　用 SPSS 17.0 统计软件对收集到的数据进行统计学分析。对计数资料的比较用 χ^2 检验，计量资料比较采用 t 检验，检验水准 a ＝ 0.05。

二、结果

1. 两组总疗效比较　观察组的有效率为 100.00％，治愈率为 77.50％；而对照组的有效率为 100.00％，治愈率为 56.25％，表明治疗急性软组织损伤患者，詹氏消瘀酊优于复方紫荆消伤巴布膏见表 6-11。

表 6-11　两组患者治疗 2 周后总疗效比较

组别	n	治愈	显效	有效	无效	有效率	治愈率
观察组	80	42	15	3	0	100	77.5
对照组	80	45	20	15	0	100	56.25

2. 两组治疗前后治疗记分比较（表 6-12）　与治疗前相比较，两组患者治疗后症状记分均明显改善，而观察组改善优于对照组（$P < 0.05$）。

表 6-12　两组患者治疗前后症状计分比较

组别	n	治疗前	治疗后 3d	治疗后 1 周	治疗后 2 周
观察组	80	9.45±0.65	5.12±0.82*#	4.52±0.66*#	2.01±0.56*#
对照组	80	9.71±0.75	7.45±0.53*	6.75±.79*	4.12±0.68*

注：与本组治疗前比较，*：＜ 0.05；与对照组治疗后比较，#：$P < 0.05$

三、讨论

根据中医四诊八纲的理论，软组织的损伤早期属于实证，其病机为筋络受伤、气血受损、血离经脉、瘀积不散，所以早期治疗以活血化瘀、消肿止痛为主。温建强等研究了白药贴膏外敷治疗急性闭合性软组织损伤，发现白药贴膏可显著改善瘀斑、肿胀、压痛及功能障碍等。霍钻云等研究表明，伤科贴治疗急性软组织损伤具有明显的治疗作用。林静吟等研究表明，活络止痛膏治疗急性软组织损伤疗效显著。谭庆琴等研究表明，伤柏膏贴剂外敷治疗急性软组织损伤具有明显治疗作用。张晨等研究发现，玄神活血消肿液能够有效改善急性软组织损伤患者的疼痛、肿胀、压痛、功能障碍等临床症状，具有确切的消肿止痛、促进软组织功能恢复的作用。

詹氏消瘀酊是常宁市中医医院已经使用约 40 年的医院制剂，具有活血化瘀、消肿止痛等功用。本研究结果显示，詹氏消瘀酊能够有效改善急性软组织损伤患者的疼痛、肿胀、瘀斑及功能障碍等临床症状和体征，治疗急性软组织损伤，疗效肯定，且使用方便，是一种较理想的外涂酊剂。

参考文献

[1] 孙树椿. 中医筋伤学 [M]. 北京：人民卫生出版社，1990：25-26.

[2] 温建强，陈志维，何影浩. 白药贴膏外敷治疗急性闭合性软组织损伤的临床研究 [J]. 河南外科学杂志，2009，15（6）：14-15.

[3] 霍钻云，刘东文，朱干. 伤科贴治疗急性软组织损伤临床疗效观察 [J]. 现代医药卫生，2009，25（14）：2096-2098.

[4] 冯小映，林静吟. 活络止痛膏治疗急性软组织损伤的临床疗效观察中 [J]. 中药材，2012，35（6）：1016-1018.

[5] 谭庆琴，沈楚龙. 陈觊，等. 伤柏膏贴剂外敷治疗急性软组织损伤的临床研究 [J]. 中国实用医药，2012，7（21）：1-3.

[6] 张晨，涂艳，张兰文，等. 玄神活血消肿液治疗急性软组织损伤的临床疗效观察 [J]. 中国中医骨伤科杂志，2012，20（6）：3-24.

基金项目：
湖南省中医药科研计划项（201370），项目名称：詹氏消瘀酊治疗急性软组织损伤的临床疗效观察。

（原载《中医临床研究》2014 年第 6 卷第 22 期）

第六节　南詹骨科中药制剂促进下肢骨折愈合临床疗效观察

阳世贤　陈　艳　廖国平

骨折（fracture）是指由于外伤、病理等因素引起的骨质部分连续性中断的一种疾病，其主要临床表现为骨折部位的疼痛、肿胀、功能障碍、骨擦音或骨擦感、异常活动等，同时可伴有发热、休克等全身症状。人体主要负重任务由下肢骨承担，由于其离地面较近，因此易受外界直接暴力引起相应部位的骨折。下肢骨中的胫腓骨表面软组织覆盖较少，易发生开放性骨折，其骨折具有感染率高、不愈合率高等特点，增加了治疗难度。南詹骨科中药制剂所特有的促进骨折局部血肿吸收、改善患处血液循环、刺激成骨因子分泌、促进钙盐沉积等治疗作用，在湘南地区享有盛名。2008年1月至2012年1月，常宁市中医医院对100例下肢骨折患者选用南詹骨科中药制剂进行治疗，取得了较好疗效，现报道如下。

一、资料与方法

1. 一般资料　本组患者共100例，将其随机分为观察组和对照组各50例。观察组男31例，女19例；年龄10～76岁，平均（48.5±6.9）岁；骨折类型：股骨干骨折14例，单侧胫腓骨骨折21例，单侧胫骨骨折11例，双侧胫腓骨骨折4例。对照组男29例，女21例；年龄12～79岁，平均（47.3±7.8）岁；股骨干骨折13例，单侧胫腓骨骨折18例，单侧胫臂骨骨折15例，双侧胫腓骨骨折4例。两组患者的年龄、性别、骨折部位、类型等经过统计学分析，差异不具有统计学意义（$P > 0.05$）。

2. 药品来源　研究中采用的新伤丸、舒筋接骨丸以及补骨丸等南詹骨科中药制剂为常宁市中医院生产的医院中药制剂，均获得湖南省医院制剂批准文号。

3. 诊断标准　①病史：患者有明确的直接、间接暴力外伤史；②局部症状：骨折局部疼痛、压痛、肿胀、功能障碍、畸形，骨擦音或骨擦感，异常活动等；③全身症状：可有发热、休克等全身症状，但无明显并发症患者，其全身症状不明显或不严重；④影像学诊断：X线平片提示骨的完整性、连续性中断，即可明确骨折诊断。本研究所有患者均采用以上诊断标准。

4. 治疗方法　所有患者骨折部位的复位内固定均由同一手术小组完成，术后均常规进行引流、抗感染、镇痛、补充相关营养素等治疗。观察组患者在此基础上，根据骨折愈合不同时期，服用不同类型中药组方（服药剂量均为1剂／天），具体如下：骨折初期（即术后1～2周），使用新伤丸进行理气镇痛、活血化瘀等治疗，中药组方为：土鳖虫、茜草、川芎、麻黄、赤芍、红花、生地黄、黄柏、香附、当归、三棱、桂枝、泽兰、地龙、桃仁、三七；骨折中期（术后3～8周），主要使用舒筋接骨丸进行接骨续筋治疗，中药组方主要为：续断、杜仲、骨碎补、莪术、红花、牡丹皮、大伸筋、黄芪、当归、白芍、川芎、防己、陈皮、牛膝、制何首乌；骨折后期（术后8周及以后），主要使用补骨丸进行养血补气治疗，中药组方为：熟地黄、泽泻、五味子、锁阳、狗脊、枸杞子、牡丹皮、牡蛎（煅）、山药、巴戟天、茯苓、当归等。

两组患者术后根据情况定期随访，随访内容主要为X线检查骨折愈合情况。

5. 骨折愈合标准　　参考第七版《外科学》的有关标准制定。临床愈合标准：
①局部无纵向叩击痛、压痛、异常活动；②影像学检查：X线示骨折部位有连续性
骨性骨痂通过，骨折线模糊或消失；③外固定解除后，上肢可向前平伸持重1kg达
1min，下肢不扶拐可在平地步行3min且不少于30步；④骨折处观察2周不变形。
骨性愈合标准：①符合上述临床愈合标准；②X线平片显示有连续骨性骨痂通过，
骨折线消失或即将消失。

6. 疗效评价　　临床痊愈：患者骨折愈合时间至少提前1/3，且骨折达临床愈合
标准；显效：骨折愈合提前时间为1/4～1/3，且骨折达临床愈合标准；有效：骨折
愈合提前时间为1/5～1/4，骨折达临床愈合标准；无效：骨折愈合时间与正常骨
折愈合时间相比无明显差异，且临床总有效率＝［（临床痊愈＋显效＋有效）例数／
总例数］×100％。

7. 统计学方法　　计量资料以（$\bar{x} \pm s$）表示，随机独立样本采用U检验；计数
资料以百分率表示，率的比较采用χ^2检验；疗效比较采用成组设计两样本比较的秩
和检验，选用Z统计量；所有数据均经SPSS17.0软件进行统计学处理。

二、结果

1. 两组术后肿痛减轻、消失时间比较　　观察组纵向叩击痛、肿胀开始缓解时间
较对照组显著缩短（$P < 0.05$）；观察组压痛、肿胀消失的时间较对照组显著缩短
（$P < 0.05$），见表6-13。

表6-13　两组治疗后肿、痛开始减轻与开始消失时间比较（d）

组别	n	纵向叩击痛		压痛		肿胀	
		减轻时间	消失时间	减轻时间	消失时间	减轻时间	消失时间
观察组	50	7.52±3.58	21.22±6.82	6.32±3.58	19.83±6.45	5.13±3.12	12.56±5.24
对照组	50	9.38±4.42	22.12±7.43	6.48±3.42	22.52±6.42	8.14±4.39	15.21±6.38
U	—	-2.31	-0.67	-0.23	-2.09	-3.95	-3.56
P		0.023	0.504	0.819	0.039	0.000	0.001

2. 骨折愈合时间　　观察组的临床愈合和骨性愈合时间较对照组显著缩短（$P <$
0.05），见表6-14。

表 6-14　两组患者的骨折愈合时间比较（周）

组别	n	临床愈合时间	骨性愈合时间
观察组	50	8.9±4.3	13.85±5.8
对照组	50	13.4±4.2	16.8±6.1
U	—	-5.29	-2.52
P		0.000	0.013

3. 临床疗效　两组患者的总有效率分别为 92.0% 和 76.0%，对总有效率采用 χ^2 检验（$\chi^2 = 4.762$，$P < 0.05$），见表 6-15。

表 6-15　两组患者临床疗效比较

组别	n	临床疗效				总有效率
		临床痊愈	显效	有效	无效	
观察组	50	20（40.0）	18（36.0）	8（16.0）	4（8.0）	46（92.0）
对照组	50	10（20.0）	20（40.0）	8（16.0）	12（24.0）	38（76.0）
统计量	—	$Z = -2.471$　$P = 0.013$			$\chi^2 = 4.762$　$P = 0.029$	

三、讨论

外伤性骨折是一种由于直接、间接的外界暴力引起骨的完整性、连续性中断的疾病，骨折后引起骨断筋伤，经络阻断，恶血留内，气血凝滞，不通则痛，故骨折局部常常出现不同程度的压痛、纵向叩击痛；离经之血溢于肌肤，引起组织水肿，进而导致静脉、淋巴回流受阻，引起骨折局部的肿胀。同时，骨折引起骨断筋伤，故可以引起骨擦音、骨擦感、假关节活动等。骨折的愈合过程是一个复杂的组织生理修复过程，特别对于下肢骨折中的胫腓骨骨折，由于其表面软组织较少，易发生开放性骨折、感染等并发症，骨折后由于血供不足，骨折恢复较慢，易导致发生延迟愈合、骨不连、血肿等并发症。因此，如何提高骨折临床疗效，最大限度地降低骨折并发症的发生，已成为临床医生关注的重点。祖国医药在这方面有卓越贡献，中医中药具有其他药物难以比拟的优势，可改善骨折部位的血液循环，促进骨折局部血肿吸收，同时有效刺激成骨细胞因子的分泌，最大程度促进钙盐沉积，有利于提高骨折的临床疗效和降低并发症的发生率，从根本上提高患者的生活质量。

骨折的中医药治疗应当分期进行。南詹骨科认为骨折的愈合过程主要是祛瘀、新生、骨合三个过程，据此将骨折愈合分为骨折初期、中期、后期。在骨折初期，由于骨折局部骨断筋伤、经络阻断、气滞血瘀，故此期应在重要组方中更多地应用理气镇痛、活血化瘀的药物。在骨折中期，瘀虽去但尚未尽，肿虽退但尚未消，故此期应滋肝补肾，以强筋骨，故应多使用和血止痛、接骨续筋的中药。骨折后期为骨合期，此期主要特点是骨合但不坚，故应继续滋肝补肾、补气益血，从而促进骨痂形成和骨痂塑形。本研究通过分期进行治疗，经统计学分析，观察组通过 3 个阶段的治疗，笔者发现观察组术后纵向叩击痛减轻时间、压痛消失时间、肿胀减轻和消失时间、骨折愈合时间均较对照组明显缩短（$P < 0.05$）；观察组总有效率明显高于对照组（$P < 0.05$），但观察组患者压痛减轻的时间、纵向叩击痛消失的时间与对照组相比，差异不具有统计学意义（$P > 0.05$），故对于中药组方尚需进一步调整，以求达到最佳效果。

总的来说，合理运用复方中药制剂对骨折进行分期治疗，可有效减轻患者术后临床症状，有效缩短骨折愈合时间，有效提高骨折治疗有效率，值得临床推广运用。

参考文献

[1] 孙泽方. 中医促进胫腓骨中下骨折愈合23例临床分析 [J]. 中国中医药咨讯，2010，2（9）：78.

[2] 吴在德，吴肇汉. 外科学 [M]. 7 版. 北京：人民卫生出版社，2008：680-720.

[3] 龙智铨，汤梅玲. 自然铜不同服法在治疗肱骨近端骨折中的疗效观察 [J]. 广西中医药，2010，25（2）：28.

[4] 孙月华. 骨不连的研究现状 [J]. 中华创伤骨科杂志，2010，7（5）：415-419.

（原载《亚太传统医药》2013 年第 9 卷第 10 期）

❀ 第七节　中药内服外洗配合康复训练治疗桡骨远端骨折 41 例

陈一帆

　　桡骨远端骨折是指距桡骨远端骨关节面 3cm 以内的骨折，是骨科临床中较常见的骨折类型，由于该部位位于皮质骨与松质骨交界处，是解剖薄弱的部位，中老年人尤其是女性在外力作用下极易发生骨折，其发生率约占急诊骨折的 17%。而腕关节是诸关节中活动频率高、功能恢复要求高的关节，因此骨折后如何尽可能地恢复腕关节功能显得尤为重要。2010 年 1 月以来，笔者采用中药内服外熏洗配合康复训练治疗桡骨远端骨折患者 41 例，取得较满意疗效，并与单用手法复位和康复训练的 42 例作对照观察，现总结报告如下。

一、临床资料

　　1. 一般资料　　两组 83 例均为 2010 年 1 月至 2013 年 1 月于常宁市中医医院骨科诊治的桡骨远端骨折患者，按治疗先后顺序采用随机数字表将其分为治疗组和对照组。治疗组 41 例中，男 17 例，女 24 例；年龄 19 ～ 72 岁，平均（42.3±13.1）岁；左侧骨折 15 例，右侧骨折 26 例。对照组 42 例中，男 18 例，女 24 例；年龄 18 ～ 71 岁，平均（41.5±13.7）岁；左侧骨折 17 例右侧骨折 25 例。两组患者在性别、年龄、骨折部位等方面比较，差异无统计学意义（$P > 0.05$），具有可比性。

　　2. 诊断标准　　参照《中医病证诊断疗效标准》中桡骨下端骨折的诊断标准拟定。①患者均有外伤史多为间接暴力所致；②伤后腕关节周围肿胀、疼痛前臂下端畸形，压痛明显，腕关节和前臂旋转活动功能障碍；③X 线检查诊断为桡骨远端骨折。

　　3. 纳入标准　　符合上述诊断标准，并排除手术治疗的患者、开放性桡骨远端骨折患者、合并有肢体其他部位骨折的患者、局部伤口感染或合并皮肤病者等。

二、治疗方法

1. 对照组　予手法复位及康复训练。患者来院后即行手法复位，复位后 X 线检查显示对位良好后采用夹板外固定或石膏外固定 4～6 周，外固定期间均接受骨折后常规治疗和护理，并接受康复训练。方法：手法整复后当天即开始指导患者进行未制动关节，如掌指关节、指间关节的活动，肿胀减轻后开始做肩、肘关节主动运动，以及腕关节周围肌肉的等长收缩训练。经 X 线检查证实，骨折临床愈合后去除外固定，进行腕关节及前臂旋转活动训练。去除外固定后均连续治疗 4 周。

2. 治疗组　在对照组治疗基础上采用续断复健汤内服外熏洗治疗。方药组成：续断 20g，骨碎补 15g，牛膝 15g，桑寄生 15g，五加皮 10g，海桐皮 10g，伸筋草 10g，当归 15g，川芎 10g，延胡索 10g，猪苓 10g，木瓜 10g。上述药物加水 500mL 煎汤，分早晚两次温服；第 2 次服用后取药渣置于布袋内将袋口扎紧加水 2000mL 再煎。药液沸腾后将药液倒入盆内置于熏蒸架下，对已暴露的患处利用热气熏蒸。并适当变换患肢位置，使关节各部位均得到充分熏蒸。其过程中应注意防止温度过高导致烫伤。待药液温度降至 38℃ 左右时，将患处浸于药液中，并用小毛巾持续淋洗，药液凉后抹干患处。每天 1 剂，7d 为 1 个疗程，适时辨证加减，持续治疗 4 个疗程。

三、疗效观察

1. 观察指标　观察两组患者治疗后腕关节功能活动情况，测量腕关节掌屈、背伸角度、前臂旋前旋后角度和握力等，并由患者自己对腕关节疼痛程度做出主观评价，采用 VAS 视觉模拟评分法。对安静时和活动时两种不同状态下的疼痛程度进行评分。

2. 疗效标准　参照 Femanclez 标准拟定。优：无疼痛或畸形，腕关节和前臂活动正常或接近健侧，手的握力为健侧的 80% 以上；良：腕关节偶有疼痛感，无畸形，剧烈活动时受限，活动度中度受限（＞70%），手的握力为健侧的 70%～80%；可：腕关节常有疼痛感，工作活动时受限，手的活动度为健侧的 40%～70%；差：日常工作和活动中持续疼痛，手的活动度小于健侧的 40%，手的握力小于健侧的 40%，手指僵硬。

3. 统计学方法　所有数据均采用 SPSS 16.0 统计软件进行分析，计量资料用 $(\bar{x}\pm s)$ 表示，两组计量资料比较采用 t 检验，两组计数资料比较采用 χ^2 检验，$P<0.05$ 表示差异具有统计学意义。

4. 治疗结果　见表 6-16。

表 6-16 两组治疗结果及疗效比较（例）

组别	n	优	良	可	差	优良率%
治疗组	41	22	10	6	3	78.0[a]
对照组	42	18	9	10	5	64.3

注：与对照组比较，[a]：$P > 0.05$。

5. 两组治疗后腕关节不同状态下的疼痛评分比较 见表 6-17。

表 6-17 两组治疗后腕关节不同状态下的疼痛评分比较（$\bar{x} \pm s$，分）

组别	n	安静时	活动时
治疗组	41	1.2 + 0.4a	2.5 + 0.7[a]
对照组	42	2.3 + 0.7	3.8 + 1.1

注：与对照组比较，[a]$P < 0.05$

四、讨论

桡骨远端骨折的发患者群多为老年人，尤其是绝经后的老年女性，因为这类人群有骨质疏松的基础，当发生间接暴力（如摔倒）等时就易发生骨折。骨折经过早期的血肿炎症机化后，断端周围软组织形成了瘢痕结缔组织，关节囊粘连、纤维化等可导致关节僵硬，活动度明显减退；另外，骨折本身带来的疼痛使患者产生惧怕情结，长此以往，患肢肌肉产生失用性萎缩，进一步加重关节的功能障碍。因此，桡骨远端骨折患者手法复位后，如何尽可能地恢复患者关节功能并减少疼痛是后期治疗本病的关键。康复疗法是目前临床中公认的能较快较好恢复骨折患者关节功能的疗法，该法通过早期训练制动关节的邻近关节功能，逐步过渡到制动关节周边肌肉的等长收缩，最后进行制动关节的肌力训练和关节功能训练。阶段性的训练明显改善了患者的关节功能，并在一定程度上减轻了局部疼痛。

中医学认为，"肢体损伤于外，气血损伤于内"。外伤后局部气滞血瘀，加之制动后筋脉闭阻，气血津液运行不畅，筋骨关节失去气血津液的濡养，"不通则痛、不荣则痛"，久之则肌萎筋缩，骨关节凝滞僵硬，活动受限。治疗当以续断复折、行气活血为主，故笔者自拟续断复健汤内服外熏洗治疗。方中续断、骨碎补续断复折，疗伤止痛；牛膝、桑寄生、五加皮补益肝肾、强筋健骨；海桐皮、伸筋草、木瓜舒筋活血；配当归、川芎更是加强行气活血之效；辅以延胡索止痛；猪苓消肿。共奏疗伤、止痛、行气、活血之效。另外中药内服后，利用剩余的药渣熏洗治疗，一则药液可通过热力和药力作用于皮肤，使腠理开，促进局部血液循环；二则药物直达病所，加强活血通络效果；三则熏洗的热量和药效可减轻骨折部位局部组织的张力，缓解周围组织的紧张，配合功能锻炼，有助于缓解粘连，促进功能恢复，并减轻疼痛；四则经济简便，节约了药材资源。

本临床观察结果显示，两组患者经过治疗后关节功能均得到较好的恢复。治疗组恢复情况略优于对照组（$P < 0.05$），且在疼痛的改善方面明显优于对照组，这可能与中药内服外熏洗与康复训练有协同作用有关，但其机制还需进一步深入探讨。

参考文献

[1] 彭斌，王健，毛峰，等．手术与石膏外固定治疗桡骨远端不稳定骨折疗效比较 [J]．中国骨伤，2013，26（1）：41-46．

[2] 国家中医药管理局．中医病证诊断疗效标准 [M]．南京：南京大学出版社，1994：168．

[3]Van Cauwelaert de Wyels J, De Smet L.Corrective osteotomy formalunion of the distal radius in young and middle-aged patient: anoutcome study[J].Chir Main, 2003, 22（2）：84-89.

[4] 杨能．桡骨远端骨折的研究进展 [J]．中国现代手术学杂志，2012，16（1）：73-75．

[5] 李庆波，王传英，霍延青，等．老年桡骨远端不稳定骨折术后早期康复干预对腕关节功能恢复的影响 [J]．中国老年学杂志，2009，29（18）：2382-2383．

（原载《湖南中医杂志》2013 年 8 月第 29 卷第 8 期）

第八节　消瘀止痛膏外敷治疗骨伤三期局部肿胀疼痛 36 例观察

欧礼

骨折是指骨的完整性和连续性受到破坏，之后引起疼痛、肿胀、青紫、畸形等主要表现症状的疾病。骨折的分类较多，根据骨折程度可分为完全性骨折和不完全性骨折两种；根据骨折和外界相通的情况可分为开放性骨折和闭合性骨折两种。骨折后患者的脉络受到损伤，气机运行不畅，营卫离经，血液瘀滞于肌肤腠理之间，产生疼痛。本文通过对常宁市中医医院收治的骨伤三期局部肿胀疼痛患者的研究，观察并总结使用消瘀止痛膏外敷进行治疗取得的临床疗效，现将分析报道如下。

一、资料与方法

1. 一般资料　本组研究的对象是常宁市中医医院在 2009 年 12 月至 2011 年 2 月收治的 36 例骨伤三期局部肿胀疼痛的患者。其中男性 20 例，女性 16 例，年龄在 12～82 岁，平均年龄为 39.6 岁，所收治的患者中有 20 例为关节骨折，16 例为长骨骨折，临床中均以肿胀、疼痛、灼热、行走困难、功能性障碍导尿管为主要表现。将所有的患者随机分为两组，观察组和对照组，每组各 18 例，两组患者在性别、年龄、骨折类型、临床表现的肿胀程度等方面进行比较均无显著性的统计学差异（$P > 0.05$），具有可比性。

2. 治疗方法　首先给予所有的患者以常规的骨伤治疗方法，如传统的中医手法复位加小夹板固定的治疗方法，另外还要给予患者常规的抗炎、舒筋活络的辅助治疗，然后观察组在此基础上给予常宁市中医医院自制的消瘀止痛膏外敷进行治疗，而对照组不再加用其他的治疗方法。

本组研究中观察组使用的消瘀止痛膏主要由土鳖虫、茜草、赤芍、红花、生地黄、香附、当归、三棱、桂枝、泽兰、地龙、桃仁、石菖蒲各 100g，川芎 60g，麻黄、黄柏各 50g，三七 30g 等药物及剂量比例组成。其制作方法为：将以上 17 味药，粉碎成细粉，过 100 目筛，混匀，再将凡士林熔化，药粉与凡士林按 1：3 混匀，冷却后装瓶备用，有效期一年。用的时候要根据患者的局部肿胀的实际情况，选取适量的药物，将其摊抹在 20cm×15cm 的皮纸上，之后贴于患者相应的肿胀部位，并用绷带将其包扎。骨折经整复之后，在敷上药物后还应用夹板将其夹缚住，固定。根据患者的实际情况可以 1～2d 换一次药物，连续 3～5d 后肿胀疼痛便可以有所消退。消瘀止痛膏主要适用于骨折、软组织受到损伤，发生局部肿胀、灼热、疼痛等症状的患者；也可以用于风湿、类风湿和痛风等疾病的治疗中。

3. 统计学处理　本组研究中的数据通过 SPSS 13.0 的统计学软件包进行统计学处理，计量资料采用"均数 ± 标准差"表示，组间差异进行 t 检验，计数资料用卡方检验，有显著的统计学差异表示为 $P < 0.050$。

二、结果

两组患者经过治疗后，结果显示：观察组中患者局部肿胀疼痛的消失时间为1.5～4d，平均为（3.11±0.68）d；对照组中患者肿胀疼痛的消失时间为3.5～6d，平均为（4.52±0.84）d，两组患者的肿胀疼痛消失时间比较有显著性的统计学差异（$P < 0.05$），见表6-18。

表6-18　两组患者局部肿胀疼痛的消失时间

组别	例数	局部肿痛消失时间（d）	平均消失时间（d）
对照组	18	1.5～4	3.11±0.68
观察组	18	3.5～6	4.52±0.84
P值	—	＜0.05	＜0.05

三、讨论

当人体骨骼受到损伤时，会使得经络也受到损伤，之后变化气机不畅，在肌肤腠理之间形成血液瘀滞积聚。中医中有言"通则不痛，痛则不通"，正是如此，血液瘀滞之后局部便会发生肿胀疼痛,气滞也会引起局部发生肿胀疼痛。《正体类要》指出："肢体伤于外，则气血伤于内，营卫有所不贯，脏腑由之不和。"气滞血瘀是外伤及骨折的病理改变的核心内容,因此骨伤患者的主要治疗原则就是祛瘀生新。在古书《疡医大全》中有云："有跌伤骨折，宜活血化瘀为先，血不活则瘀不去，瘀不去则骨不能接也。"

骨伤患者后期表现有肿胀疼痛是临床中较为常见的表现，主要是由于毛细管的通透性增加，小血管破裂、出血，使得组织间隙中有外渗的血管内液，因此形成肿胀。另外，肌肉见反射性的经络和疼痛会使得静脉回流发生障碍，使通透性增加，血管壁扩张，形成组织间质水肿。临床中如果不及时对患者出现的肿胀疼痛症状进行改善和纠正，将会对骨伤的愈合造成影响，严重者可能使骨伤处边缘的皮肤坏死，局部皮肤供血进一步受到障碍，对损伤组织的修复造成影响，影响骨折愈合。因此，临床中对于骨伤后期的局部肿胀疼痛的预防和治疗有着非常重要的意义。临床中使用外敷药物进行治疗是骨伤科治疗中非常重要的一种方法，更是一种中医药特色治疗方法，其治疗效果显著有效。外敷给药可以对患者损伤肿胀疼痛部位直接产生作用，直达患处，起到舒经活络、消肿散瘀，促进血液运行的目的。使用外敷药物进行治疗时一般以清热凉血、消肿散瘀、调节气血运行、强壮筋骨为主要的治疗目的，正好也就符合了骨伤的治疗原则，在使用时还应配伍选取合适的药物综合进行治疗。

本组研究中使用的消瘀止痛膏主要是由土鳖虫、茜草、赤芍、红花、生地黄、香附、当归、三棱、桂枝、泽兰、地龙、桃仁、石菖蒲、川芎、麻黄、黄柏、三七等药味组成。其中，土鳖虫破血逐瘀、续筋接骨，茜草凉血止血、活血通经，赤芍清热凉血、散瘀止痛，红花活血通经、祛瘀止痛，生地黄清热凉血、养阴生津，香附疏肝理气、调经行气止痛，当归补血活血、调经止痛，三棱破血行气、消积止痛，桂枝发汗解肌、温经通脉、通阳化气，泽兰活血调经、通经、利水消肿，地龙清热息风、通络，桃仁活血逐瘀，石菖蒲开窍宁神、化湿和胃，川芎活血行气、祛风止痛，麻黄发汗、利尿、平喘，黄柏清热燥湿、三七化瘀止血、消肿定痛。几味药物同用，共奏清热凉血、散瘀止痛、活血通经、消肿行气的功效。本组研究结果表明，使用中药消瘀止痛膏外敷治疗骨伤三期局部肿胀疼痛，患者临床消肿去痛时间为（3.11±0.68）d，而在对照组中患者肿胀疼痛的消失时间为（4.52±0.84）d。两组的消肿去痛时间比较，存在有显著性的统计学差异（$P < 0.05$）。

综上所述，临床中使用中药消瘀止痛膏外敷治疗骨伤三期局部肿胀疼痛，可以取得满意的疗效，明显缩短患者肿胀疼痛的消失时间。方药具有非常良好的清热凉血、痛经活络、消肿止痛、行气化瘀的功效，值得在临床中进一步推广应用。

参考文献

[1] 孟照明，孟照亮，王丰泽. 孟氏膏药治疗骨伤三期局部肿胀 260 例病例观察 [J]. 中外健康文摘，2010，7（35）：407-409.

[2] 江志秀. 消瘀止痛散外敷治疗骨伤三期局部肿胀疼痛 [J]. 四川中医，2005，23（5）：79.

[3] 陈军. 骨伤后期肢体肿胀的中医治疗 [J]. 中国中医药咨讯，2010，35（2）：79-80.

[4] 赵作义. 中医药治疗骨伤病的体会 [J]. 内蒙古中医药，2010，29（6）：20.

（原载《中国医药指南》2012 年 3 月第 10 卷第 7 期）

第九节 三角木板架外固定治疗儿童新鲜股骨干骨折 260 例

尹新生 雷怀钰

笔者于 1990 年 1 月—2010 年 7 月采用手法整复杉木皮夹板加三角木板架外固定治疗儿童新鲜股骨干骨折 260 例,取得了较满意的疗效,并与采用骨牵引或皮牵引配合小夹板固定治疗的 260 例作对照观察,现报告如下。

一、临床资料

治疗组 260 例中,男 142 例,女 118 例;年龄最大 12 岁,最小 1 岁,平均 6 岁。对照组 260 例中,男 132 例,女 128 例;年龄最大 13 岁,最小 4 岁,平均 5.5 岁。两组性别、年龄等资料比较差异均无显著性($P > 0.05$),具有可比性。

二、治疗方法

1. 治疗组

(1)三角木板架的制作:三角木板架制作的原理是依据三角几何中的勾股定律,"勾板"置于大腿下,"股板"置于小腿下,底面为"弦板"放在床面上,亦称底板。木板的厚度以 1 ～ 1.5cm 为宜,木板的宽度以患儿大腿平放在平面上(指伤肢)最宽部位测量为准。三角木板用钉子钉好后,将 90° 角的尖顶用锯子锯平,以防刺激腘窝部。最后在三脚架的大腿及小腿安放板上铺一层约 0.5cm 厚的卫生纸,并用纱布绷带缠绕包裹好后即可使用。

(2)手法整复:患儿仰卧位,伤侧靠整复床边缘。一助手站在患儿伤侧床头端,面向患儿足部,用双手大鱼际处压住患儿双髂前上棘部,另一助手站在患儿伤侧床尾端,面向患儿头部,双手合抱患儿小腿上段(近膝部),使患儿伤肢呈屈髋屈膝位。两助手作持续对抗牵引。术者根据骨折移位情况,施以不同的手法。横形骨折者,经牵引还不能矫正其重叠移位时，用成角折顶法矫正重叠，再以端提挤按法矫正其残余的侧方或前后移位。斜形骨折者，在两助手对抗牵引下先用端挤提按法使折端靠拢，然后术者双手握住骨折端并嘱其站在床尾端的助手将患儿伤肢大腿做上下左右摇摆，使其断端叠合得更好。螺旋形骨折者，行旋转回绕手法可使其复位。骨折愈合后，去除夹板，床上活动 1～2 周后下床锻炼。

（3）固定方法：在助手维持牵引下，先用绷带在无张力下环形包裹伤肢大腿，以防夹板挤压而伤及皮肤和肌肉。然后用小夹板固定患肢，再将伤肢置于三角木板架上，并用纱布绷带将大腿、小腿与三角木板架稍作约束，以防伤肢从三角木板架上掉下。三角木板架要固定牢固，防止三角木板架侧倒而造成折端再度移位。

2. 对照组　采用骨牵引或皮牵引并配合小夹板固定治疗。

三、治疗结果

1. 疗效标准　参照《中医病证诊断疗效标准》拟定。解剖复位：骨折断端完全对位且对线者；功能复位：骨折断端对位达 1/3 以上，对线良好者；无效：对位不良需行开放复位者。

2. 治疗结果　见表 6-19。

表 6-19　两组治疗结果及疗效比较

组别	n	解剖复位	功能复位	无效	总有效率%
治疗组	260	150	103	7	97.30*
对照组	260	120	110	30	88.46

注：与对照组比较，*：$P < 0.05$

四、讨论

儿童新鲜股骨干骨折，传统的复位固定方法是分别进行双下肢悬吊皮肤牵引、水平皮肤牵引及骨牵引，但给患儿增加了痛苦，给家长的护理也带来了诸多不便。笔者临床上总结出一种既能达到治疗目的，又能减轻患儿痛苦，且便于护理的新的治疗方法——手法整复夹板加三角木板架外固定治疗儿童新鲜股骨干骨折。本方法从儿童的生理功能出发，根据肢体运动学原理，通过扎带对夹板的约束力，棉垫对骨折断端防止成角畸形和侧方移位的效应力，三角木板架对大腿肌肉的持续牵拉力，使肢体内部动力因骨折所致的不平衡重新恢复到平衡。其固定原则是应用力量相等面方向相反的外固定力抵消骨折端的部分倾向力，以外固定装置的杠杆来对应肢体内部的杠杆，通过外固定装置和患儿的自觉活动与努力，可以把肌肉收缩活动由使骨折移位的消极因素变为维持固定和矫正残余畸形的积极因素。患肢置于三角木板架上自然屈髋屈膝，使患肢在一个平面上几次发生力线改变，从而杜绝了断端的旋转移位。临床上三角木板架大腿侧板的长度很重要，一定要量准，以患儿平卧时健侧屈膝90°，腘窝至臀部与床面接触点作为实际长度。过长则三角木板架底板的对应角抵住腘窝部下方，使患儿小腿刚好接触三角本扳架底扳的板面而感到极度不适，并影响伤肢末梢血运。过短则易失去三角木板架使小腿及躯干部对大腿的持续牵引力作用，容易导致骨折端的再移位。临床上该方法确实是一种行之有效的治疗方法，符合中医"简、便、廉、验"的原则。

参考文献

[1] 国家中医药管理局. 中医病证诊断疗效标准 [M]. 南京：南京大学出版社，1994.

[2] 雷怀钰，陈一帆，曾志华. 手法整复杉木皮夹板加三角木板架外固定治疗儿童新鲜股骨骨折 [J]. 中医正骨，2006，10（1）：18.

（原载《湖南中医杂志》2010 年 11 月第 26 卷第 6 期）

第十节　杉树皮夹板外固定在中医骨伤治疗中的临床应用与研究

唐梦雄　唐波涛

杉树皮就地取材，经济实用，绿色环保，质地软硬兼并，塑形得心应手，能防腐防湿，干用不易变形，同时还具有一定的活血化瘀、行血止痛之药效。常宁市中医医院运用杉树皮小夹板外固定治疗骨折已经历50多年历史。50多年来，常宁市中医医院继承发扬了传统方法，充分发挥杉树皮夹板外固定治疗骨伤的特色。具体临床使用时原材料材质不变，根据其骨折的部位、移位方向，人体解剖结构进行了多方面的技术改革和利用。小夹板外固定是骨伤外治法的一种，是骨伤治疗中重要一环，由于杉树皮的可塑形和柔软性，临床使用时不易压迫软组织、影响血运和损伤神经，又因为可弹性超关节固定，符合动、静结合的治疗原则，使骨折两端产生持续性挤压作用，加速骨痂形成，对治疗骨折起到了事半功倍的作用。

一、资料与方法

1. 一般资料　本组 220 例患者，其中男 144 例，女 76 例；年龄最大 81 岁，最小 3 岁，平均 45 岁。发病原因多为跌倒、摔倒致伤。对照组 50 例，其性别、年龄与治疗组基本一致。诊断均以临床症状体征和标准 X 线片为依据。

2. 治疗方法

（1）杉木皮夹板制备：新鲜杉树皮经过整平加压、绑扎后，均匀喷洒"消瘀酊"（系常宁市中医医院自制药液），置放于避阳处阴干，让其充分发挥阴阳平衡药理作用，材质处理后的杉木皮具有硬性、韧性，可塑性及药性的中和作用，经上述处理后的杉木皮用时不易开裂、折断、扭曲变形，方便备用。

（2）杉木板固定方法：夹板固定骨折处后，捆扎时要求活结固定，松紧适度，随时检查并调整夹板松紧度，经常观察外固定伤肢血运、温度、感觉等情况。此外，夹板的规格、宽窄、长短等则因人而异，随机变化。

（3）钛金、可吸收螺钉内固定：采用常规骨外科手术方法，因骨折部位不同而采用相应的手术治疗。用钛钢板固定。

3. 结果　杉木夹板组 220 例患者骨折愈合优良率 90.15%，平均手术时间 1.0h，平均住院时间 16d，平均住院费用 3500 元。

对照组 50 例，患者骨折愈合优良率 83.5%，平均手术时间 3.5h，平均住院时间 25d，平均住院费用 12 000 元。

二、病例

1. 肱骨外科颈骨折　常见的肱骨外科颈骨骨折分为两型，即内收型和外展型，我们在临床中采用了自制特异型杉木皮夹板，通过本身的杠杆加压固定，使断骨自然归位，具体操作如下：

（1）夹板制作：取常规处理之杉木皮，操刀按比例制成四块条状样型，一般上臂后侧板较前侧板长 5～6cm，并用胶布粘于外侧毛面，以加强其弹性作半弓定位，并在此端中内打小孔，腋窝端夹板，贴胶布做半圆形处理，再将 4 块夹板用绷带按三七对叠环绕处理，其中前后夹板近端作打孔备用，凡打孔处栓入绷带待用。

（2）夹板使用：伤者处坐位，将伤肢中立屈肘 90°，用宽布带悬吊于胸前，术者取后侧弓形板，做超肩关节置放，将弓型穿孔带达对侧腋窝下做活结固定，再行用绷带于患者上臂环绕至肘部，使后侧夹板紧贴上臂后侧肢体。事后用半圆形夹板置于腋下，并用绷带穿入圆孔待用，接着将前后侧及近端做对侧打结固定，助手手置患肢腋下，曲肘前位，稍作对抗牵引，术后使用腋下半圆穿带板进行由前后拉紧绷带使向前移位至远折端复位，打活结固定即可。

（3）临床体会：此方法不必按常规，对患者取仰卧位，多人对抗牵引，术后扣压正骨法，程度上减轻伤者复位时痛苦，同时伤者取坐位，患肢悬吊胸前，减轻了肌腱痉挛，而使患肢松弛，略作对抗，即可顺势纠正重叠移位，而达到骨折回位之态，使腋下半圆穿孔带通过其杠杆作用拉力，使半圆夹板收缩复位，此方法可以在轻松、言谈、和谐的气氛中完成全过程。

2. 桡骨远端骨折　临床上分为伸直型和屈曲型两种，现以桡骨远端骨折伸直型为例。据其远折端向背侧桡侧移位之特点，采取加压小夹板的制作，固定、复位。

（1）夹板制作：取药泡后阴干的杉木皮，根据患者近腕骨的移位方向及其解剖特点，确定为四肢夹板，同时也根据各类夹板在复位、固定所起的作用而进行特殊的制作，其背侧板超关节、前侧板至腕横纹，桡侧板较尺侧板短 3cm 许，尺侧板超关节，前后夹板与桡尺板宽度比为 2：1，其次 4 块夹板近端的长度为近肘关节 3cm 处，通过尺骨茎突背侧板外作一半圆形切口，使尺骨茎突暴露不受压迫，然后分别对四块夹板用绷带三七对叠环绕，用胶布作固定，在半圆形切口桡侧处（即半圆孔外侧）置放棉垫，厚度达 0.5～1.5cm，用胶布固定，前侧夹板远端 1cm 处（近腕关节处）置放棉垫，桡侧板远端内侧处加棉垫。

（2）夹板使用：夹板制作好后，分别置放夹板，按上、中、下用绷带打活结捆扎，然后术者用左手握托伤肢腕上方，右手握住手掌进行对抗牵引，借助夹板的外应力使骨折回位。

（3）临床体会：此法的特点：通过夹板加垫固定，术者左手固托腕上骨折处，随术者右手牵引之态，顺势接骨，一气呵成。

3. 内外踝骨折并踝关节脱位　内外踝关节脱位，在临床上常常采取骨牵引，外科手术的治疗，往往治疗周期长，伤者痛苦大，踝关节功能活动恢复比较困难，费用较高。本人通过多年临床实践，在小夹板使用上同步运作，三方夹挤，轻松固定，减轻了患者的痛苦，又加强了骨折的稳定性，同时有利于患者踝关节功能早期恢复。

（1）夹板制作：杉木板四块，内、外侧夹板超关节，后侧夹板上宽下窄，前夹板呈三角形制作，后夹板不作超关节制作，其中内外侧夹板宽度略窄于伤肢小腿侧方的直径，四夹板远端长度不超过足三里，均用绷带三七对叠环绕，然后根据内外踝骨折关节脱位、移位方向，确定主夹板的制作。

（2）夹板使用：以踝关节向外侧移位为例，那么内侧夹板为主夹板，在此夹板的上、下端（即内踝的下方）分别加棉垫，棉垫的厚度以不压迫内踝为限，将该夹板置于小腿的内侧，然后用绷带内、外踝上 3cm 处分层环绕将骨折的近端向内侧牵拉，使踝关节复位，同时内、外踝骨折随之归位，与之同时将外侧板按外踝解剖特点塑形，置放于小腿外侧，再置放前后侧夹板，分别按上、中、下绷带活结固定，足跟底用宽胶布作内、外侧板对贴固定即可。

（3）此小夹板制作复位的特点：以内侧夹板或外侧夹板为主体定位。通过环形绷带牵拉，内外合作，一点定乾坤。

三、讨论

衫树皮夹板的临床运用，是一个逐步演变的过程，从一个粗料的外固定材料到一个精制成型，分工明确化，材质药性化，利用它的本身韧性、弹性、可塑性转变成使用型。同时，因为取材地道自成一体，构成因人而异，充分发挥了中医特色疗法，体现了人与自然，阴阳协调，动静结合的原则。我们观察治疗的结果与张玉柱等相接近。正因为其可行性、可用性、直观性、经济性，更易为人们所接受，而沿用至今。

总之，本人通过近 30 余年的骨伤临床实践，认识到只要用心，科学合理利用，杉树皮处理到位，灵活变通，杉木皮外固定治疗骨伤，就可达到以柔克刚，以小制大，四两拨千斤功力。由于各种原因，目前对杉树皮夹板的制作和使用，还存在很多不规范之处，这也是制约其不能大规模推广的重要原因，还有待于进一步研究。

参考文献

［1］唐益扬，唐裕扬，唐梦雄，等. 祖传正式骨疗法［M］. 长沙：湖南科学技术出版社，2005：118-119.

［2］施莱. 杉树皮夹板与石膏托外固定治疗桡骨远端伸直型骨折 75 例［J］. 云南中医中药，2009，30（11）：31.

（原载《中外医疗》2010 年第 30 卷第 10 期）

第十一节　手法整复杉树皮夹板三步固定治疗尺骨鹰嘴骨折

雷怀钰　陈一帆　徐雪荣

自 2003 年 5 月至 2008 年 3 月采用手法整复杉树皮夹板三步固定治疗尺骨鹰嘴骨折 31 例，取得了满意疗效。

一、临床资料

本组男 23 例，女 8 例，年龄 13～57 岁，平均 25.5 岁。右侧 17 例，左侧 14 例；摔伤 19 例，车祸伤 10 例，钝器击伤 2 例，均为关节囊内骨折。根据 Wadsworth 分型：Ⅱ型 16 例，Ⅲ型 9 例，Ⅳ型 6 例。伤后至就诊时间 3h 至 5d。

二、治疗方法

1. 按压推挤，手法整复　患者取坐位或仰卧位。若局部肿胀明显，则先在伤肢肘后局部皮肤消毒用注射器作关节穿刺，抽出关节内瘀血。伸直肘关节，令助手维持此位置不变。术者站立于患者伤肢外侧，一手固定骨折远端，如果是粉碎性骨折，则可用固定于远端之手的示、中指指腹放于碎骨块后方按压碎骨块，另一手的拇、示指将尺骨鹰嘴近折端骨折块向远折端推挤，使其复位。同时助手将其伤肢肘关节做轻度反复伸屈活动，以矫正骨折端残余错位，促进关节面平整光滑。

2. 三步固定法

第一步固定法：在伤肢尺骨鹰嘴尖上方安放合骨垫（棉垫），远折端后方安放平垫（棉垫），用事先量身做好的 5 块杉树皮夹板加压捆扎固定。前侧（掌侧）为长夹板，上端平腋，下端至前臂腕部。内外侧（尺桡侧）夹板上端均平腋，下端至肱骨内外侧髁远端。后侧（背侧）分上臂、前臂 2 块，其目的是使夹板、压垫与骨折处接触更贴服。上臂块上端同样平腋，下端压住合骨垫平尺骨鹰嘴尖。前臂块自尺骨鹰嘴尖至前臂腕部，此块夹板既可压住尺骨鹰嘴碎骨块，防止因上臂后侧夹板顶挤使碎骨块向后方移位，又便于同前侧长夹板一同固定肘关节于伸直位。

第二步固定法：2～3周后松解夹板，先将前侧长夹板平肘部塑形折弯至45°左右，然后术者依前法（一手示、中指按压远折端骨块后方，一手拇示指顶住近折端鹰嘴尖），令助手徐徐屈肘至45°左右，患者感觉折端疼痛为止。重新安放好合骨垫、平垫及夹板并加压捆扎，用三角巾将伤肢屈肘45°位悬吊胸前。

第三步固定法：自整复固定3～4周后，再次松解夹板，将前侧长夹板平肘部塑形折弯至90°，依前法，在术者保护好骨折端前提下，令助手将伤肢肘关节慢慢屈曲至90°，并去除上臂后侧夹板远端合骨垫，改用平垫，其余夹板原位捆扎，三角巾悬吊胸前。1～2周后复查X线片，若折端见较多骨痂生长，则去掉夹板、三角巾，在健侧手的扶持下，逐步进行肘关节主、被动功能锻炼。

3. 功能锻炼及中药内服外用　自复位固定3～5d后即指导患者进行握拳、腕关节活动功能锻炼。内服中药按骨折三期辨证施治。去掉夹板后肘关节局部配合活血通络、理气舒筋之剂熏洗或外敷。

三、治疗结果

依据宋鹤龄疗效评定标准：优，骨折解剖对位，肘关节功能较健侧差10°以内，肘关节无疼痛；良，骨折对位前后错位在0.2cm以内，功能受限在20°以内，无关节疼痛；可，骨折前后移位在0.4cm以内，关节功能受限在30°以内，轻度创伤性关节炎；差，骨折前后错位0.4cm以上，功能受限30°以上，有明显创伤性关节炎。本组均得到随访，时间3～12个月，平均6个月。按上述标准，优18例，良10例，可3例。

四、讨论

若局部肿胀严重，可先在肘后行关节穿刺抽出瘀血，伸肘时肱三头肌松弛，便于将骨折近折端向远折端推挤对位，再经过小幅度肘关节屈伸活动以达到断端最佳复位。我们对尺骨鹰嘴骨折采取手法整复后，分步固定方法，就是在复位的基础上，既考虑功能的恢复而又不影响固定的前提下提出的。先在无张力状态下，保证良好的复位，让折处断面紧密嵌合，利于骨痂形成，通过一段时间的有效固定，骨折断端逐步形成纤维骨痂和骨痂，使折端有一定的抗肱三头肌牵张力强度，而分步将肘关节屈肘至90°悬吊胸前。整个治疗过程相辅相成，循序渐进，复位与固定，固定与锻炼相得益彰，既简单经济，又疗效可靠，患者无须住院，痛苦少，乐意接受。

参考文献

[1]WadsworthTG.The Elbow Edinburgh, London, Melbourne[M].NewYork：Churchill Livingstone，1983：203-204.

[2] 宋鹤龄. 单钉内固定治疗尺骨鹰嘴骨折 [J]. 中国骨伤，2000，13（2）：121.

（原载《中国骨伤》2009 年第 22 卷第 3 期）

第十二节 名老中医詹镇川治疗慢性骨髓炎经验

刘志坚 张家驹 尹新生

已故詹镇川先生是湖南中医骨伤科"南詹"派的代表人物，是享誉省内外的名中医，根据现有詹老生前治疗慢性骨髓炎 41 例患者的临床资料，将其临证经验整理如下。

詹镇川认为慢性骨髓炎的发病，主要是由于寒湿侵入经脉，流注筋骨，逐渐形成阴疽。初觉寒热往来，类似风寒感冒，渐觉筋骨疼痛，局部不红不热，经久阴极生阳，寒郁为热，形成脓肿。外形肿而无头，肤色不变，宜分期辨证施治，分别采用消、托、补三法。初起寒热往来，感觉疼痛，宜发汗散寒、温经通络，以驱散阴经郁滞寒邪，用五积散、万灵丹；脓势已成，切开引流；毒胜者托里清热解毒，用红花败毒散或十全大补汤或阳和汤加味。若漫肿无头，肤色不变者，宜消宜散宜温，用附子六物汤或大防风汤或茯苓佐经汤或内托黄芪汤，外敷回阳玉龙膏或乌龙膏。至溃后创口流腥臭或稀脓，或有脓腔瘘管形成，用普济消毒饮或托里透脓汤加阿胶补气血；外用三仙丹药栓，万应膏盖贴。如若腐肉已尽，肉芽生长，脓稠，撒生肌散，外贴生肌玉红膏，生肌敛口。肿硬消退，创口收敛迟缓，宜服六味地黄汤。愈后局部行走不适，可用独活寄生汤或附桂八味丸。

附 典型病例

林某，男，48 岁，工人，1976 年 4 月 27 日被矿石击伤小腿，肿胀，皮破流血，

X线片示：右胫腓骨粉碎性骨折。经多处治疗，年余未愈。皮肤呈灰暗色，有红枣大小的伤口不愈合，流脓水，周围皮肤瘙痒，抓破出黄水，伤肢肿胀下午为甚，灼热疼痛。

经其他医院外科治疗一年半时间后于1977年11月22日来常宁市中医医院治疗，经检查胫骨断端未见骨痂形成而有活动感，腓骨上1/3已切除。病属久病伤阴，元气亏损，以补益气血，健脾养胃，兼以清热解毒。黄芪、怀山药、金银花各30g，防风、连翘、生地、川芎、赤芍、茯苓、鳖甲（先煎）、阿胶、夏枯草各10g，当归15g，甘草3g，黄柏6g，每日服1剂。伤口外撒生肌散，敷贴玉红膏，周围撒冰石散，每日换药1次。

1977年12月2日2诊，右小腿创口脓水已止，肿痛减轻，舌苔薄白，脉细，拟知柏地黄丸加味：熟地、山茱萸、杜仲、丹皮、牛膝、茯苓各10g，怀山药30g，泽泻6g，黄柏6g，知母6g。

1978年1月4日3诊，创口基本愈合，骨痂逐渐形成，舌苔薄白，脉细。应滋养肾阳、填精补髓。左归丸加减：熟地、杜仲、枸杞子、阿胶各15g，山茱萸、麦冬、龟板、肉苁蓉各10g，怀山药20g，甘草3g。外撒龙黄散。

1978年1月24日4诊，创口完全愈合，但皮肤无知觉，足背麻木，舌苔薄白，因创口久溃不敛，经脉损伤，寒湿侵袭，宜补益气血、温经通络、滋阴壮阳。阳和汤加味：鹿胶、乌附、牛膝（先煎）各10g，熟地、杜仲、当归各15g，白芥子、肉桂各6g，炮姜、麻黄、甘草各3g，黄芪30g。

1978年2月16日5诊，创口瘢痕紫暗色，周围痒，脉细。因其创口腐烂过久，经络挫伤，风毒未尽，脾肾虚弱，主以补益脾肾，兼以祛风止痒。处方：黄芪30g，金银花15g，牛膝、土茯苓、熟地、赤芍、夏枯草、鳖甲（先煎）连翘、皂角刺、当归各10g，川芎6g，蝉蜕5g，怀山药20g，甘草3g。外撒龙黄散。

1978年3月28日6诊，X线照片：右胫腓骨粉碎骨折断端已有大量骨痂生长，并有部分骨小梁通过而愈合，再无感染。瘢痕紫暗色好转，踝关节稍肿，自己弃棍步行，舌苔薄白，脉细，仍须滋肾、理筋壮骨。方用虎潜丸加减，以巩固疗效。方药组成：狗骨、陈皮、白芍各10g，熟地、龟板、当归、鹿胶、锁阳、菟丝子各15g，牛膝、炮姜、知母、黄柏各6g，黄芪20g。

（原载《中医药导报》2008年2月第14卷第2期）

第十三节 "过顶复位法"治疗肱骨外科颈骨折前后移位 168 例

肖 伟 肖运生

自 1996—2006 年共收治肱骨外科颈骨折前后方移位 168 例，均采用过顶复位法治疗，其疗效满意，现报告如下。

一、临床资料

本组 168 例，其中男 91 例，女 77 例，年龄 9～72 岁，平均 39.8 岁。受伤时间最短 1h，最长 35d。其中伴有内收者 56 例，外展者 32 例，粉碎 26 例。左手骨折 67 例，右手骨折 101 例。诊断标准：本组肱骨外科颈骨折前后移位者的临床表现均有伤后局部肿胀、青紫瘀斑、功能障碍：触及局部有压痛、纵向叩击疼痛；并可扪及骨擦音及异常活动感；在肩前方可触及骨折远折端。X 线正位片可见骨折重叠阴影，X 线穿胸片可见骨折远端向前上方移位。

二、治疗方法

1. 整复方法 患者仰卧于复位床上，以左手为例，用 3cm 宽多层布带从伤肢腋下绕过系于头上方复位床左脚作维持固定，令一助手双手握住患者左手腕部进行对抗牵引，如有外展或内收错位，则根据其变形方向牵引，待医者检查骨折重叠移位已基本矫正后双手固定肱骨外科颈骨折断端，令助手进行反向牵拉，以矫正内收或外展移位，无内收或外展移位者则可省略。医者用双手拇指指腹推挤肱骨外科颈骨折远端向后下方，余 4 指从腋下环抱骨折近端向前上方端提。同时，令助手将患者伤肢屈肘 90°，再以一手握腕掌屈肘 90°，一手握肘进行对抗牵引，同时将伤肢于屈肘 90°位往上抬举过头顶，则可使肱骨外科颈骨折前后移位得到复位。随后令助手使伤肢于屈肘中立位放于胸前做维持牵引，医者检查骨折是否完全对位，如稍有错位则可进行前后内外挤压，使其完成对位。

2. 固定　用杉木皮小夹板作超关节外固定，前、后、外侧夹板超肩关节以胶布加压固定，各夹板两端分放棉垫，4节绷带捆扎固定。置前臂中立位屈肘悬吊胸前固定4周，期间复诊并随时调整夹板松紧度。

3. 药物治疗　先以活血化瘀中药内服，如补阳还五汤、新伤续断汤等；中后期以接骨续筋、补益为主，可选用补肾壮筋汤、生血补髓汤等促进骨痂形成；骨折愈合后可服舒筋活血汤、舒筋软坚汤等以利肩关节活动功能恢复。

4. 功能锻炼　骨折经复位固定后，就可以进行握拳等活动，待X线片示有中等量骨痂形成，即可逐步加强肩关节功能锻炼，防止肩关节硬化。功能锻炼早期可做肩关节前后内外摆动，活动度可由小到大；后用健肢手指交叉握住伤肢手指向上抬举肩关节，以达到两侧肩关节上举功能平衡。

三、治疗结果

疗效评定标准：治愈，骨折愈合，对位对线良好，功能及外形完全或基本恢复；好转，骨折愈合，对位对线尚满意或骨折复位欠佳，功能恢复尚好；未愈，骨折不愈合或畸形愈合，局部疼痛，功能障碍。本组168例经临床治疗及随访观察，按上述标准评定，治愈153例，好转13例，未愈2例。其中1例系高龄患者，伤后第3天，本人自行拆除外固定，骨折畸形愈合，功能障碍。1例因骨折粉碎，骨折线累及肱骨头并有碎骨游离于关节腔，复位不成功，本人又不接受手术治疗而放弃。总有效率为98.8%，骨折临床愈合时间4～6周，平均4.5周。

四、讨论

肱骨外科颈骨折前后移位者手法检查十分重要。摸诊时医者一手握住其肘部，使骨折远折端上下前后活动，同时另一手掌置于肩前骨折处可触摸到其骨折远折端活动感或骨擦音，即可诊断骨折为前后移位。施行过顶复位法整复肱骨外科颈骨折前后移位时，其牵引力必须到位，要使骨折重叠完全消失。在助手屈肘上抬过顶时，医者必须同时以双手两大拇指推挤其远端向后向下，4指环抱端提近端向前向上，使其一次复位成功。复位固定后就可嘱患者进行伤肢握拳等功能锻炼，维持肌肉正常的张力，重塑关节周围因创伤而被破坏的力学平衡，维持对骨折的有效刺激，加速骨折愈合。可促进骨折断端血液循环的加快和血肿的吸收，使其关节内与关节外软组织不形成粘连或粘连而不肌化，可较快地恢复功能。

参考文献

陈佑邦. 中华人民共和国中医学行业标准：中医病症诊断疗效标准. 南京：南京大学出版社，1999：162-164.

（原载《中国骨伤》2008 年 3 月第 21 卷第 3 期）

第十四节　小针刀结合中药熏洗治疗跟痛症 40 例临床观察

欧 礼

跟痛症是一种常见病、多发病，多见于 45 岁以上的中老年人，其病因复杂，可见于跟骨骨刺、跟部滑囊炎、跟下脂肪纤维炎、跖筋膜炎等多种疾病。目前对本病的治疗多采用局部封闭、中药热敷、手术切除骨刺等，但效果均不十分满意。笔者于 2005—2007 年底采用小针刀结合中药熏洗治疗本病 40 例，并与局部封闭治疗组对照，取得了较好的疗效，现报告如下。

一、临床资料

1. 诊断标准　参照《疼痛诊断治疗学》中的诊断标准：①跟骨骨刺：起病缓慢，40 岁以上多发，常伴有严重平足畸形，足跟部疼痛，晨起较重，行走片刻后减轻，但行走过久疼痛又加重。跟骨结节前方压痛，有时可触及骨性隆起。跟骨侧位片常，显示跟骨后结节前角骨刺形成。但有骨刺不一定发生疼痛，疼痛也不一定有骨刺。②跟部滑囊炎：跟部滑囊炎常发生于一侧跟腱止点部疼痛，在行走、站立过久或剧烈运动后疼痛加重，局部轻度肿胀、压痛，有时可触及捻发音；跟下滑囊炎多由外伤或长期摩擦形成，跟骨结节下方疼痛，轻度肿胀，深在性压痛。③跟下脂肪纤维炎：常因跟部被硬物碰伤或长期受压引起。跟下疼痛、肿胀、压痛浅。④跖筋膜炎：常有跟下及足心疼痛，足底有胀裂感。

213

2．排除标准　①痛风性、跟骨骨髓炎、跟骨结核所致的跟痛症；②合并有严重的心、肝、肾等重要器官功能损害者；③正在使用其他治疗药物者。

3．一般资料　入选的 80 例均为常宁市中医医院骨伤科门诊或住院患者。随机分为治疗组与对照组各 40 例。治疗组 40 例中，男 17 例，女 23 例；年龄最大者 78 岁，最小者 44 岁，平均年龄 60.8 岁；病程最长者 1 年半，最短者 5d，平均 4.7 个月。对照组 40 例中，男 18 例，女 22 例；年龄最大者 75 岁，最小者 43 岁，平均年龄 59.6 岁；病程最长者 2 年，最短者 10d，平均 5.2 个月。经统计学分析，两组病例在性别、年龄、病程等方面比较，差异无统计学意义（$P > 0.05$），具有可比性。

二、治疗方法

1．治疗组　采用小针刀结合中药熏洗法治疗。其操作方法：患者俯卧位，患侧踝关节前方垫一小沙袋，足跟朝上，将足垫稳。常规消毒、铺巾，局部麻醉后，在压痛点最明显处进针刀，即在骨刺的尖端。刀口线与足纵轴垂直，针体与足跟底平面的夹角为 60°～80°，深达骨刺尖端或跟骨底骨膜，做一横行切开剥离 3～4 次或左右铲割后出针，将针孔覆盖好，一手使患足过度背屈，同时另一手拇指向足背推顶足弓部紧张的跖腱膜和跖长韧带，如此反复 2～3 次。创口不需缝合，创可贴外敷，3d 后即可着地行走。一般一次即可，如效果不佳，隔周可行第 2 次治疗。中药熏洗：以止痛熏洗方熏洗足跟部。药物组成：丁香 5g，附子 15g，桂枝 20g，川芎 10g，红花 10g，独活 15g，伸筋草 15g，透骨草 15g，艾叶 20g，小茴香 5g，牛膝 15g。水煎熏洗，先熏后洗，每日 2 次，每次熏洗不少于 30min，冬、春、秋季每剂药洗 3d，夏季每剂药洗 2d，半个月为 1 个疗程，共用 2 个疗程。

2．对照组　泼尼松龙 25mg 加 2％利多卡因 2mL 痛点局部封闭治疗。每周 1 次，2 次为 1 个疗程。共用 2 个疗程。

3．统计学方法　计数资料用 χ^2 检验，计量资料用 t 检验，等级资料用秩和检验。全部统计过程在 SPSS13.0 中进行。

三、疗效观察

1．疗效标准　参照国家中医药管理局颁布的《中医病证诊断疗效标准》。痊愈：疼痛消失，行走正常，能正常生活；显效：疼痛明显减轻，行走正常；有效：疼痛减轻，步行久后可出现疼痛；无效：疼痛无改善，影响行走。

2．治疗结果　两组综合疗效比较，总有效率治疗组为 90.0％；对照组为 80.0％。经秩和检验，两组比较，差异有统计学意义（$P < 0.05$）见表 6-20。

表 6-20　两组综合疗效比较 [例（%）]

组别	n	痊愈	显效	有效	无效	总有效率（%）
治疗组	40	22	8	6	4	90.0
对照组	40	11	11	10	8	80.0[a]

注：秩和检验，与治疗组比较，[a]：$P < 0.05$

四、讨论

足跟痛患者站立或行走时，跟骨下疼痛，行走困难，甚至生活起居受到影响。本病发病年龄多是 45 岁以上中老年人，女多于男。现代医学认为，引起跟痛症的主要因素有跖腱膜起点劳损、足跟脂肪垫炎症、跟骨内压增高等。同时，跟痛症与血液流变学中全血黏度（RBV）、血小板聚集（PAR）升高有正相关。以上因素均可在纤维组织、腱膜或肌腱附着处形成无菌性炎症，并释放炎症介质刺激局部神经、血管而产生疼痛。

采用小针刀闭合松解法，利用直达病变部位的带刃松解针将局部粘连的肌腱、筋膜及滑囊剥离、切开、松解，以消除肌、筋膜紧张痉挛，降低局部软组织的张力；又人为造成局部出血或充血，改善局部的血供，促进了新陈代谢，加速炎症吸收；同时针刀直接在病灶部位施术，破坏了局部丰富的感受器，切断了卡压的微小血管神经束，从而阻断了疼痛的传导。

本病属中医"痹证"范畴。中医学认为寒性收引，外感寒邪，阻碍气机，气滞血瘀，不通则痛。治当温阳散寒、行气活血、通络止痛。止痛熏洗方中以丁香为君，温肾助阳，散寒止痛；附子、桂枝温阳散寒，川芎、红花活血逐瘀，共为臣药，起到通络止痛之效；独活、伸筋草、透骨草佐助君臣诸药而达通络止痛的目的；艾叶、小茴香取其芳香走窜之性；牛膝活血化瘀，引药下行，使诸药直达病所，共为佐使。全方具有温阳散寒、活血祛瘀、通络止痛之效。本方特点是在温阳散寒、活血通络药物的基础上，运用丁香、小茴香、艾叶等芳香走窜之品，取其宣通透达作用，使药物中的有效成分更好的通过皮腠而直达病所。现代药理研究表明，丁香、桂枝、艾叶、附子、川芎、独活等均有抗血小板凝集作用；附子、桂枝有明显的抗炎作用；川芎可改善骨内高压时血液流变学、骨内微循环及造血组织的病理状态，附子水提物对骨变性有抑制作用。

综上所述，小针刀结合中药止痛熏洗方治疗跟痛症能明显提高本病的综合疗效，减少患者的痛苦，疗效优于局部封闭治疗。

参考文献

[1] 赵俊. 疼痛诊断治疗学 [M]. 郑州：河南医科大学出版社，1999：78.

[2] 国家中医药管理局. 中医病证诊断疗效标准 [M]. 南京：南京大学出版社，1994：95.

[3] 周秉文，潘达德. 简明骨科学 [M]. 北京：人民卫生出版社，1999：640.

[4] 许鸿照. 跟痛康治跟痛症的临床报道 [J]. 中国中医骨科杂志，1995，3（6）：42.

[5] 梁家深. 小针刀治疗跟痛症 396 例临床疗效观察 [J]. 广西医学，2006，28（7）：1024-1026.

（原载《中医药导报》2008 年 8 月第 14 卷第 8 期）

第十五节　试论创伤肿痛从气滞、血瘀、寒凝论治

肖　伟　肖运生

人体的任何部位受到创伤都可以引起机体内的反应，根据创伤的轻重而出现不同程度的临床症状——肿痛。创伤肿痛形成的主要是由于气滞、血瘀、寒凝所致，根据气滞、血瘀、寒凝不同临床表现进行论治，将可收到满意的治疗效果。

一、气滞

气流行于全身，通过升降出入以维持人体动态平衡，常称之为"气机"。创伤后气机不利，则形成气滞或称"气郁"。气以通为顺，不通则痛。《内经》云："气伤则肿"。气滞就会出现不同程度的肿痛。气滞肿胀较轻，质软，轻触可及，重按则无，明显时重压陷下，减轻重起，挤压有时有摩擦音。疼痛常为胀痛或隐隐作痛。胸部创伤气滞则出现胸闷、咳嗽，深呼吸疼痛加剧；腹部创伤气滞则腹胀，或游走不定的胀痛。"气行则血行，气滞则血瘀"。在气滞的同时也夹杂着血瘀。根据气滞的不同性质，治疗可分为解表行气、疏肝理气、活血通气。

1. 解表行气　卫气行于人体肌表，布散于胸腹，有抑抗外邪入侵的作用。《医宗金鉴·正骨心法要旨》论："损伤之症，肌内作痛者乃营卫气滞所致。"伤后出现恶寒，局部肌表麻木肿胀酸痛，无明显肿硬。临床中有些解表药也有缓解疼痛的作用。可选用桂枝、荆芥、紫苏杆、白芷、乌药、陈皮、前胡等药解表行气。常用方剂如加味参苏饮、木香顺气丸、荆防败毒散。

2. 疏肝理气　肝主疏泄，其气升发，创伤后若疏泄失常，气机郁滞可形成肝郁气滞，气滞则血瘀，常常疏肝理气并称。疏肝理气则可治疗气滞引起的创伤肿痛，尤其是胸胁损伤气滞胀痛不适。可选用柴胡、枳壳、青皮、木香、川楝子、川芎、郁金、香附等药。常用方剂有柴胡疏肝散、四逆散、乌药顺气散。

3. 活血通气　"血为气之母"，气乃血生，血活又能带动气机。创伤后机体部分血液循环受阻，致使血流不畅出现气滞，气滞又可引起血流不畅，此时应在通气药物中加上活血药，如创伤后肿胀明显或单纯用理气药肿痛未减者当属气滞血瘀，可选用当归、川芎、红花、延胡索、丹参、莪术、苏木、骨碎补等活血通气药。常用方剂如泽兰汤、橘术四物汤、和营止痛汤。

二、血瘀

血是营养人体的重要物质，《难经》谓："血主濡之。"《灵枢·卫生气》篇又谓："以奉生身莫贵于此。"血液周行全身，任何一个部位创伤后都会不同程度地出现血瘀。古人云："损伤一证，专从血论"，系为创伤后从血瘀论治的一个重要依据。血瘀可见伤处青紫瘀斑，局部肿硬，重压陷下，复起缓慢，其疼痛部位固定，呈钝痛或针刺痛，日久者伤处瘀血凝结肿硬如石，血瘀生热则形成血疱，其脉多沉涩，舌边青紫或可见瘀斑点，初期常伴有大便不通，小便黄赤。根据血瘀的不同程度在治疗上可分为攻下逐瘀、活血化瘀和清热凉血散瘀。

1. 攻下逐瘀　创伤初期，瘀血留内痛如针刺。"瘀不去则血不活"。瘀血阻碍了正常的血液流通则肿胀尤甚。《医宗金鉴·正骨心法要旨》指出："……必须先逐去瘀血和营止痛。"伤后有瘀血停积者，根据"留者攻之"的原则可用攻下逐瘀。可选用大黄、芒硝、枳实、玄明粉、番泻叶等药物开肠通结，同时配以破血祛瘀的甲珠、三棱、地鳖虫、水蛭等，不致瘀血滞留，常用方剂如复元活血汤、桃仁承气汤、抵挡汤。

2. 活血祛瘀　创伤后血流不畅，或皮下渗血形成血瘀，产生肿痛；对年老体弱血瘀肿痛者必须慎用攻下逐瘀，以免伤及元气，可用活血祛瘀。又因"气为血之帅"，同时兼用理气药以助活血化瘀，因此应消瘀和营同行。如创伤血瘀又遇有出血者，在活血祛瘀的同时，可配合补气摄血药以止血。可选用红花、赤芍、苏木、血竭、泽兰、田三七、川芎、乳香、没药等活血祛瘀药。常用方剂如补阳还五汤、牡丹皮汤、消瘀散。

3. 清热凉血 创伤肿痛的治疗常常只注意到温通则可活血化瘀。因其"血喜温而恶寒"，而忽视"血瘀生热"。伤后肿胀灼热，疼痛剧烈。"血瘀生热能郁于皮下而起水泡"。如遇有外邪侵入者出现全身热证，伤处更是红肿热甚，创伤感染者肿痛尤剧。在此情况下只能以清热凉血才能血活肿消痛止。可选用丹皮、玄参、生地、赤芍、黄柏、天花粉、茜草、栀子等药清热凉血。常用方剂如凉血地黄汤、清营汤、犀角地黄汤。

三、寒凝

气滞血瘀是创伤肿痛形成的基础，寒凝是其形成的继发原因。"寒凝气滞""血得热则行，得寒则凝"。创伤后寒邪侵袭滞留于经络、肌肤、筋骨、关节等处，形成肿痛，则可出现肢体酸痛，麻木不仁，屈伸不利，局部肌腱挛缩，活动不便，甚至使人体气血运行受阻，影响经络的沟通而出现全身性症状，常见四肢乏力、肢体肿胀沉重、食欲减退、小便清稀、舌淡苔白腻、脉沉细或沉缓。然而风湿与寒邪又相互交错，治疗必须兼顾，其治法分为发散风寒、除湿散寒、温经通络。

1. 发散风寒 古人有"无寒不跌骨"之说，就是说创伤时已感受寒邪；有创伤骨折或脱位后，在手法整复时需脱衣去裤容易受凉外感风寒，因此早期要防止风寒侵袭，治疗中采用发散风寒达到消肿止痛目的。可选用麻黄、桂枝、羌活、荆芥、防风、苏梗、苍术等药。常用方剂如地龙散、桂枝治伤汤、五积散。

2. 除湿散寒 创伤后寒邪侵袭有内外之分，外寒为患肌表经络居多，寒自内生为患脏腑气血居多。创伤严重者久卧不起而伤脾，脾虚则寒湿内生。常见肢体浮肿，重压即陷，复起缓慢，治宜除湿散寒，温阳利水。可选用苍术、白术、防己、薏苡仁、草豆蔻、茯苓、大腹皮、木通等药。常用方剂如羌活胜湿汤、肾着汤、薏苡仁汤。

3. 温经通络 经络是人体运行气血津液联系内外上下左右，调节各部功能的一个完整的系统。通过经络的沟通，气血运行散布全身，得热则舒，得寒则拘。创伤日久，经络受阻则可引起肿痛，其伤处肿硬尤甚，疼痛难受，肢体拘挛，活动受限。根据"损者温之"进行温经通络。瘀血肿硬严重时加用软坚散结药，可选用附片、制草乌、制川乌、细辛、肉桂、干姜等温经通络药，常用方剂如乌头汤、保安万灵丹、舒筋软坚汤。

四、结语

所论治的创伤肿痛是指因创伤所致的局部软组织损伤，以及骨折、脱位后引起的肿痛。如有骨折、脱位应先进行合理整复固定。在治疗时必须按照骨折、脱位的治疗方法去进行治疗，使肿痛早日消除。

从气滞、血瘀、寒凝三个方面进行论治，绝不能截然分开。分型论治的同时要相互兼顾，在治疗气滞时要考虑是否有血瘀的存在而兼顾活血。在血瘀治疗时要佐以行气，在治疗寒凝时要配以行气活血，这样才能达到肿消痛止的目的。

创伤肿痛的治疗还必须结合局部外用药，选用一些外敷、外搽、外洗及熏蒸药。根据不同部位选用一些引经药以快达伤处。上肢加桂枝、片姜；下肢加牛膝、木瓜、独活；头部加羌活、藁本；胸部加桔梗、枳壳；腹部加厚朴、大腹皮；腰部加乌药、杜肿等。

（原载《中医药导报》2007年7月第13卷第7期）

第十六节　消肿外敷方治疗外伤性瘀血肿痛54例

何美英　李小白

外伤性瘀血肿痛是临床常见病。笔者采用本院骨科老医师秘方研制而成的消肿外敷方治疗外伤性瘀血肿痛54例，疗效显著，现介绍如下。

一、临床资料

本组54例中，男40例，女14例；年龄最大者62岁，最小者5岁；扭伤39例，砸伤7例，挫伤5例，指关节陈旧性骨折3例。

二、治疗方法

消肿外敷Ⅰ号方药物组成：土鳖虫6g，茜草10g，川芎6g，麻黄5g，赤芍10g，红花10g，桃仁10g，生地10g，黄柏5g，当归10g，三棱10g，桂枝10g，泽兰10g，地龙10g，三七3g。Ⅱ号方药物组成：骨碎补、苏木、炮甲、水蛭、制川乌、天南星、石菖蒲、莪术、乌药、威灵仙、香附、马钱子、南五味子根、马鞭草、接骨木、臭牡丹等各 10g。将Ⅰ号方粉碎，过 6 号筛，混合均匀，密封另存备用；再将Ⅱ号方中的饮片粉碎成粗粉，且草药切段，用布包裹，置于适宜的陶瓷容器内，加 50%乙醇 1500mL，密封盖紧并浸渍 15d，每隔 3～4d 搅拌 1 次，过滤后分装即得。使用时取Ⅱ号方适量调和Ⅰ号方 1 份，使其成糊状，并根据损伤部位大小，摊涂于消毒药棉或药用纱布上，令患者洗净患部后敷药，再用纱布包好固定，外置薄膜（以免药物外泄及污染衣物）；最后在患处敷料上喷洒Ⅱ号方酊剂，使药物保持湿润状态，2～4h1 次。24h 后换药，并继用Ⅰ号方外敷，方法同前。若是急性软组织损伤患者，可同时内服Ⅰ号方，成人每次 10g，每日服 2～3 次，儿童酌减，孕妇禁服。

三、治疗结果

1. 疗效标准　1～3d 天肿块瘀血消失，且无疼痛者为治愈；肿块瘀血基本消失，疼痛减轻者为显效；肿块基本消失，疼痛略有缓解者为有效；伤处仍有疼痛感，肿胀无明显消退者为无效。

2. 治疗结果　本组 54 例中，治愈 18 例，占 33.3%；显效 24 例，占 44.4%；有效 12 例，占 22.3%。总有效率为 100%。

四、讨论

消肿外敷方具有活血祛瘀、消肿止痛之功效。在药物组成和配伍上，以消肿止痛、活血化瘀药物为主，佐以行气通络之品，采用气血同行，寒温并用法则，使活血止血而不滞血，行气祛瘀而不伤血。诸药合用，共奏活血行气、散瘀消肿止痛之功效。经临床验证，疗效确切，且无不良反应，值得推广。

（原载《湖南中医杂志》2002 年 3 月第 18 卷第 2 期）

第十七节 波浪板腰垫矫正胸腰段椎体压缩性骨折 40 例

吴石头 李小白 陈谷丁 唐孟雄 尹春生

胸腰段椎体屈曲型压缩性骨折是指胸 11、胸 12 和腰 1、腰 2 骨折，垫枕与背伸练功是中西医结合治疗胸腰段屈曲型压缩性骨折的有效办法。为充分发挥中医垫枕治疗胸腰段椎体屈曲型压缩性骨折的优势，笔者自 1998 年 5 月以来用自行设计制造的波浪板腰垫，体外矫正胸腰段椎体屈曲型压缩性骨折 40 例，取得满意疗效，现报告如下。

一、临床资料

本组 40 例中，受伤椎体 44 个，其中 2 个伤椎者 4 例；男 32 例，女 8 例；年龄 17 ～ 62 岁，平均 39.5 岁。

二、材料与方法

1. 脊柱腰曲段相关数据测量　根据腰曲前凸生理性弯曲现象，首先在核磁共振图中界定出正常人腰曲段的上、下端点，在胸 8 棘突和骶 4 中嵴。上、下端点直接连成基线（弦），再测量胸 9、胸 10、胸 11、胸 12、腰 1、腰 2、腰 3、腰 4、腰 5 棘突，骶 1 中嵴垂直基线距离和各棘突之间垂直线距离，按平滑曲线连接法从上端点通过各棘突点到下端点连接成平滑曲线（弧），弧与弦之间的形态，就是正常人腰曲段前凸的矢状剖面图将身高为 1.5 ～ 1.59m、1.6 ～ 1.7m、1.7m 以上分成 3 组测量，各组相关数据取平均数。经技术处理后，绘制出 3 种与正常人腰曲前凸生理性弯曲一致的波浪板腰垫器械图（生理型）。考虑到椎间盘和前、后纵带有一定伸长性，按比例增加弧弦距，使曲率半径减少，对患处牵张力增强的矫正型波浪板腰垫。上述两型是波浪板腰垫的主体板。设计变数板的面积大小与主体板底面积相同，每块厚度为 1cm，变数板可根据治疗中需要不同高度而任意增减。

2. 波浪板腰垫的制作与使用方法　波浪板腰垫分主体板和变数板两部分，宽度统一为30cm，主体板有生理型、矫正型两种，有大、中、小号，适应三种不同身高患者，均采用硬质塑料或高密板为原料，热压成形，主体板表面粘细绒布或0.3cm厚的海绵，起表面软化作用。患者的伤椎进行牵引手法复位后，仰卧硬板床上，在腰曲段下垫波浪板主体板（生理型）。垫板定位，主体板最高点对应腰4棘突，即髂棘联线上。24～48小时后，摄侧位X线照片，了解受伤椎体复位情况（即椎体前缘张开情况），更换矫正型主体板和是否需要变数板。关于变数板需要数量，是根据伤椎体复位情况及患者对波浪板腰垫高度耐受能力而确定，找到适合该患者腰垫高度。常规治疗高度是5～7cm，持续使用1个月，治疗期间禁止起床和避免侧卧位，同时进行腰背肌锻炼（五点支撑法、三点支撑法）。

三、治疗结果

1. 疗效标准　临床治愈：压缩椎体大部分恢复正常形态，骨折愈合，胸腰部无不适感，截瘫消失，功能完全或基本恢复；好转：骨折愈合，胸腰痛基本消失，胸腰段外观及椎体形态较治疗前改善，截瘫好转；未愈：局部疼痛，局部畸形无改变，截瘫无改善，功能障碍。

2. 治疗结果　本组40例中，临床治愈38例，好转2例，总有效率达100%，38例BECK指数为0.9以上，2例0.8以上，40例弧弦距全部正常。

附　典型病例

陈某，男，60岁。1999年2月20日中午不幸从3m高处呈直立位跌下，足部先着地，伤后感腰部疼痛，腰部活动受限翻身困难，腰部肿胀，排尿费力。2月21日下午4时入院。检查：腰2棘突部肿胀，有明显压痛和后凸畸形。X线摄片侧位片上，腰2椎体成楔形压缩改变（BECK指数0.3043），脊柱后凸畸形。入院后当日行牵引手法复位后，仰卧硬板床，腰下垫波浪板腰垫（生理型），第2天更换矫正型波浪板腰垫，第3天增加变数板1块（1cm厚）。2月25日摄X线片复查，腰2椎体已基本复原，脊柱后凸畸形矫正（BECK指数0.9687）。侧位片上腰2椎体前缘骨块已复位，排尿正常。15天摄X线照片腰2椎体骨折线模糊（BECK指数0.9687）。30天摄片腰2椎体骨折线消失，（BECK指数0.9687），弧弦距正常。系护腰带起床自理生活，6个目后随访复查，工作生活正常，无腰痛症状。

四、讨论

以腰 1 椎体屈曲型压缩性骨折为例，患者仰卧位腰曲段垫波浪板腰垫身体弯曲时，在中性线上方部分是伸长的，在中性线下方是压缩的。由于人体腹壁肌肉的弹性模量比脊椎骨小得多，弯曲时应力集中在脊柱部分，也即中性脊柱上，垫枕时，支点位于关节突上（也有认为在椎体后缘）即能使中性线向后移，因此脊柱椎体在中性线之上，得到牵引效应，使椎体始终有复位趋势。由此可见，垫枕充分利用了患者体重，使受力部位按弧形弯曲。波浪板腰垫凸面形态是符合正常人体腰曲段前凸生理性弯曲，整个腰曲段均匀受力，对伤椎椎体就会产生牵张力，使伤椎得到复位并能够持续地维持伤椎椎体在张开状态，有利于断裂的棘上韧带、棘间韧带的修复和复位后椎体的骨性愈合。脊柱骨折比较常见，约占全身骨折 6%，在战伤及地震中尤为多见，屈曲型约占椎骨骨折病例的 90% 以上，胸腰段最为多见（超过70%）。胸腰段椎体屈曲型压缩性骨折的治疗，《医宗金鉴·正骨心法要旨》中说："但宜仰睡，不可俯卧侧眠，腰下以枕垫之，勿令左右移动。"垫枕练功法是 20 世纪 60年代后我国医务工作者以中西结合思想为指导新创立的，具有特色和优势，因而是临床首选治疗方法。有关垫枕法治疗胸腰段椎体屈曲型压缩性骨折临床观察和经验报道颇多，而有关枕的标准化设计和实验研究尚未见报道。我们对波浪板腰垫，提出了 3 项要求：①枕的矢状剖面形态符合正常人腰曲段前凸生理性弯曲形态；②硬度能够使后凸畸形的脊柱（腰曲段）对该器械的适应不变形；③高度、弧度调节真实可靠、任意、适宜。使治疗胸腰段椎体屈曲型压缩性骨折的枕标准化。

椎体屈曲型压缩性骨折，可视为缺损性骨折，也就是说，伤椎复位，椎体前缘张开成空虚状态，要维持这个空虚状态下伤椎不再受压，直至达到骨性愈合，这就需要符合脊柱腰曲前凸弯曲的波浪板腰垫来特殊外固定。在治疗过程中，这就特别要强调"严格、连续、高度适宜"。椎体前、后的韧带具有夹板样作用。椎体屈曲型压缩性骨折后前纵韧带是皱缩的。腰垫是通过人体保持稳定的几何形状，使前纵韧带产生被动的牵张应力，使椎体有一个持续的、稳定的复位状态，张应力增强的前、后韧带，能使椎体前、后缘移位的骨块复位和有夹板样固定作用，本治疗组 8 例椎体前后缘移位骨片复位骨性愈合。

除稳定型骨折被纳入标准外，对中柱有损伤病例，即中柱的骨折片后移致椎管狭窄，椎体错位者可选择性慎用，治疗组中有 5 例中柱错位后移，椎管狭窄，经波浪板腰垫治疗后中柱复位。这缩小了手术范围，扩大了非手术治疗病例，突出了中医特色治疗作用。

（原载《湖南中医杂志》1999 年第 15 卷第 6 期）

第十八节 综合序贯疗法治疗膝关节骨性关节炎的临床效果观察

欧 礼

膝关节骨性关节炎（KOA）是一种以膝关节软骨进行性蜕变、剥脱、消失及关节边缘骨赞形成和软骨下骨组织硬化为特征的慢性关节病。严重的 KOA 而不愿接受手术的患者，需要研究其他有效的临床治疗方法。

一、资料与方法

1. 研究对象　本次研究随机选择 36 例不愿接受膝关节置换手术的 KOA 患者作为研究对象，男性 12 例，女性 24 例；年龄为 56 ～ 78 岁，平均年龄为 67.9 岁（$s = 7.3$）；平均病程为 3.2 年（$s = 1.4$）。

2. 方法　所有研究对象均采取服用中药，冲洗疗法，神经阻滞，针刀疗法，松解推拿，中药熏蒸，康复锻炼组合而成的综合序贯治疗方案，30d 为一个疗程，治疗 2 个疗程观察疗效。

3. 统计学分析　记录结果与评分数据用回归方程进行分析，计量资料以均数 ± 标准差（x±s）表示，采用 t 检验，$P < 0.05$ 表示差异具有统计学意义。

二、结果

36 例 KOA 患者通过综合序贯法治疗后，总有效率为 34 例，占 94.44%，无效率为 5.56%，临床治疗效果显著。详见表 6-21。

表 6-21　临床疗效

	得到控制	效果显著	有效	无效	总有效
病例	19（52.78%）	9（25%）	6（16.67%）	2（5.56%）	34（94.44%）

三、讨论

KOA 是由于膝关节软骨变性、骨质增生而引起的一种慢性骨关节疾病，主要临床表现是关节疼痛和活动不灵活；X 线表现为关节间隙变窄，软骨下骨质致密，骨小梁断裂，出现硬化和囊性变。KOA 又称为膝关节增生性关节炎、退行性关节炎及骨性关节病等。造成 KOA 的原因很多，常见的有以下几种：①长期姿势不良，负重用力，体重过高，并且体重的增加和 KOA 的发病成正比；②职业性要求经常遭受膝关节损伤，如骨折，软骨、韧带的损伤，另外随着年龄的增加，骨质疏松者出现骨性关节炎的概率增加；③遗传因素，不同种族的关节受累情况各不相同，性别亦有影响，本病多见于中老年肥胖女性。膝关节痛是患者就医常见的主诉，疼痛的特点是初期疼痛为阵发性，之后为持续性疼痛，劳累和夜间更甚，尤其在上下楼梯时明显，呈单侧或双侧交替出现，关节活动有响声，部分患者关节肿胀。KOA 的并发症有关节肿胀，长期患病可见关节畸形，骨质增生。因此，在生活中需注意生活习惯，做好自我预防，尽量避免身体过度肥胖，注意走路和劳动的姿势，避免扭着身体走路干活，避免长时间下蹲。远行注意穿软底鞋，以减少膝关节所受的冲击力，体育锻炼时做好热身准备，寒冷季节注重保暖，平时在饮食方面注重蛋白质、钙质的补充。

最新出现的根治 KOA 的方法是骨形态蛋白植入，由于国情和经济原因只有少数患者可以采取该方法，为了改善该病患者的生活质量，需要不断研究更新的临床治疗手段。

KOA 的序贯疗法包括冲洗疗法、针刀疗法、银质针疗法、松解推拿疗法、康复锻炼疗法。冲洗疗法是在治疗室在进行，选用配方为维生素 B_{12} 1.5mg ＋曲安奈德 50mg ＋ 0.9％生理盐水 200mL 关节冲洗液，膝关节腔内注入臭氧，进行臭氧治疗；然后定点消毒，抽吸积液，利用关节冲洗液冲洗，臭氧冲洗。臭氧与关节冲洗液反复洗涤关节腔，刺激氧化酶的过度表达，起到中和炎症的作用。冲洗结束后在标记点上依次进行小针刀松解治疗，严格按照进针步骤操作。在冲洗治疗后的第 2 天，根据患者的压痛点分布部位进行脂肪垫银质针治疗。银质针疗法是用银制针在痛点处密集针刺，每针均要触及骨面，加热后局部皮肤会出现红晕，证明局部血液循环加速，加快新陈代谢，促进机体自身调节改善。银质针治疗结束后，第 2 天可以进行松解推拿疗法治疗，治疗 3 次。手法力度由轻到重，有效到达关节活动范围，确保患者保持无痛状态，疏通经络，镇静止痛，促进气血的流通，达到"通则不痛"的效果，促进炎症介质的吸收，消除肿胀。凡是经过针刺的部位都能产生持久的肌肉松弛效应，并且由于疼痛而导致的肌肉痉挛可以神奇地获得解除。在松解推拿疗法结束后，需要继续指导患者进行膝关节功能锻炼，包括股四头肌收缩运动，下肢抬腿运动，下肢抗阻力抬腿运动，屈髋屈膝蹬腿腿法，下蹲法 5 个动作，每个动作重复 8～12 次为一个动作组，每次做 2～3 组，每天做 1～2 次，量力而行，不正确的锻炼方法很容易导致病情加重，因膝关节负责传递负荷，参与运动，辅助动量守恒，并为腿部活动提供力量。针对增强股四头肌的质量和耐力的锻炼，恢复关节的力学平衡，稳固关节，促进血液循环，延缓关节退化，对于提高和巩固 KOA 的疗效有积极意义。总之，KOA 综合序贯疗法内外兼治，中西结合，方便安全，疗效显著。

四、结论

本次通过对 36 例患者经过 60d 的治疗，临床得到控制者 19 例，占 52.78%，效果显著者 9 例，占 25%，有效者 6 例，占 16.67%，无效者 2 例，占 5.56%，总有效率为 94.44%，疗效显著，可见综合序贯法治疗 KOA 值得临床推广和应用。

参考文献

[1] 符永亮. 庄氏药物电火花综合疗法治疗膝关节骨性关节炎的临床观察 [J]. 首都医药，2011，7（15）：102-103.

[2] 万全庆，王富江，解光尧，等. 针刀结合运动疗法治疗膝关节骨性关节炎的临床研究 [J]. 浙江中医杂志，2013，3（16）：80-81.

[3] 王小信，杨延斌，王旭. 关节松懈疗法联合传统推拿治疗膝关节骨性关节炎随机平行对照研究 [J]. 实用中医内科杂志，2013，12（10）：80-81.

第十九节　中医辨证治疗腰椎间盘突出症 52 例临床观察

欧　礼　唐本夫

腰椎间盘突出症为临床上的常见病和多发病，是引起腰腿痛最主要的原因，常给患者的工作和生活带来诸多痛苦，甚至造成残疾，丧失劳动能力。笔者 2009 年 12 月至 2012 年 6 月在腰椎牵引的基础上，运用中医辨证治疗腰椎间盘突出症患者

52 例，观察患者治疗前后 JOA 评分变化及疗效，现报告如下。

一、资料与方法

1. 诊断标准

（1）腰椎正侧位 X 线及 CT 检查明确椎间盘突出的部位、方向和程度等。

（2）符合《中医病证诊断疗效标准》中腰椎间盘突出症的诊断标准。

2. 纳入标准

（1）符合上述诊断标准。

（2）辨证为风寒湿痹证、气滞血瘀证、肝肾亏虚证。

（3）年龄 25 ～ 55 岁。

（4）患者入组后能配合治疗及观察各项指标，且知情同意者。

（5）CT 检查可为单节段或多节段单侧膨出和（或）突出，无合并严重基础疾病患者。

3. 排除标准

（1）不符合上述诊断和纳入标准。

（2）年龄＜ 25 岁或＞ 55 岁。

（3）腰腿痛反复发作或神经压迫症状明显，经非手术治疗无效，需行手术治疗者。

（4）合并严重的心脑血管疾病，不能配合治疗及观察者。

（5）经确诊为腰椎间盘脱出或合并有脊柱结核、肿瘤的患者。

4. 一般资料　92 例病例为 2009 年 12 月至 2012 年 6 月在本院骨伤科门诊及住院的腰椎间盘突出症患者，将纳入病例按入组时间随机分为治疗组 52 例和对照组 40 例。治疗组男 27 例，女 25 例；年龄最小者 25 岁，最大者 54 岁，平均 43 岁；病程最短者 2 周，最长者 6 年；$L_{4/5}$ 突出 22 例，L_5/S_1 突出 24 例，合并该两节段 6 例；风寒湿痹证 17 例，气滞血瘀证 22 例，肝肾亏虚证 13 例。对照组男 23 例，女 17 例；年龄最小者 26 岁，最大者 55 岁，平均 44 岁；病程最短者 2 周，最长者 5 年；$L_{4/5}$ 突出 15 例，L_5/S_1 突出 18 例，合并该两节段 7 例；风寒湿痹证 13 例，气滞血瘀证 17 例，肝肾亏虚证 10 例。两组一般资料比较，差异均无统计学意义（$P > 0.05$），具有可比性。

5. 治疗方法

（1）对照组：在仰卧位下行腰椎牵引，操作方法：反向牵引带将患者两腋下和胸腰固定，系于牵引床头，牵引带的上缘固定于髂前上棘，并系于牵引弓上。牵引带连接的重量，首次以患者自身体重的 25%～ 50% 作为起始牵引重量，并根据情况逐步增加，每次牵引持续 20 ～ 30min，1 次 / 天，连续治疗 2 周。治疗期间嘱患者卧硬板床，勿劳累或负重等。

（2）治疗组：在对照组治疗基础上，参照中医辨证分型给予中药煎服。①风寒湿痹证：予独活寄生汤加减。方药组成：独活 15g，桑寄生 15g，川芎 15g，防风 10g，川牛膝 15g，杜仲 10g，威灵仙 15g，肉桂 6g，秦艽 15g，茯苓 10g，当归 10g，细辛 3g，甘草 6g；②气滞血瘀证，予身痛逐瘀汤加减，方药组成。秦艽 15g，川芎 10g，桃仁 9g，红花 9g，乳香 10g，没药 10g，当归 10g，延胡索 10g，香附 6g，川牛膝 10g，甘草 6g；③肝肾亏虚证，予金匮肾气丸加味。方药组成；制附子 6g，肉桂 6g，熟地黄 15g，山茱萸（制）10g，牡丹皮 6g，山药 10g，茯苓 10g，枸杞子 10g，川牛膝 15g，杜仲 10g，丹参 10g。以上药物取水 500mL 浸泡半小时后煎至 200mL，1 剂 / 天，分 2 次温服，连续治疗 2 周。

6. 观察指标　在治疗前后对所有患者进行腰痛 JOA 评分观察，包括主观症状、客观症状和日常生活工作能力等共 10 项，各项目评分分为 4 级，总分共 29 分，分数越低表明腰椎功能障碍越明显。其中评分改善率＝[（治疗后评分－治疗前评分）/（29 分－治疗前评分）]×100%。

7. 疗效标准　参照《中医病证诊断疗效标准》拟定。治愈：腰腿痛症状消失，直腿抬高试验 80° 以上，功能接近正常，能恢复工作，改善率≥75%；好转：腰腿痛症状减轻，腰部活动改善，直腿抬高试验 70°，需要适当减轻原工作，改善率＜75%，≥30%；无效：腰腿痛症状无缓解或加重，改善率＜30%。

8. 统计学方法　采用 SPSS16.0 统计软件进行统计分析，计量资料组内比较采用配对 t 检验，组间比较采用成组检验，疗效比较采用秩和检验。

二、结果

两组患者在治疗期间均未出现血常规、肝肾功能等异常，无明显不良反应发生，并全部完成疗程，无脱落病例。

1. 两组腰痛 JOA 评分比较　两组治疗前 JOA 评分比较，差异无统计学意义（$P > 0.05$）；两组治疗后 JOA 评分均优于治疗前，差异有统计学意义（$P < 0.01$ 或 $P < 0.05$）；两组治疗后 JOA 评分及治疗前后差值比较，差异均有统计学意义（$P > 0.05$），治疗组优于对照组，表明治疗组在改善腰痛 JOA 评分方面优于对照组（表 6-22）。

表6-22　两组腰痛JOA评分比较（$\bar{x} \pm s$，分）

组别	例数	治疗前	治疗后	差值
治疗组	52	11.6±2.1[a]	24.2±6.3[bc]	12.6±4.2[b]
对照组	40	11.2±2.5	20.5±6.7[d]	9.3±3.6

注：与对照组比较，[a]：$P > 0.05$，[b]：< 0.05；与组内治疗前比较，[c]：$P < 0.01$，d：$P < 0.05$

2. 两组临床疗效比较　两组患者治疗2周后疗效比较，经秩和检验，差异有统计学意义（$P < 0.05$），治疗组疗效优于对照组（表6-23）。

表6-23　两组临床疗效比较（例）

组别	例数	治愈	好转	无效
治疗组	52	28	23	1
对照组	40	13	24	3

注：两组临床疗效比较，经秩和检验，Z = -2.183，$P = 0.029$

三、讨论

腰椎间盘突出症是纤维环破裂后髓核突出，压迫神经根造成以腰腿痛为主要表现的疾病。本病在中医学中属"腰证""痹证"等范畴，常因风、寒、湿等邪气，停于局部，致气血运行不畅，腰腿部筋脉瘀滞而发病，如《素问·痹证》提到："风寒湿三气杂至，合而为痹也。"又因肝肾两虚，筋脉骨骸失养，不荣则痛。

腰椎间盘突出症常可采用非手术疗法治疗，如腰椎牵引、推拿、药物等。腰椎牵引、推拿可舒缓局部肌肉紧张，增加椎间隙，促进突出物回纳。本研究中根据患者中医证候进行辨证论治。风寒湿痹证，方选独活寄生汤，方中独活、防风、威灵仙、秦艽、桑寄生祛风除湿通络；肉桂、川芎、牛膝、杜仲、当归、细辛温经散寒以治痹痛；气滞血瘀证，方选身痛逐瘀汤，方中桃仁、红花、乳香、没药、香附行气活血；当归通络止痛。本研究结果表明，治疗组患者治疗后腰腿、麻木等症状、体征明显缓解，日常生活工作能力也较对照明显提高，JOA总评分明显改善，表明在腰椎牵引等基础上配合中医辨证治疗腰椎间盘突出症有较好疗效，可有效促进患者恢复。

参考文献

[1] 国家中医药管理局. 中医病证诊断疗效标准 [S]. 南京：南京大学出版社，1994：78.

[2] Toyone T, Takahashi K, Kitahara H, et al. Visualization of ady of contrast-symptomatic nerve Roots disc hermiaion enhanced MRI in patients with 529-53[J]. Bone Joint Surg Br, 1993, 75.

[3] 王银丁. 独活寄生汤内服外敷治疗膝关节骨性关节炎 34 例序效观察 [J]. 中医药导报, 2012, 18 (1): 43-44.

[4] 张永良. 身痛逐瘀汤临床应用体会 [J]. 实用中医药杂志, 2001, 17 (2): 41.

[5] 杨素婷. 金匮肾气丸治疗腰椎间盘突出症 30 例临床观察 [J]. 中国医药指南, 2011, 9 (32): 396-397.

❀ 第二十节　中西医结合治疼开放性胫腓骨骨折术后感染 37 例

欧　礼

开放性胫腓骨骨折情况较为复杂, 而且由于多种原因所导致的术后感染的发生概率较高, 对患者的康复造成了严重的阻碍, 甚至会造成内固定外露等严重的并发症。笔者近年来采用中西医结合疗法治疗开放性胫腓骨骨折术后感染 37 例, 取得了较好的效果, 并与单用西医治疗的 37 例做对照观察, 现报告如下。

一、临床资料

两组 74 例均为我院 2008 年 1 月至 2011 年 1 月所收治的胫腓骨骨折术后感染患者, 按照随机分组的原则将其分为治疗组和对照组。治疗组 37 例中, 男 20 例, 女 17 例; 年龄 19 ～ 61 岁, 平均 (37.4±11.8) 岁。对照组 37 例中, 男 21 例, 女 16 例; 年龄 21 ～ 62 岁, 平均 (35±11.4) 岁。74 例患者中 62 例为交通事故伤, 8 例为高空跌落伤, 4 例为钝器击打致伤; 上段骨折 22 例, 中段骨折 18 例, 下段骨折 24 例, 多段骨折 10 例; 粉碎性骨折 39 例; 分别采用钢板螺钉内固定、钢板螺钉加钢丝捆绑、带锁髓内针加钢丝捆绑等内固定方式进行手术治疗, 术后匀存在不同程度的感染情况。两组一般资料比较, 差异无统计学意义 ($P > 0.05$), 具有可比性。

二、治疗方法

1. 对照组　西医疗法治疗。采用抗生素进行治疗, 根据患者具体的药敏试验结果进行具体药物的选取。对于存在耐药菌群感染的患者优先选取三代先锋霉素＋氨基苷类抗生素进行治疗；对于创口污染较为严重的患者加用灭滴灵防止厌氧菌感染的出现。

2. 治疗组　在对照组治疗基础上加用中医疗法治疗。中医治疗主要分为外治和内治两种方式。

（1）外治：包括对患者的创口进行清理、消毒之后，在局部外敷生肌玉红膏油纱布条，根据患者创面的局部情况再适当选用提脓祛腐药物进行外敷治疗。

（2）内治：包括 3 个时期的分别用药：①感染期：这个时期的治疗以补气益血、托脓拔毒为主，方用托里消毒散加减。方药组成：人参 20g，川芎 15g，当归 15g，白芍 12g，白术 15g，金银花 12g，茯苓 15g，白芷 12g，皂角刺 12g，甘草 6g，桔梗 9g，黄芪 15g；②生肌期：这个时期的治疗以健脾和胃、补气益血为主，方用八珍汤加减。方药组成：当归 15g，川芎 12g，白芍 12g，熟地 12g，人参 12g，白术 12g，茯苓 12g，炙甘草 6g；③愈合期：以补气养血、强筋骨为主。方药组成：白芍 12g，当归 15g，川芎 15g，续断 30g，红花 10g，生地 14g，牛膝 10g，牡丹皮 10g，杜仲 15g。以上中药均用水 500mL，每天 1 剂分早晚 2 次温服。

三、疗效观察

1. 观察指标　主要观察患者的临床表现，进行影像学检查及踝关节 Loretta 功能评分。

2. 疗效标准　显效：患者恢复良好，影像学检查显示骨折部位愈合良好，无错位等情况出现。Tornet 评分优；有效：患者恢复良好，影像学检查显示骨折部位愈合良好，无错位等情况出现，Torenetta 分良或可；无效：患者恢复较差，影像学检查显示骨折部位愈合较差，Loretta 评分差。

3. 统计学方法　所有数据均采用 SPSS15.0 统计软件进行统计学处理，组间对比采用 t 进行检验，以 $P < 0.05$ 为差异具有统计学意义。

4. 治疗结果（表 6-24）

表 6-24　两组治疗结果及疗效比较 [例（%）]

组别	n	显效	有效	无效	总有效
治疗组	37	22（59.46）[a]	12（32.43）	3（81.1）	34（91.89）[a]
对照组	37	12（32.4）	12（32.43）	13（35.14）	24（64.86）

注：与对照组对照，[a]：$P < 0.05$

231

四、讨论

开放性胫腓骨骨折在临床上常常因为清创不彻底，伤口闭合不当或骨折固定方式不当等原因导致患者在术后出现软组织坏死、感染以及内固定外露等并发症，所以其治疗的关键在于如何更好地控制感染。《外科精义》载："盖疮疽脓溃烂之时或毒气不出，疼痛难忍者，所以立追蚀脓之方法，使毒气外泄，而不内攻，恶肉易去，好肉易生也。"采用中药外敷辅助去腐生肌、托脓拔毒，能够有效地控制感染，加速愈合。在治疗时应当注意及时清除脓液，确保无菌换药。在内服中药的分期用药上更加体现了中医的辨证论治思想，根据患者创面和机体的表现来确定用药方针，如患者表现出正气虚弱，则采用托里消毒散以益气活血，助机体能够更好地排除外毒；如患者创面的毒势已去但元气虚弱，则采用补法进行治疗，选用八珍汤健脾和胃、补气益血。

对于采用内固定术治疗发生术后感染的患者在治疗时是否需要去除内固定的问题临床上并没有一个统一的意见，有学者认为只要内固定没有失效就可以继续保留，而有些学者认为内固定物作为异物刺激会让感染更加不易控制，导致创口难以愈合。笔者建议采用外固定器进行辅助治疗，它能够在创面以外进行穿针，不会干扰到受创区域，而且护理人员进行换药也十分方便，对于严重感染的患者更为实用。

本临床观察表明，对于胫腓骨骨折术后感染的治疗，先将创口深处的异物进行清理之后采用中医特色的外敷药物治疗，同时结合内服中药进行辅助抗生素治疗有着较好的效果，能够有效地控制感染，缩短创面愈合时间，帮助患者加速恢复肢体功能并减轻患者的痛苦，值得在临床上推广应用。

参考文献

[1] 陈丹丹，功能锻炼在胫骨骨折术后的效果评价 [J]. 中外医疗，2010，(21)：81-82.

[2] 魏宏坡，中西医结合治疗开放性胫腓骨骨折术后感染临床观察 [J]. 中医学报，2011，26（12）：458-459.

[3] 何春联，中西医结合治疗开放性胫腓骨骨折术后感染临床分析 [J]. 中外医学研究，2012，10（17）：593-594.

[4] 张家立. 重度开放性胫腓骨骨折23例术后感染创面治疗体会 [J]. 辽宁中医杂志，2004，13（6）：495-496.

[5] 厉国定，张俊，沈燕国，等. 切开复位钢板内固定治疗跟骨关节内骨折 [J]. 实用骨科杂志，2011，17（7）：656-657.

第七章 南詹正骨传承与创新

❀ 第一节 南詹正骨五代传承谱系

一、正骨传承人谱系图（图7-1）

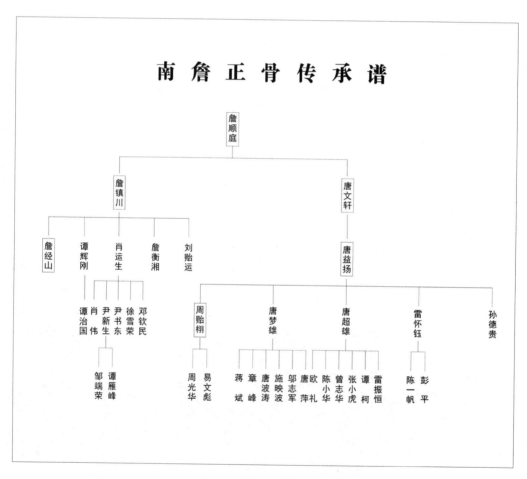

图7-1 南詹正骨五代传承谱系图

二、南詹正骨传承谱系人物介绍

南詹正骨创始人

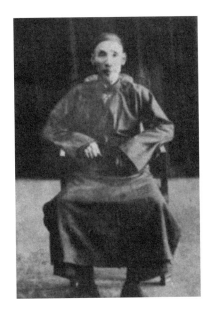

图 7-2 詹顺庭

詹顺庭（图 7-2），字善丞（1874—1944），湖南省中医正骨"南詹北张"两大主流派之一的"南詹正骨"创始人，生平、事迹详见第一章第一节。

南詹正骨第二代传承人

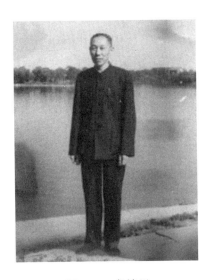

图 7-3 詹镇川

詹镇川（图7-3）（1911—1987），别名守疆，常宁市兰江乡南枫村粟塘人，中国近代名医詹顺庭的长子，南詹正骨第二代杰出传承人，生于1911年农历九月初四日。虽只读过四年私塾，但天资聪颖，1928年便跟父亲詹顺庭学习医术，随父游遍湖南、湖北、广西、广东、江西、上海及南京等地。悬壶济世，所到之处医治了众多黎民百姓的伤病，也曾给蒋介石、李宗仁、白崇禧、何健、夏年寅、熊式辉、杨永泰等民国时期上层人士看病，获赐"济世益民""今之华佗"的金匾。

詹镇川恰风华正茂之时，受父亲好友焦易堂推荐到中国国医馆读书一期，1935年以优秀成绩领取了毕业证书。1939年由陈新乡介绍到国民党陆军暂六师任二等军医医佐，1941年离开军队，受水口山铅锌矿矿务局之聘，在该矿医院任伤科主任，1944年日寇进犯湘南，水口山矿疏散，詹镇川重归故里，开堂行医，治疗伤病之效果，大有其父之灵验，如"詹法师"再世，饮誉三湘四水。1946年湖南省省长王东原三女肱骨髁上骨折伴脱肘，几进长沙大医院，不能复归于旧，特电常宁县县长钟显尧陪同詹镇川前去诊治，结果经南詹正骨理经刀和手法整复治愈，与对侧无异，从此名声大振，远及湖北、江西、近及广东、广西，慕名就医者络绎不绝。

新中国成立后，他拥护共产党的领导，积极投身社会主义卫生事业建设，1952年自筹资金创办了城关诊所，热心为人民服务，1956年调进常宁市中医院从事骨伤科医疗直至1987年病逝，詹医师努力发掘祖国医学遗产，不断总结提高，著书立说，救死扶伤，廉洁行医，言传身教，诲人不倦，为中医院的发展建设做出了巨大的贡献。

詹镇川对技术精益求精，工作极端负责任。在"文革"中，受极左之害，挨批斗，受尽了折磨，曾被下放到乡下劳动，他没有消极悲观，白天劳动，晚上阅读医学基础理论，如《临床骨科学》《黄家驷外科学》《解剖学》《生理学》《运动学》《伤科补要》等，通过这段时间的刻苦钻研，发明了给下肢骨折患者用的活动扩腿架及鹰嘴骨折的"7"字形夹板，提高了医疗效果。1978年拨乱反正后，詹镇川得到了平反，更加坚定了对党的医学事业的热爱。各级领导对他十分关心，1980年聘任他为常宁县中医院骨伤科主任，衡阳中医学会理事长，中国科学协会自然科学分会会员，1982年选为县人大代表，政协委员，湖南省卫生厅评定詹老为湖南省名老中医。晚年的詹镇川身患肺气肿、冠心病、前列腺炎等多种疾病，身体十分虚弱，为了患者，经常带病坚持工作，凡是科里疑难骨科患者，他都亲自查房，大家一起会诊，确定最好的治疗方法。1982年零陵塑料厂青工张某劳动节前夕，氧焊割油桶，因高温油桶爆炸，被炸伤右小腿，皮肉烧灼裂伤，胫骨断为三段，残端外露。曾到几家大医院外科求诊，都要截肢保命。碍于患者未婚，且父亲兄弟两家只有这个独生子，慕詹医师之名，抱一线希望来到常宁中医院，说不管付出多大代价都要保住患者伤腿。

入院时患者伤腿大面积溃疡生蛆，四个脚趾麻木，且高烧 40℃不退。冒着风险，詹老立即制订出治疗方案，首先平放伤腿行跟骨牵引术牵引断端，每天给伤肢换药，处以清热解毒、活血止痛的中药方，精心治疗 3 个月，伤腿痊愈，步行出院，其父母千恩万谢。

他乐于奉献，诲人不倦。为继承和发扬祖国传统医学，使南詹正骨技术后继有人。他打破了不将手法接骨技术外传的祖训，把南詹正骨医术献给了党和人民。历年来正式拜师学徒有詹经山、肖运生、谭辉刚、刘贻运等，他毫不保守传授伤科技能，在他的精心培养下，他们大都成了骨伤科界的名医，如湖南中医学院附属第二医院的詹经山教授，陆军 169 医院的余峰，广州市第十二人民医院骨科主任刘贻运，常宁市中医院骨伤科原主任、全国基层名老中医药专家肖运生副主任医师等。他常对徒弟们说：我希望你们"青出于蓝，更胜于蓝。"

他写书从不为名利，以表丹心照汗青。詹老从 1975 年开始写书，已发表的 10 篇论文。有成功的经验总结，也有失败的原因分析，如：①《舒筋软坚汤治疗骨化肌炎》；②《红花败毒散治疗慢性骨髓炎》；③《保安万灵丹治疗骨与关节结核》；④《屈肘固定肱骨髁间、髁上骨折》；⑤《益苓汤治疗截瘫患者的尿潴留》；⑥《肩髃关节脱位复位中造成骨折的原因分析》等，都先后在《新中医》《湖南中医杂志》《三湘医粹》《衡阳医学通讯》等杂志上发表，1979 年全省骨科经验交流会在常宁市中医医院召开，詹老无论在大会上、学术讲座或现场动手整复患者，众贤公认，手法之高超，论证之确切名不虚传，《湖南日报》《光明日报》《健康报》《湖南科技报》等都刊载了他的先进事迹，慕名来求医的遍及全国。

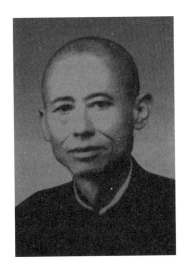

图 7-4　唐文轩

唐文轩（1898—1958）（图7-4），又名唐正清，出生于常宁县江河乡茶山村李子皂一个贫农家庭，南詹正骨第二代杰出传承人。出生前2个月，其父唐开伦早逝，不到1岁的唐文轩被送到外婆家抚养。继父曾昭鹰（字玉成），在常宁县城西正街开设同发祥药店，有一女，无子。唐文轩12岁时，被从外婆家接到曾家做继子，从此跟随继父学习药剂，精读药性，研读中医古籍，打下了良好的中医基础。

唐文轩继父曾昭鹰的至交、南詹正骨的创始人詹顺庭，当时正在他的药店坐堂行医。曾昭鹰是位挚爱中医、心地善良的老人，他看到由于战乱和贫困，骨伤患者很多，骨伤科医生很少，许多百姓因缺医少药而致残致死，于是他力荐唐文轩拜詹老为师，学习骨伤科。詹老年迈多病，正愁后继乏人，见唐文轩勤奋聪明，又具较好的中医药基础，欣然同意，从此，唐文轩成为詹顺庭先生最得意的门生。曾昭鹰去世后，詹老带着唐文轩到常宁水口山铅锌矿医务所等地行医，接诊了许多矿井工人和战伤患者。唐文轩跟随詹老行医10多年，深得其骨伤骨疾病诊治精髓，全面继承了詹老的"理筋刀手法"等一手绝技。詹顺庭先生1945年辞世后，唐文轩个体行医至全国解放。1950年起，唐文轩在常宁县江口塘诊所行医，直至1958年去世，其中1953年获中共中央中南局颁发的中医主治医生证书。

抗日战争时期，唐文轩经常带着其子唐益扬冒着头上有日机轰炸、路上有遭遇鬼子兵的危险去救治伤员。当时炮弹伤很多，许多贫苦患者买不起药，唐文轩便找草药代替，有时还自掏腰包为患者买药。许多绝望的重伤患者，一听到"唐神医"来了，顿时露出希望的目光。唐文轩对伤员，不问贫富，不分亲疏，一视同仁。1944年，船民洪世杰一家4口在祁东县湘江河上突遭日机扫射，被打死3人，洪受重伤。巧遇父亲出诊路过，经初步包扎后，唐文轩请人将洪抬到家中，治疗半年痊愈回家，分文未收。洪后来去湖北省沔阳县划渡谋生，1987年退休回湖南，几经周折找到唐文轩长子唐益扬时，老泪纵横。诉说"唐神医"救命之恩，并不顾年迈，执意去我"唐神医"坟前叩拜谢恩。

唐文轩一生不敛钱财，乐善好施，淡泊名利。在1946—1947年，他治好了准备截肢的长沙市黄兴路某金号老板儿子的"股骨粗隆粉碎型陈旧性骨折"，使其免遭残疾，他谢绝了病家以田地和现金的酬谢，只取点路费回家，患者因此在当时的长沙《大公报》上刊登鸣谢启事。1945年父亲治愈了本地一富家黄某的下肢瘫痪，使他站起来了，黄某拿出3亩良田酬谢，父亲婉拒，只要500千克谷子，解决全家的吃饭问题。

唐文轩把一生献给了中医事业，献给了千万位患者，甚至他谢世的病因也是为了救治患者而落下的。1955年盛夏，他步行35千米去湘江对岸的衡南县抢救一名坠楼骨折患者。这个热情而又贫穷的病家因拿不出像样的饭菜招待远道而来的大夫，心里犯愁，便买了 2 千克猪肉招待父亲，当时村里正发猪瘟，可能是吃了病猪肉，当晚唐文轩高热、吐血、全身奇痒。那位骨折患者被抢救过来了，而唐文轩却落下剥脱性皮炎的绝症，经多方医治无效，终于 1958 年 8 月辞世。

唐文轩一生治学严谨，医术精湛，言传身教，近乎苛刻的教子带徒方法，使后人受益匪浅。他的敬业精神和对伤病员的拳拳爱心永远是我们学习的楷模。

南詹正骨第三代传承人

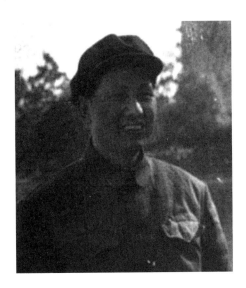

图 7-5 詹经山

詹经山（1931—1992）（图 7-5），南詹正骨第三代杰出传承人。生于 1931 年（民国二十年）3 月 24 日，于 1949 年跟随父詹镇川学医，1952 年经县卫生科考试，发给合格证书，正式行医。1956 年调进常宁松柏医院工作，1959 年 12 月调往衡阳专区中医药研究所搞伤科，1962 年又调回常宁中医院整理祖父詹顺庭公和父亲詹镇川伤科经验。1964 年调至湖南省中医药研究所，后调到湖南中医学院第二附属医院工作，是湖南中医学院"五大金刚"之一。

新中国成立后，在党的正确领导下，詹经山由一个中医学徒成长为中医副主任医师、副教授，先后参加并任职全国骨伤科外固定研究会常务理事，中国软组织学会理事，中国残疾人复康学会理事，中国康复医学会湖南分会理事，中国中西医结合研究会湖南骨伤科专业委员会副主任，中国中医学会湖南中医正骨伤科专业委员会顾问等。

詹经山等著《秘传疏经术》，湖南科学技术出版社 1991 年出版。有关疏经术的理论及临床经验，早在《湖南日报》、湖南广播电视台、湖南电视台于 1986 年 1 月

21 日同一天报道，其标题为"不用服药打针，治好坐骨神经痛"。《中医报》于 1989 年 1 月 7 日报道"詹经山大夫推出经络疏导疗法，治愈不少疑难疾病，受到有关方面的关注"。《大众卫生报》于 1986 年 12 月 20 日报道的标题"奇迹发生在这里"。湖南广播电台于 1987 年 8 月 20 日又一次报道，"在人体上探寻奇迹的人"，《中国医药信息报》相继报道等。现将秘传疏经术修改拍成音像纪录片发行。还有不少论文在《千家妙方》《长江医话》等书中公开发表。撰写论文 50 余篇，有些论文在全国性和全省性学术交流会上宣读交流和杂志上发表过。如《中国骨伤科》杂志，1990 年 12 月发表"运用脊椎复位固定器治疗胸腰椎骨折"。根据茅芦正骨医学的传统经验，从 1980 年开始撰著《筋骨损伤疾病诊治学》一书，经过 11 年总结，进行 3 次大修稿，该书已完成约 100 万字的任务。该书的特点，其学术思想以唯物辩证法观点作指导，主张局部与整体相关，内因与外因互生，病症不断地发展变异，一般性病症中包含特殊病症的辨证论治原则。

詹经山学术理论体系，沿着"茅芦正骨医学"宗旨不断发展，并形成系统化、客观化，从古老的学术体系结构形式，演变成现代化、科学化结构形式。并打破常规框式的写作结构形式，提出新的总结写作原则。例如：病因学必须要认识到由致病因素形成生物力学导致疾病发生，避免不内、外因论和外因论。确诊疾病时，询问病症，描述体征，必须体现中医病症特点，运用各种检查方法与认症同样并重，必须全面收集疾病资料，才能进行辨别实质病变及功能性病症的发展趋向和分类。吸收祖国医学和现代医学长处，避免不辨证功能性病症，单纯辨实质性病变的短处。其辨证的理论依据，主要是以脏象、经络、卫、气、营、血、八纲综合分析。因此，对其解剖、生理、病理要有深刻的认识，使其病症客观化。故在脏象的病症中，增补了一些伤科病症特点，使卫、气、营、血的病症有完善的客观指征和传变规律。其辨证方法改变过去以脏象，或以经络，或以三焦，或以卫、气、营、血，或以八纲，或以病因等多中心论的辨证法则。乃创立以脏象为核心，以气血归类，以八纲归属的高度逻辑辨证法则。在分类方面，创立以伤气血、伤筋、伤骨或脱臼，伤脏腑的分类步骤的整体观念，乃将割开分内伤，或单纯分骨折，或脱臼，或伤筋的孤立认识系统化。

唐益扬（1926—2010）（图 7-6），南詹正骨第三代杰出传承人。出生于湖南省常宁县城关镇一个清贫的中医之家，从 1945 年起跟随父亲——南詹正骨第二代杰出传承人唐文轩学医。伴随着新中国的诞生，唐益扬同许多热血青年一样，投入到土地改革等各项革命工作之中。唐益扬 1950 年参加工作，1954 年加入中国共产党，先后出任常宁县第二区凹霞乡（现属江河乡）原农民协会主席、乡长，此间以从政为主，业余行医。

1956 年唐益扬眼见父亲的身体日见衰弱，祖传医术后继乏人，在父亲的要求和亲朋好友的劝说下，经常宁县委组织部批准，他离开了行政岗位，专事行医。1956 年至 1970 年 4 月任常宁县河洲区（现新河镇）联合诊所所长、医院院长兼中医骨伤科医生。1970 年 5 月至 1986 年 6 月，先后任常宁县中医院骨伤科主任、副院长。1982 年，被湖南省卫生厅授予"名老中医"称号，享受副高职称待遇，并兼任湖南省科协中医学会会员、湖南省科协自然科学专门学会衡阳分会理事，是衡阳市第八届人大代表，常宁县第一、第二、第五届人大代表，先后出席常宁县先进单位、先进个人代

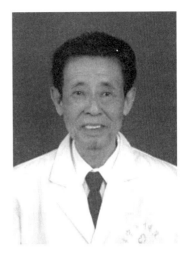

图 7-6　唐益扬

表大会四次，出席衡阳地区先代会三次。1978 年在常宁县科学大会上被授予"科学技术标兵"称号，同年出席衡阳地区科学大会、湖南省科学大会，并在会上作典型发言。唐益扬曾多次被常宁县中医院评为优秀党员、先进工作者。任职期间，带教包括两个儿子在内的学徒 10 人。负责举办和主讲衡阳地区中医骨伤科学习班一期，湖南省中医骨伤科学习班一期，学习时间都是 1 年，共培训学员 90 人。经唐益扬带教的学徒和培训的学员，现在都是所在医疗单位的技术骨干，都在为中医事业贡献力量。

2005 年 8 月，由唐益扬著，唐裕扬、唐梦雄、唐超雄整理的《祖传正骨疗法》一书由湖南科学技术出版社正式出版，时任湖南省人大常委会副主任唐之享、湖南省人民政府副省长许云昭为本书题词，湖南中医学院第二附属医院主任医师、湖南省中医骨伤科专业委员会主任委员孙达武教授和常宁市中医院秦成生院长为本书作序。《祖传正骨疗法》在唐益扬行医 60 年与 80寿诞之际正式出版，为后人留下了一笔医德、医风、医技、医术的宝贵财富。

肖运生（图 7-7），男，生于 1949 年 10 月，副主任医师，南詹正骨疗法第三代传承人、全国基层名老中医药专家。湖南省农村名中医，湖南省中医药学会会员，湖南省中医骨伤科学会委员，湖南省衡阳市第十、十一届人大代表，常宁市第四、五、六届政协委员，原湖南省常宁市中医医院骨伤科主任。毕业于

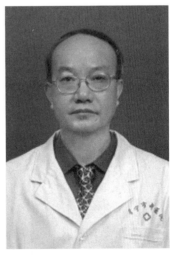

图 7-7　肖运生

湖南中医学院，师从南詹正骨第二代传承人、湖南省著名骨伤科专家詹镇川。

肖运生从医五十余载，深得名师指导，本人潜心钻研，在中医治疗骨伤科疾病中探索出独具特色的诊疗方法，诸如在骨伤诊断方面"由远及近，由轻到重，由表及里"的三步检查法，在骨折整复中独特的复位方法（如肱骨外科颈骨折的过顶法复位）等；创拟了"舒筋软坚汤治疗创伤性关节硬化"，对外伤性尿潴留提出了分型治疗；对创伤肿痛提出了从气滞、血瘀、寒凝论治；对骨化性肌炎、骨髓炎及骨结核等骨病的治疗方法，均有显著的疗效。他高尚的医德医风，精湛的医术赢得了病人的好评，全国各地的骨伤科病人慕名前来就医。

在学术方面，先后在《新医学》《中国骨伤》等全国性医药期刊上发表论文 20 余篇，其中《论手法诊断骨折》获首届中华儿女传统医学国际学术交流大会优秀论文奖，《舒筋软坚汤治疗创伤性关节硬化》获《湖南中医杂志》优秀论文三等奖，《骨盆环骨折的治疗》获衡阳市优秀论文二等奖，获常宁市科技进步二、三等奖的科技成果共 4 项。1992 年肖运生同志被评为常宁市有突出贡献拔尖人才；1993 年被授予"衡阳市首批学科带头人"称号；2002 年被评为衡阳市首批卫生之星先进个人；2002 年被评为湖南省卫生系统劳动模范，荣立二等功；2005 年被湖南省人事厅、卫生厅授予"湖南省农村名中医"称号；2015 年被国家中医药管理局确认为全国基层名老中医药专家传承工作室建设项目专家，入编《湖南省名人志》《现代名医大典》《中国劳模风采》等。

詹衡湘（图 7-8），男，1952 年生，主治医师，南詹正骨疗法第三代传承人，曾任湖南省常宁市中医医院骨伤科医师，中国骨伤科新技术应用学会会员，中国中医骨伤科杂志社通讯员，中国医药荟萃丛书编委会常年编委委员，中华华佗医药研究会会员，湖南省骨伤科专业委员会会员，湖南省脊柱外科治疗中心委员。

詹氏出身骨伤科世家，近代名医，詹顺庭之曾孙，毕业于中医函授大学骨伤科专业，从医三十余年，长期致力于中医骨伤科，通过祖父詹镇川名老医师带教。在传统的基础上又有新的见解，如研究治疗骨科各种手法与生物力学，内服外用中药及夹板改造与外固定，同父亲詹经山教授自著《筋骨损伤疾病》一书，共 500 万字（待出版），同时参与《秘传疏经术》用文字整理编著。对特异性遗尿治疗，能做到当场见效，三次治疗即愈。软坚煎治疗关节硬化，具有独特之处，治愈来自全国各地近万名余患者。《中药治疗月骨无菌性坏死》获国际优胜奖；《中医中药对骨软骨损伤的治疗体会》被中华华佗研究会评为一等奖，授予华佗金杯及证书；《中

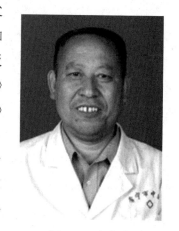

图 7-8 詹衡湘

医治疗肱骨外科颈后伸型骨折》获市科学进步奖；撰写发表论文 20 余篇，并在全国性和骨伤科学术交流大会。曾被中国中医荟萃丛书编委授予铜牌，多次被为衡阳市、常宁市先进工作者。

南詹正骨第四代传承人

尹新生（图7-9），男，中医骨伤主任医师，南詹正骨疗法第四代传承人，湖南省基层名中医，衡阳市非物质文化遗产传承人，常宁市中医院副院长，师从南詹正骨疗法第三代传承人肖运生。湖南省医疗事故鉴定专家组成员，湖南省中医骨伤科专业委员会常务委员，湖南省中西结合骨伤科专业委员会委员，湖南省高级职称评审委员会评委。曾跟随全国著名骨伤科泰斗尚天裕、郭维淮、陈渭良、朱克芳教授学习，深得南詹正骨疗法第三代传承人、全国基层名老中医药专家肖运生真传。善于将洛阳正骨、天津正骨、文登正骨、佛山正骨、南詹正骨之精髓兼收并蓄，融会贯通，并发扬光大。尤其擅长运用中医理论辨证论治骨伤疾病，娴熟运用南詹

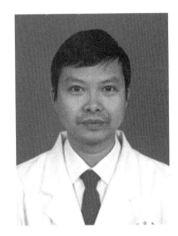

图 7-9　尹新生

正骨专长绝技南詹正骨理经刀、南詹正骨疏经术、南詹正骨鹤嘴式整骨钳、南詹正骨波浪板等中医药专长绝技诊治骨伤病人。先后在国家级核心期刊发表学术论文 48 篇，省级核心期刊发表学术论文 8 篇，并多次在国家级和省级学术交流会交流并获奖。参与和主持多项湖南省中医药管理局科研课题，并获湖南省中医药科技进步三等奖 2 项；参与主编专著 4 部。

孙德贵（图7-10），男，副主任医师，南詹正骨疗法第四代传人，常宁市中医医院副院长，大学文化，湖南中医药大学在职研究生，师从南詹正骨疗法第三代传承人唐益扬。衡阳市十一届政协委员，衡阳市第十五届人大代表；中华医学会骨科专业委员会会员，中华医学会疼痛学分会会员，湖南省健康服务业协会疼痛管理分会第一届（2017 年）理事会常委，衡阳市医学会疼痛学会专业委员会第六届（2014）第七届（2018）副主任委员，衡阳市医学会麻醉学会专业委员会第一届（2014）第二届（2018）副主任委员，衡阳市麻醉质量控制中心委员，常宁市麻醉质量控制中心主任委员，省市级医

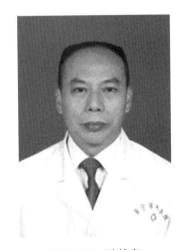

图 7-10　孙德贵

学专家库成员。从医 40 余年，多次参加过国内外大型医学多学科专业学术研讨会和多学科专业知识进修与培训，在国家医学专业核心杂志发表论文 20 余篇。荣获省市级科技进步一等奖 1 项、三等奖 1 项。擅长南詹正骨疗法疏筋接骨绝技。运用祖国传统医学和现代医学相结合，总结出自己独特的临床实践经验，确保病人在安全无痛中诊疗。熟练掌握各种麻醉操作技能，对危急重症病人的诊治、各种慢性疼痛、神经病理性疼痛、肌肉疾病、颈肩腰腿痛、腰椎间盘突出症和骨关节疼痛诊疗等有丰富临床经验。

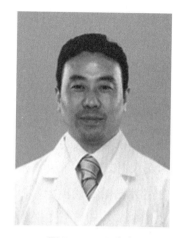

图 7-11　尹书东

尹书东（图 7-11），男，骨外科主任医师，院长助理兼常宁市中医医院骨伤二科主任，常宁市第十二届党代表，南詹正骨疗法第四代传人，本科文化，湖南中医药大学在职研究生，师从南詹正骨疗法第三代传承人肖运生。湖南省中医特色疗法专业委员会常委，湖南省骨科专业委员会委员，衡阳市骨科、手显微外科副主任委员，衡阳市急诊医学专业委员会委员，衡阳市血管外科专业委员会委员。擅长运用南詹正骨疗法专长绝技治疗各种骨伤疾病、慢性损伤。对手法接骨、骨质疏松性胸腰椎压缩性骨折、小儿骨折、上肢骨折、外翻微创治疗和手显微外科（血管、神经损伤）诊治临床经验丰富。先后在国家级核心期刊发表学术论文 20 余篇，并多次在国家级和省级学术交流会交流并获奖。参与多项中医药科研课题，并获湖南省中医药科学技术三等奖；参与编写专著 2 部。

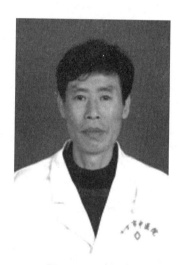

图 7-12　唐梦雄

唐梦雄（图 7-12），副主任医师，南詹正骨第四代传人，常宁市非物质文化遗产传承人，大学文化，师从其父南詹正骨疗法第三代传承人唐益扬。擅长运用南詹正骨绝技治疗各类骨伤疾病。

唐超雄（图 7-13），男，大学文化，常宁市中医医院大外科主任，中医骨伤副主任医师，南詹正骨第四代传人，常宁市非物质文化遗产传承人，大学文化，师从

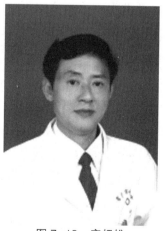

图 7-13　唐超雄

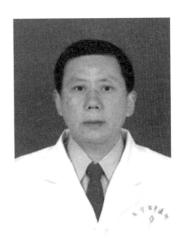

图 7-14　雷怀钰

其父南詹正骨疗法第三代传承人唐益扬。擅长运用南詹正骨疗法专长绝技治疗各类骨伤疾病，能常规开展各种骨科手术，临床经验丰富。

雷怀钰（图 7-14），男，中医骨伤副主任医师，衡阳市名中医，南詹正骨疗法第四代传承人，曾师从南詹正骨第三代传承人唐益扬。大学文化，毕业于湖南中医学院临床医学专业。衡阳市医学会骨伤科专业委员会委员，擅长运用南詹正骨疗法专长绝技治疗各种骨伤疾病，从事中医骨伤临床工作 30 余年。对骨伤科常见伤病的检查、诊断、治疗、功能恢复等初步形成了一套自己的学术思想和诊疗体系。在创伤骨折的手法整复、小夹板外固定上有一套精炼、娴熟的手法技巧。对复杂的、涉关节的高难度创伤骨折、骨病等能运用现代医学知识、手段、方法进行不同方式的手术治疗。在纯中药辨证分型治疗颈肩腰腿痛研究方面取得了较满意的效果。曾先后参与 1 项省级科研课题研究，并获得湖南省卫生厅三等科技进步奖；主持 1 项省级科研课题研究；在国家级专业杂志发表论文 3 篇，省级专业杂志发表论文 1 篇。

肖伟（图 7-15），男，常宁市中医医院骨伤一科主任，中医骨伤副主任医师，南詹正骨疗法第四代传人，本科文化，湖南中医药大学在职研究生。肖运生全国基层名老中医药专家传承工作室学术继承人，师从父亲南詹正骨疗法第三代传承人、全国基层名老中医药专家肖运生，在运用南詹正骨绝技、正骨手法以及中医药治疗骨伤方面深有研究并在继承前人经验的基础上不断守正创新，对一些手法复位技巧及固定方式大胆改进和创新，让更多骨伤患者通过传统中医药治疗而获得康复。在运用现代医疗手段治疗比较复杂的创伤，特别是小腿足踝方面造诣颇深，创造性地运用手法整

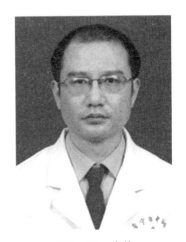

图 7-15　肖伟

复结合微创经皮内固定治疗跟骨骨折，取得了良好的临床疗效。曾在国家级、省级学术专刊发表论文多篇，参加编著专著 2 部。

徐雪荣（图7-16），男，中医骨伤副主任医师，南詹正骨疗法第四代传人，常宁市中医医院医务科主任，本科文化，湖南中医药大学在职研究生，师从南詹正骨疗法第三代传承肖运生。曾多次在上级骨科专业医院进修学习，擅长运用南詹正骨疗法专长绝技治疗各类骨伤疾病，对四肢长骨、关节、脊柱等部位骨折诊治经验丰富，运用中西医结合疗法治疗腰腿疼、关节病等疾病有较丰富的临床经验。曾在国家级、省级学术专刊发表论文多篇。

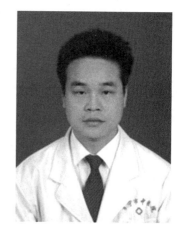

图 7-16　徐雪荣

谭治国（图7-17），男，中医骨伤副主任医师，本科文化。南詹正骨疗法第四代传承人，湖南中医药大学在职研究生。中华骨科医学会湖南分会会员。曾师从其父南詹正骨疗法第三代传承谭辉刚和张湘生教授，擅长运用南詹正骨疗法专长绝技治疗各类骨伤疾病，能常规开展四肢创伤、关节等各种骨科手术，对颈肩痛、椎间盘突出症等疾病诊治临床经验丰富，从在国家级、省级医学专刊发表论文多篇。

邓钦民（图7-18），男，主治医师，南詹正骨第四代传承人，师从南詹正骨第三代传承肖运生，本科文化。对各种骨科疾病治疗有丰富的临床经验，善于运用南詹正骨疗法治疗骨折，擅长对腰椎间盘突出症诊治。

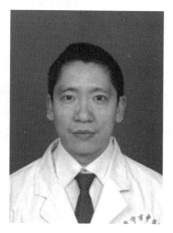

图 7-17　谭治国

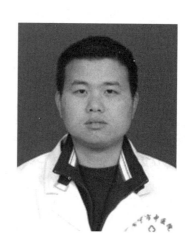

图 7-18　邓钦民

南詹正骨第五代传承人

欧礼（图 7-19），男，本科学历，湖南中医药大学在职研究生，中医骨伤主任医师，常宁市中医院副院长，南詹正骨疗法第五代传承人，衡阳市非遗传承人。师从南詹正骨疗法第四代传承人唐超雄，南詹正骨疗法学科带头人，南詹正骨疗法传习所带教老师，常宁市中医院国医馆坐诊专家。湖南省医学会中医药和中西医结合学会骨伤专业委员会常务委员、湖南省中医药国际合作"一带一路"协会理事、湖南省中医健康服务骨伤学会副理事长、衡阳市骨伤科专业委员会副主任委员、衡阳市手外专业学术委员会副主任委员、省级高级职称评委。作为南詹正骨疗法传承人、带教老师，长期从事临床一线医疗和医生的规培工作，特别是对南詹正骨疗法后面传承人的带教、帮扶工作，做到守正创新，传承发扬南詹正骨传统手法治疗技法，不断总结经验，直接带徒 2 名骨伤专业研究生。曾多次在上级骨病专科医院进修学习，擅长运用南詹正骨疗法专长绝技治疗各种骨伤疾病，临床经验丰富。曾在国家级、省级核心学术期刊发表论文多篇。

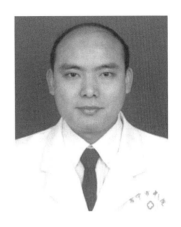

图 7-19　欧礼

陈小华（图 7-20），男，常宁市中医医院骨伤三科主任，骨外科副主任医师。南詹正骨疗法第五代传承人，师从南詹正骨第四代传承人唐超雄，湖南中医药大学在职研究生。擅长运用南詹正骨疗法治疗骨伤疾病，能常规开展骨外矫形等骨科手术。对胸部挫伤、脊柱创伤、退变性、重症创伤抢救等临床经验丰富。

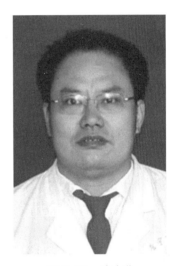

图 7-20　陈小华

周光华（图 7-21），男，骨外科副主任医师，南詹正骨疗法第五代传承人，常宁市中医医院骨伤四科主任，师从南詹正骨疗法第四代传承人周贻栩。衡阳市骨科专业委员会委员，衡阳市显微外科专业委员会委员，湖南省高级职称评审委员会评委。曾在南方医科大学珠江医院、湘雅医院进修学习。擅长各类创伤骨折、脊柱及关节病的手术治疗。尤其擅长微创手术方式治疗各类骨折，熟练运用南詹正骨疗法专长绝技南詹正骨理经刀、疏经

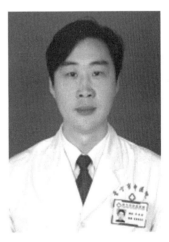

图 7-21　周光华

术、鹤嘴式整骨钳、波浪板等湖南省中医药专长绝技诊治骨伤病人。先后在国家级核心期刊发表学术论文 10 篇，省级核心期刊发表学术论文 2 篇，并多次在省级学术交流会。曾参与和主持县市级多项骨伤科研课题，参与专著编辑 2 部。

陈一帆（图 7-22），男，中医骨伤副主任医师，南詹正骨疗法第五代传承人，常宁市中医医院骨伤五科科主任，湖南省中医骨伤科专业委员会委员，衡阳市脊柱专业会委员。曾两次师从天津医院关节外科于建华教授，学习关节置换技术和骨盆创伤重建技术。深得南詹正骨疗法第四代传承人、衡阳市名中医雷怀钰真传。善于将南詹正骨疗法与现代骨科治疗技术融会贯通，并发扬创新。擅长运用中西医结合，治疗各类骨折、筋伤，尤其在股骨头坏死、髋关节发育不良、股骨颈骨折等疾病，行人工全髋关节置换手术，临床经验丰富。能够常规开展人工肱骨头置换术，髋臼后壁切开复位内固定术以及

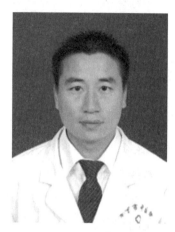

图 7-22　陈一帆

复杂关节内骨折切开复位内固定术。先后在国家级、省级专业学刊发表多篇学术论文，参与 1 项中医药科研课题。

易文彪（图 7-23），男，本科学历，在职研究生，普外科副主任医师，常宁市中医院外科副主任，南詹正骨第五代传承人，师从南詹正骨疗法代四代传承人周贻栩。衡阳市泌尿外科专业委员会委员。擅长运用南詹正骨疗法诊治各种骨科疾病。曾在湘雅医院附属第二医院，广州医科大学附属第一医院等多个著名微创中心进修学习，特别对泌尿外科微创手术有独特的造诣。擅长运用中西医结合对结石、前列腺及男性病科的各种疾病诊治经验丰富，并能独立开展其经皮肾镜、输尿管软镜、硬镜碎石取石术、前列腺等离子电切等多种泌尿外科微创手术治疗。在全国多家著名杂志发表学术论文十多篇。

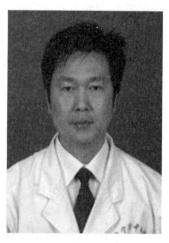

图 7-23　易文彪

匡群晖：副主任医师，本科文化。擅长对外科常见病、多发病的诊治，能常规开展各种骨科手术。

蒋斌（图 7-24），男，大学文化，副主任医师，常宁市中医院骨伤二科副主任，南詹正骨第五代传承人，师从南詹正骨疗法第四代传承人唐梦雄。擅长运用南詹正骨疗法治疗各类创伤性骨科疾病，能常规开展人工关节置换等骨科手术，对四肢长

骨骨折、关节内骨折、胸腰椎骨折等疾病诊治经验丰富，曾在国家级、省级医学专刊发表论文多篇。

谭柯（图7-25），男，本科文化，在职研究生，副主任医师，骨伤四科副主任，南詹正骨第五传承人，师从南詹正骨第四代传承人唐超雄。擅长中西医结合方法诊治各类骨折、创伤性疾病，能常规开展各种骨科手术，临床经验丰富。

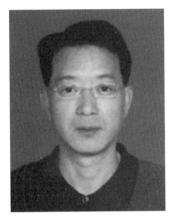
图 7-24　蒋斌

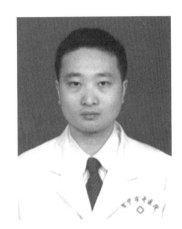
图 7-25　谭柯

彭平（图7-26），男，本科学历，在职研究生，副主任医师，常宁市中医院骨伤五科副主任，南詹正骨第五代传承人，师从南詹正骨第四代传承人雷怀钰。擅长运用南詹正骨疗法和中西医结合方法诊治各类骨伤疾病，能常规开展各种骨科手术，临床经验丰富。

邬志军（图7-27），男，本科学历，在职研究生，副主任医师，南詹正骨第五代传承人。擅长运用南詹正骨疗法诊治各类骨伤疾病，能常规开展四肢骨折、关节骨折、脊柱创伤等骨科手术，临床经验丰富。

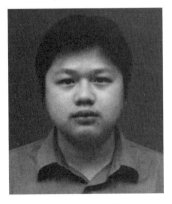
图 7-26　彭平

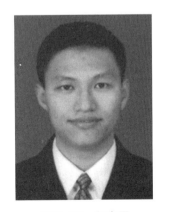
图 7-27　邬志军

曾志华（图7-28），男，本科学历，副主任医师，南詹正骨第五代传承人，师从南詹正骨第四代传承人唐超雄。擅长运用南詹正骨疗法治疗各种骨伤疾病，能常规开展各类骨科手术，对关节内骨折、脊柱创伤治疗经验丰富。

张小虎（图7-29），男，本科学历，骨外科副主任医师。南詹正骨疗法第五代传承人，师从南詹正骨第四代传承人唐超雄，湖南中医药大学在职研究生。曾多次在天津、河南等地进修，擅长运用南詹正骨疗法专长绝技诊治各类骨伤疾病，能常规开展脊柱外科、创伤骨科等手术。运用微创手术治疗腰椎间盘突出症和脊柱退行性等疾病，临床经验丰富。曾在国家级、省级学术核心期刊发表论文多篇。

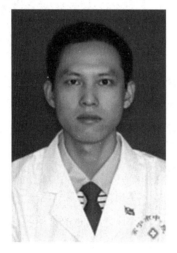

图 7-28　曾志华

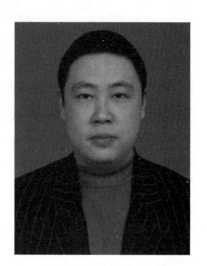

图 7-29　张小虎

邹端荣（图7-30），男，硕士，主治医师，南詹正骨第五代传承人，师从湖南省农村名中医、南詹正骨第四代人尹新生。在硕士研究生学习期间，也曾师从张洪波、邵先舫教授，研究中医骨伤科学。擅长运用南詹正骨疗法治疗各类骨伤疾病，能常规开展各种骨科手术，临床经验丰富。

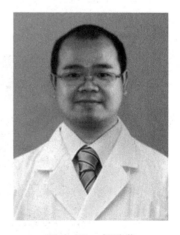

图 7-30　邹端荣

谭雁峰（图7-31），男，硕士，中医骨伤主治医师。南詹正骨第五代传承人，师从湖南省农村名中医、南詹正骨第四代传承人尹新生。读研究生期间曾师从研究生导师饶耀剑，并参与国家级课题《补阳还五汤联合嗅鞘细胞移植促进脊髓损伤轴突再生的实验研究》。擅长脊髓损伤、脊柱创伤、脊小腿退行性病变等疾病的诊治，能常规开展各类骨科手术，临床经验丰富。

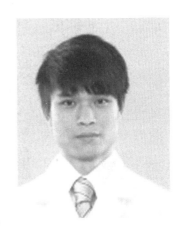

图7-31 谭雁峰

章峰（图7-32），男，本科学历，主治医师，南詹正骨第五代传承人，师从南詹正骨疗法第四代传承人唐梦雄。擅长运用南詹正骨疗法治疗各类骨伤疾病，能常规开展各种骨科手术，临床经验丰富。

唐萍（图7-33），女，本科学历，主治医师，南詹正骨第五代传承人，师从南詹正骨第四代传承人唐梦雄。擅长运用南詹正骨疗法治疗各类骨折，能常规开展各种骨科手术，临床经验丰富。

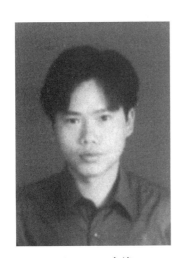

图7-32 章峰

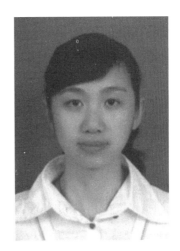

图7-33 唐萍

雷振恒（图7-34），男，本科文化，主治医师，南詹正骨第五代传承人，师从南詹正骨第四代传承人唐超雄。擅长运用南詹正骨疗法诊治各类骨科疾病，能常规开展各类创伤骨科手术，临床经验丰富。

唐波涛（图7-35），男，大学文凭，南詹正骨第五代传人，师从其父、南詹正骨第四代传承人唐梦雄。擅长运用南詹正骨绝技治疗各类骨伤疾病。

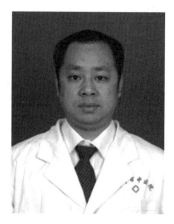

图 7-34 雷振恒

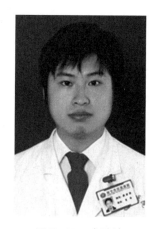

图 7-35 唐波涛

　　施映波（图 7-36），本科文凭，在职研究生，南詹正骨第五代传人，师从南詹正骨第四代传承人唐梦雄。现辅助内科专家从事门诊工作。

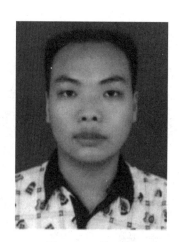

图 7-36 施映波

第二节 南詹正骨代表性传承人学术思想及临证经验

名老中医詹镇川的正骨经验及学术思想

肖运生 肖 伟

詹镇川（1911—1987），副主任医师。生前为湖南省名老中医，著名骨伤科专家，衡阳市医学会副理事长，常宁市中医院骨伤科创始人。在他与世长辞 20 年之际，现将其部分正骨经验及其学术思想予以综述，以缅怀先师之教诲，传承其医德医技，更好地为广大患者服务（图 7-37）。

一、辨证严谨，用药独特

詹老生前诊伤治病，从来是辨证严谨，处方用药独特，在临床医疗中反复告诫我们，骨伤患者有时尽管是些手足胸背等局部损伤，但在辨证用药时我们必须要有整体观念，辨证要严谨，而在处方时要根据伤者不同情况进行论治，要有自己的特色。

记得 1975 年秋，祁阳县黄泥塘乡有个农妇，年近 30 岁，因半月前不慎跌倒，致使其右侧半身不遂。入院后行 X 线片，上下肢及脊椎均未发现骨折及关节脱位，但该侧手足均不能运动，腕、踝关节松弛下垂，当时认为不属伤科范畴，建议转其他科治疗。但患者慕名而来，加上病由跌伤引起，劝说无效，故收住院治疗，请詹老给予指导诊治。詹老查其脉象沉细，舌淡苔白，舌边有瘀紫斑点。詹老嘱吾拟方补阳还五汤加减，重用黄芪进药 5 剂，患者有轻微麻木感，舌边瘀斑消失，其他无明显变化。改用地黄饮子，重用附片，初用每剂 15g，后逐渐加重至 50g。患者经治疗后，右侧肢体较前麻木增剧，并稍能活动。两个星期后附片加重至 100g 用量，并嘱其煎药时用文武火久煎，分多次温服，治疗 2 个月，痊愈出院，随访已能参加生产劳动。后问及詹老用药何意，詹老说："药以病挡，病重愈深，用药必精。用药如用兵，将强兵精，只有将强才能统帅精兵。病者脉沉细、舌淡苔白，起病为跌伤，实则为肾阳亏虚，寒湿入里，侵入筋骨，手足废而不用，故选用地黄饮子温补肾阳，宣通心气，重用附子以温筋散寒，通行十二经脉，搜散筋骨之寒邪，寒邪去，则筋骨强，湿退血活，故患肢功能恢复沉疴复起。"

又如株洲某厂一干部，扭伤腰部，曾先后诊治多处，尽管活血祛瘀、补益之剂均已施用，但无收效，腰部疼痛夜不能寐。詹老诊其脉象，察其舌质，认为属风寒湿邪困阻腰部气血不行而致，用羌活胜湿汤加减，药味不出 10 味，四剂乃治之痊愈。

詹老根据不少骨伤患者均有不同程度的关节硬化，创拟了专治创伤性关节硬化专方"舒筋软坚汤"。吾总结其经验，拟写论文报道于中山医科大学《新医学》杂志。1976 年 9 月黑龙江大兴安岭百货公司女青年，王立杰，20 岁，右肘关节跌伤 2 个月，肿硬不消，不能屈伸活动，继发骨化性肌炎，先后经北京、天津等不少城市医院治疗无效，怀揣《新医学》杂志报道不远万里来常宁市中医医院治疗。按詹老指意，用"舒筋软坚汤"加减中药内服，配合功能锻炼，治疗 2 个月疼痛消除，功能恢复，出院时并送锦旗"千里求医来常宁，骨伤妙手换新春"。

詹老治疗特殊病例中往往选用一些特殊用药，如骨折后期肿硬难消、功能障碍者就选用水蛭、鹿角霜等，根据各个不同部位的受伤情况选用自己常用的引经药。

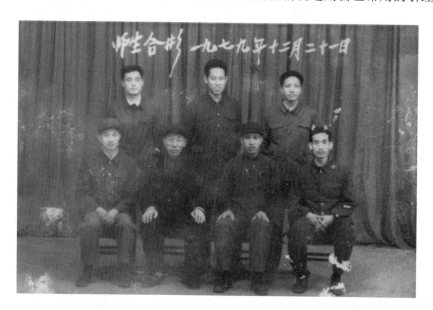

图 7-37　南詹正骨三代、四代传承人与詹镇川合影

二、手法灵巧，别具一格

詹老幼年就随父习医，主攻骨伤科，在临床实践中积聚了许多宝贵经验，吾师

从詹老亦获益匪浅,在手法正骨方面有着他许多独到之处,实为祖国医学之宝贵精华。

小儿胫骨下段骨折,由于扭转暴力作用而造成者多,其错位较小,外观无明显畸形,误诊率较高,然而詹老在诊断中通过询问受伤情况,在胫骨下段进行触摸挤压等检查,凭着小儿啼哭音则可诊断。后问及此事,他介绍说:小儿胫骨下段较细,骨折后多为螺旋形或长斜形,而且移位不明显,难以触到骨折断端及异常活动感,但骨折后只要往伤处轻轻一压患孩必然啼哭,则可诊断。有些部位的骨折,在早期X线照片也难以发现,如无移位腕舟骨骨折及肋骨骨折等,而詹老就凭着他数十年的经验手法检查也能得出一个正确的诊断,而且后来再次照片又得到证实其诊断的正确性。

詹老常说:正骨手法,古有八法,而今各地也有八法、十法、十二法等不一,但是一定要注意到手法的基本要求,既能减轻患者痛苦,医者又能省力,而且复位成功。

如小儿桡骨头半脱位,一般只要将患肢拔伸牵引,将桡骨头向后压,屈肘则可复位,而詹老则不然,在进行这种复位后,还要将患肢前臂进行内外旋转一下。后问其原因,詹老解释说:小儿桡骨头处只有一条环状韧带包着,没有一个完整的关节腔,如只做一般复位不进行旋转,往往会造成肘部在伸直时又可能再次脱位。

肱骨外科颈骨折,在手法复位时一般只注意到骨折远端内收外展位的纠正,而远端向前移位容易忽视,尤其是没有进行穿胸位拍片者更容易误诊,而詹老在手法复位时除了进行拔伸牵引、挤压端提、矫正内外侧移位外,更重要的是进行"过顶法"复位。远端向前移位者则令助手屈肘牵引患肢,上举过头顶,医者两手拇指压肱骨近端向前,余四指环抱远端向后,矫正前后移位,后通过在天津医院学习时见到该院采用其俯卧向上牵引整复肱骨外科颈骨折前后移位的方法与詹老的"过顶法",其作用原理基本是一致的。

1981年,永耒铁路管理处书记贺某跌伤,致使右侧骶髂关节错位,当地职工医院只得嘱其卧床休息两个月或行石膏裤外固定。患者卧床数日痛苦不堪,故派人前来求治詹老,吾随詹老出诊耒阳。詹老给患者察看伤情,阅过照片后,便使用其家传秘法,用理经刀给患者进行理筋,使筋膜松弛,然后进行手法整复其错位骶髂关节,不到5分钟,复位成功,随接便令患者在其卧室来回行走三圈,使在场人员佩服不已,绝口称赞其手法之高超。后嘱吾处方一张,服药十余剂,乃病至痊愈。

三、勤求古训，不断创新

詹老耕耘在中医骨伤园地五十余载,临床经验十分丰富,实属德高望重,然而在吾随师二十余年中，虽然詹老年过七旬仍然孜孜不倦地带病学习，钻研祖国医学知识，除了多次重读《黄帝内经》《伤寒论》《难经》《张氏医通》《本草备要》《本草纲目》等中医古著外，对中医骨伤科的历代专著如《仙授理伤续断秘方》《伤科补要》《正体类要》等更是反复熟读，许多章节在闲谈时还能随时回忆起并能背诵，并且经常谆谆告诫我们说：祖国医学历史悠久，经验丰富，我们要不断吸取其精华，不断创新，建立起自己的学术思想，做到必须吸取前人成功经验，古为今用，有些方面也可以通过我们的临床实践去论证去发展。如詹氏理经刀的原理，据詹老介绍就是在古代针灸学、按摩学的基础上研创而发展的，通过理经刀对局部的刺激就可以起到针刺原理，来回撬拨就可以达到理顺经络、疏通气血的目的。

詹老对现代医学知识也经常不断学习，如解剖学、生物力学等。不断摸索经验，开展中西医结合为临床服务。詹老经常告诫我们：现代医学知识很重要，尤其是解剖学，搞骨伤科不懂解剖知识就好比盲子夜行。祖国医学一些专著中也强调过"知其体系，识其部位"，就更说明解剖知识的重要性。詹老不但对自己经常整复的骨骼解剖非常熟悉，而且对其神经、血管的分布走向也一清二楚，在进行手法复位时注意得十分周到。他根据尺骨鹰嘴的形态和防止肌三头肌的牵拉力创制了"7"字形夹板治疗尺骨鹰嘴骨折，就是利用"7"字形的尖端屈曲位来固定克服肱三头肌的牵拉力，防止尺骨鹰嘴骨折近端向后上方分离。

詹老不但专长创伤骨科，而且对一些骨病或病理性骨折也有不少研究，在临床取得了不少经验，如骨结核、骨髓炎等。脊椎结核严重时，西医往往需要手术清除病灶内固定，给患者带来了不少痛苦，而且在经济上负担过重。1976年，本县正同乡有一妇女唐花辉，腰2、腰3椎结核，卧床不起，经他人抬送来医院求诊于詹老，在詹老的指导下，由吾处方用药辨证论治，内服中药并适当配合西药抗结核等治疗。1个月病者能下床，4个月则回家参加一般劳动，一年后随诊已基本恢复劳动能力，行X线片结核病灶硬结钙化。

在治疗骨髓炎方面，詹老也有不少宝贵经验，如黄沙坪铅锌矿一工人林昌坤，左胫腓骨粉碎型开放性骨折，曾在不少大医院进行多次手术治疗，伤口不愈，死骨形成，并有4cm长的腓骨缺损，胫骨亦不连接，建议截肢。后来本院经詹老用药条药膏外敷，内服中药祛腐生肌托里排脓。半年后，骨髓炎得到治疗，伤口愈合，胫骨骨折断端骨痂形成而愈合。拄了几年的双拐棍终于丢掉了，生活能自理。根据詹老多年的经验，由笔者整理其经验先后在《三湘医粹》等刊物杂志上发表了《41例慢性骨髓炎的治疗体会》等数篇有较高学术价值论文。

詹老在湖广等地享有崇高的威望，慕名求医者络绎不绝，所授弟子遍布全省各地，为人民解除了不少疾苦，受到了人民群众的高度赞扬，虽然他离开了我们，但他的正骨经验及其学术思想、救死扶伤的高尚品德将永世长存。

（本文原载《正骨拾遗：肖运生骨伤科临床经验集》，河南科学技术出版社，2017）

"南詹正骨"传人詹经山学术思想

詹衡湘

詹经山，男，汉族，副主任医师，生于1931年（民国二十年）3月24日，南詹正骨第三代传承人，南詹正骨第二代传承人詹镇川之子。于1949年跟随镇川公学医，1952年经常宁县卫生科考试合格，发给合格证书，正式行医。1956年调进常宁松柏医院工作。1959年12月调往衡阳市专区中医药研究所搞伤科。1962年又调回常宁中医医院整理顺庭公和镇川公伤科经验。1964年调来湖南中医药研究所，后调湖南中医学院附属第二医院工作，是湖南中医附属第二医院（湖南省中医医院）"四大金刚"之一。

新中国成立后，在党的正确领导下，先父詹经山由一个学徒成长为副主任医师、副教授。先后参加全国骨伤科外固定研究会并任常务理事，中国软组织学会任理事，中国残疾人康复学会任理事，中国康复医学会湖南分会任理事，中国中西医结合研究会湖南骨伤科专业委员会任副主任委员，中国中医学会湖南中医正骨伤科专业委员会顾问等。

其著有《秘传疏经术》（1991年首次出版）《筋骨损伤疾病诊治学》《茅芦医学论文集》等书。有关疏经术的理论及临床经验，早在《湖南日报》、湖南广播电视台、湖南电视台于1986年1月21日同一天报道，其标题为"不用服药打针，治好坐骨神经痛"。《中医报》于1989年1月7日报道"詹经山大夫推出经络疏导疗法，治愈不少疑难疾病，受到有关方面的关注"。《大众卫生报》于1986年12月20日报道的标题："奇迹发生在这里"。湖南广播电台于1987年8月20日又一次报道："在人体上探寻奇迹的人"，《中国医药信息报》相继报道等。现将秘传疏经术修改拍成音像纪录片发行，还有不少论文在《千家妙方》《长江医话》等书中公开发表。撰写论文50余篇,有些论文在全国性和全省性学术交流会上宣读交流和杂志上发表过。如《中国中医骨伤科》杂志，1990年12月发表"运用脊椎复位固定器治疗胸腰椎骨折"。根据茅芦正骨医学的传统经验，从1980年开始撰著《筋骨损伤疾病诊治学》一书，经过11年总结，进行3次大修稿，该书已完成约100万字的任务，现在正在联系出版。该书的特点，其学术思想以唯物辩证法观点作为指导，主张局部与整体相关，内因与外因互生，病症不断地发展变异，一般性病症中包含特殊病症的辨证论治原则。

其学术理论体系，沿着"茅芦正骨医学"宗旨不断发展，并形成系统化、客观化，从古老的学术体系结构形式，演变成现代化、科学化结构形式，并打破常规框式的写作结构形式，提出新的总结写作原则。例如：病因学必须要认识到由致病因素形成生物力学导致疾病发生，避免不内、外因论和外因论。确诊疾病时，询问病症，描述体征，必须体现中医病症特点，运用各种检查方法与认症同样并重，必须全面收集疾病资料，才能进行辨别实质病变及功能性病症的发展趋向和分类。吸收祖国医学和现代医学长处，避免不辨证功能性病症，单纯辨实质性病变的短处。其辨证的理论依据，主要是以脏象、经络、卫、气、营、血、八纲综合分析。因此，对其解剖、生理、病理要有深刻的认识，使其病症客观化，故在脏象的病症中，增补了一些伤科病症特点，使卫、气、营、血的病症有完善的客观指征和传变规律。其辨证方法改变过去以脏象，或以经络，或以三焦，或以卫、气、营、血，或以八纲，或以病因等多中心论的辨证法则，乃创立以脏象为核心，以气血归类，以八纲归属的高度逻辑辨证法则。在分类方面，创立以伤气血、伤筋、伤骨或脱臼，伤脏腑的分类步骤的整体观念，乃将割开分内伤，或单纯分骨折，或脱臼，或伤筋的孤立认识系统化。

论治原则分三个阶段，即消导清里阶段、驱邪扶正或扶正驱邪阶段、补益虚损阶段，开放性和闭合性两大类。药物治疗分11法：即止血、复苏、宁神、清解、托里、收敛、消导、和解、软坚、散结、补益。常用八种治疗方法，即理经、手法、固定、药物、疏经术、针灸、练功、热疗，简易的手术等方法综合治疗。对各病的总结，大致分前言、病因（包括应用解剖、致病因素、物力学作用）、病症、检查（包括症状与体征和各种检查方法与认证）、辨证（包括辨实质病变的演变规律、功能性病症变化特点及分类）、论治分病症特点、论治法则和治疗方法。其治疗方法以成套配合治疗，其中方药的建立有病症、说理、立法、组方、用药等步骤。该书的特点与现存的骨伤科书籍相比较，有60%～70%的内容是新颖的。

为了培养更多的骨伤科人才，其传人有拜师的5人，如詹衡湘、詹华湘、詹建湘、詹建国、戴宁安等。跟师的有李衡、张端金、谭兴无、陈远旺，还有参师和不少进修学习的。在教学方面，除了完成学院分配的教学任务外，还为中国中西医结合骨伤科学会举办的师资班，以及全省伤科提高班授课。

一、学术思想

在几十年的伤科实践工作中，通过对祖传及历代医学著作以及各流派伤科学术思想考究，并在临床中反复运用和进行一系列的理论研究工作，认为经络学派与气血学派均有偏见，其实质两种学术思想体系，都是互相关联，互相依存的，主要是认识的倾向和技术掌握的侧重表现有差异。

因此，乃主张以腑脏经络气血为根，伤邪淫乱为侮，机体气化功能衰旺为本的整体观念论，避免侧重某种学术思想分歧观念的论治原则。骨伤科论治虽然以消导驱邪立论，故药物治疗多侧重于气滞血瘀。为了使祖国医学走向现代化，主张以中医理论为本，吸收现代医学的理论知识，相对地理解和认识，并证实祖国医学理论的科学性、先进性。例如：血瘀生热，这与出血吸收热的概念是一致的。理气活血，同末梢神经丛与微循环组织损伤的新陈代谢规律相似等。由于东西方医学理论体系不同，其认识论的差异也是客观存在的。那么要实现"古为今用，洋为中用"，创立独特的中国医学，从筋骨损伤疾病诊治学中，就可以反映出创立中国医学理论体系的重要性和必要性。

二、外治法的开拓思想

各种医学虽然都是从保护人民身体健康出发，但中国医学的特点更重要的是为保护劳动力，恢复功能，尽量减少病员的痛苦和残疾的指导思想，这样对治疗应该由简单至复杂的论治过程。

因此，在固定方法上，骨折主张尽量用外固定，必要时采用内固定，但是外固定器械还存在很多问题，如常用的外固定夹板，对制作夹板的材料选择、夹板规格、夹板控制骨折的力学原理、约束力的影响，捆扎物、捆扎方法等。对这些存在问题进行了研究，并获得可靠数据，还研制了牵引板、髌骨固定板等闭合固定方法和器械。对不稳定性骨折、多断骨折、关节内骨折、短小骨骨折和开放性骨折，乃研究成功多功能复位固定器，仅在体表作穿针固定，效果最理想。该器械在1958年经全国骨伤科外固定学会鉴定，获得华佗金像奖，还研制跟骨、髌骨、胸腰段脊椎复位固定器，这些器械对各种骨折做外固定，即固定牢固，又减少手法复位的复杂性和笨重的体力劳动。

对南詹正骨疏经术为了提高治疗效果，乃研制成功探测仪、疏经仪。这种仪器有定性和定量的显示及有效的波形，为祖国医学在诊治方面实现客观指标化做了一些工作。

手法、用推旋手法治疗肱骨外髁骨折旋转移位。同时对这种病在病理机转与手法操作有新的进展认识。治疗颈椎半脱位用端挤手法复位有满意的效果，对股骨戏颈骨折和股骨粗隆间骨折，用锥形螺纹骨针做内固定时，必须要先用牵拉旋扭手法整复骨折畸形后，然后进行内固定才能成功。

伤筋的患者，手法治疗效果较理想，如髂腰肌筋膜炎，用旋转抖伸法治疗可一次成功。疏经术用手法做局限捻转敏感点外，同时以生物力学观点，总结写出对一些软组织疾病进行广泛性的捻转方法，达到松筋通络的作用，还用止血钳夹督一点治疗腰骶关节综合征和特异性遗尿，可以一次治愈。

练功分自主练功和辅助练功。对自主练功，乃总结一套符合解剖、生理、病理和生物力学原理，并有利于恢复功能的操作手法和方法。辅助练功是在医护人员的辅助下操作，使活动功能障碍加速恢复。如腕关节强直者，由于该关节正常功能，只能做屈伸动作，因此，活动该关节时，先拨伸，后屈曲，避免环形动作。

南詹正骨理经刀治疗损伤疾病，根据正常解剖、生理特点，总结出一套系统的独特的进刀部位和操作方法，发挥其松筋、疏经、活络的作用。如治疗胸部筋膜损伤，经点、拨、挑法后，可立即使疼痛顿减，咳嗽等活动有显著解除。由原来不能咳嗽，可作大声咳嗽。腰背肌筋膜损伤，亦有立竿见影之效果。

这种探疏仪同国内、外现存类似仪器相比较，它在探测时，能同步发出声、电信号，并能鉴别的灵敏度，疏经仪有调频，调幅的性能，通过刺激，产生良性脉冲波，达到理想的治疗作用。

三、用药见解

根据茅芦正骨医学思想理论体系，沿革流传的学术观点，乃确定论治的指导思想，由于药物治疗在伤科的领域里，各有其论治法则。但筋骨损伤疾病诊治学的用药原则，有其独特的见解。运用药物治疗分3阶段、11法、约150余方，根据病情随症调遣化裁，但用方药治疗最多的而较复杂的病症，如颅脑损伤、伤筋、骨软骨炎等病。开放性损伤，不但重视内服药，还有不少的家传外用方药。其配方有膏、丹、丸、散、浸膏、浸液等剂型。运用内服药或外用方药，其针对性强。如骨软骨炎，初发阶段以四物通络散或黄芪桂枝通络散为主，碎裂阶段以软坚煎为主，修复阶段以益肾壮骨汤加通络药物。新研究的软坚煎，可用于骨化肌炎、硬化性骨髓炎、骨软骨炎、瘢痕增生、软组织非感染性肿硬及骨质硬化症等病，对感染或非感染的损伤疾病，野南瓜适应证最广，凉血消瘀、清热解毒效果最佳，其用量一次可用30～

60g。岗梅对颅脑外伤的肝火上扰型，或其他疾病导致肝阳上亢所引起的头痛，可以配方，也可以单纯用岗梅 60g 煮鸭蛋服用有特效，还可用于创口感染，有清热平肝解毒作用。因此，筋骨损伤疾病诊治学的最后一章写的方药，对各种疾病适应证针对性强，说理扼要，立法正确，但重要的是化裁。运用中药时，既要严格掌握其四气、五味和药物性能，同时要熟悉其药理作用。如甘草，主要成分是甘草次酸，它有类似激素的作用，但不同于激素，经查阅古典书籍发现，甘草稍有软坚散结作用，故常用甘草治疗肿硬的症状，可重用 10 ～ 30g；又如山木通、黄芪、野南瓜、七姊妹、丹参诸味药，通过药物敏感试验结果，对金黄、伤寒、枯草、大肠等细菌，均有较强的杀菌和抑菌作用，由此看来，用药既要有说理、立法、建方、组药、化裁的原则，又要认识到其药理作用的配伍概念，这样才能发挥药物更大的效果。

现在撰写的三部书，仅是茅芦正骨医学阶段性的总结，将老辈所流传的，由口授发展总结成系统理论体系，并通过反复临床实践，专题研究，证明茅芦正骨医学的独特理论体系和临床实践特点。

干医生这一行尤其需要爱心

唐益扬

"仁爱"是中国儒家伦理思想的核心，孔孟哲学思想的主体。孔子倡导仁爱遵礼，孟子认为"恻隐之心"是"仁爱"的发端。"仁"的核心是"爱人"，"爱人者，人恒爱之；敬人者，人恒敬之。""仁爱"思想至今仍有积极意义。伟人毛泽东提倡"毫不利己，专门利人"的白求恩精神是我们医务工作者的行动准则。

唐代名医孙思邈在《备急千金要方》中指出，凡大医治病，必当安神定志，无欲无求，先发大慈恻隐之心，誓愿普救含灵之苦；不得瞻前顾后、自虑吉凶、护惜身命、昼夜、寒暑、饥渴、疲劳，一心赴救；对患者要一视同仁，不得问其贵贱贫富，长幼妍媸，怨亲善友，华夷愚智，普同一等，皆如至亲之想……他倡导"大医精诚"，业在于"精"，德在于"诚"，"诚"者"爱心"也。

七十二行，行行出状元，行行需要爱心。干医生这一行尤其需要爱心，特别是骨伤科，稍有闪失，重则殒命，轻则废残。六十年来，在救死扶伤的岗位上，我是身体力行地实践着"视患者为亲人"的信条一步一步走过来的。这一信条来自于党的培养教育，同时得益于父亲的榜样力量。

父亲唐文轩是湘南名医詹顺庭先生最得意的门徒，医道之神，医风之正，医德之高，在湘江两岸的不少县市（常宁、祁东、祁阳、衡南、衡山、衡阳等）广为传诵。那时交通落后，他经常要步行几十里、百多里山路出诊救治伤员，乡村的主要交通工具是轿，稍有名望的医生出诊都是病家用轿接送。父亲却极少坐轿，即使患者家热情执意用轿来接，他也是在轿后步行。新中国成立前，医院少、床位少、费用贵，老百姓是住不起院的，所以出诊很多。抗日战争时期，父亲常带我冒着枪林弹雨奔波在湘江两岸救治伤员。父亲名望虽高，但一生清贫，他对经济特困的伤病员常常不收医药费，还自己垫钱帮患者买药，直至今天还有许多群众记得他、赞誉他。父亲良好的医德对我的影响很大。

几十年来，我之所以获得那么多群众的信赖，获得那么多伤患者的爱戴，获得党和人民那么多荣誉，是因为我时时刻刻要求自己要像父亲那样当个人民的好医生。要当个好医生，要为群众治好病，我的体会是靠两点：一是要在技术上精益求精，不要满足于一知半解；二是对患者要有善念和爱心。不要恋铜臭，贪"红包"。要当个骨伤科好医生，标准要更高些，"想"得更远些，把伤员治愈作为最基本的标准。患者的伤治好了，但残疾了，丧失劳动能力了，他今后的生活又该怎么办？他的老父老母、老婆孩子又该怎么办？党和政府千方百计扶贫济困，已脱贫的群众因伤（病）又返贫，这是我们当医生的最不愿看到的。"好医生"的标准要与扶贫致富联系起来。下面回忆记述一些实例，其目的在于启迪晚辈，把这种优良传统一代一代传下去。

患者夏先成，常宁瑶塘乡农民，1984年2月因锯木时树木砸伤下肢，造成下肢胫腓骨粉碎性骨折，在家请人用草药医治，致使皮肤溃烂，骨折断端外露，伤口溢出脓血，臭气难闻。3个月后，病情更加恶化，先后送到几家医院看病，都建议截肢。后慕名来到常宁县中医院，那天正是我的儿子值班，儿子考虑到本院的经济效益，见患者预交500元住院费有困难后，犹豫不决。我闻讯后，立即在住院通知单上签了"住院费由唐益扬负责"的意见。这个病号经过68天的治疗，康复出院，出院时他为支付576元的住院费，准备卖掉家里仅有的一间土砖瓦房。我得知后，立即找到他说："麻雀也应有个竹筒呀，你上有老下有小，房子卖不得，住院费由我来想办法解决。"于是，我报请常宁县卫生局批准，从社会救济款中解决300元，余款则从我工资中扣除。从那时至今，他仍是家里的主要劳动力，并像亲人一样与我往来。

患者张艳，高中生，黑龙江省兴安岭地区供销社干部张世文的女儿。1982年10月，平地跌伤，左手肱骨髁上骨折，在当地医院住院治疗了3个多月，经拍片检查，伤处对位对线尚可，但肘关节屈伸功能丧失，最后确诊为骨化肌炎，并令其出院。张艳家人万分着急，其父张世文带着女儿奔走数省医院求医，收效甚微。后经人介绍，来到常宁县中医院门诊部，由我接诊。我初步诊断患者右手肱骨髁上骨折后，造成骨化肌炎后遗症，已有年余。目前伤肢肿胀麻木，肘关节前沿有一硬块，坚硬如石，上肢僵直，五指屈伸功能受限。如不对症施治，将造成终身残疾，这对一个 17 岁的女学生来说将影响其一生。我建议她住院治疗，当患者家属了解到我当时在门诊为患者看病，不愿住院，而愿住常宁县招待所，由我在门诊主治。我采用中医的活血祛瘀、软坚散结的临证施治，除内服、外敷外，还使用手法弹拨将硬块分离，并每天进行两次功能锻炼。经过 54 天的治疗，患者伤肢功能基本恢复出院。在治疗期间，我未收患者家属一包烟、一瓶酒，患者家属非常感动，给医院送了一面"妙手回春"的锦旗，表示感谢。

患者张骥伏，48 岁，广东省基建工人。1994 年 6 月，从 4 层高的建筑物上失足跌地，四肢多处骨折，即送当地医院急救。经医院一位医生介绍，医院派专车前来接我出诊，我为他们的诚意所感动，乘车 16 小时，于当天深夜赶到广东省连州医院。因患者已 3 天 2 晚痛苦难忍，我当晚就做了初步处理，缓解患者痛苦。次日，经拍片发现：患者左手肱骨中 1/3 粉碎型骨折；右手桡尺双骨折；左足胫腓骨开放骨折；右大腿股骨下 1/3 骨折。据此，我建议将患者转常宁县中医院，由我儿唐梦雄主治。经过 3 个多月治疗，患者多处骨折对位对线良好，出院后经多次回访，仍在原工种岗位上劳动，患者至今还常来信感谢。

患者邓小英，12 岁，常宁县江河乡人。1993 年 7 月，小英不小心从高处坠下跌伤，造成左股骨上 1/3 骨折。当地农村医生误诊为髋关节脱位，治疗 20 多天后，伤肢错位重叠 2cm 多，形成跛腿。小英父亲十分着急，背着女儿步行约 15 千米来县城找我，我决定收留患者住院治疗。可是这个家庭极为困难，小英母亲已在 1 个多月前病故，家里还有个 3 岁的弟弟无人照管，加之双抢大忙季节，且又无钱办理住院手续，父女抱头痛哭，苦苦哀求我是否可以不住院。我在了解小英的家境后，决定到她的家里为其治疗。第一次我是带上医疗器械与他们同乘一部手扶拖拉机去的（因不通公交车），经手法复位后，在她的床头需要进行 24 天的骨性牵引，且每隔 6 天要复诊一次。我每次去她家，都是步行或自己找便车去的，仅在她家吃过一餐饭，治疗费分文未取。经过 45 天的治疗，患者痊愈，步履正常。

患者刘某，64 岁，祁东县金桥乡人。1991 年 12 月，从中国台湾回来探亲，途经广州时失足跌伤，右小腿胫骨上 1/3 横形骨折。由家里亲人接回祁东，再专车护送来常宁找我，这时我已退休在家，经过 2 个多月的治疗，患者步履自如出院。出院时，刘先生欲送我数千元的重礼，被我婉言谢绝。为此，刘先生到常宁县卫生局反映这个情况，并对大陆医生的医德、医风、医术大加赞赏，县卫生局领导对我的做法多次给予充分肯定。

1956年，我开始担任常宁县河洲区（今常宁市新河镇）联合诊所所长。当时该所是个无固定资产、自负盈亏的集体单位。全所2名内科医生，1名药师，1名接生员，加上我共5人，下属还有3个乡村诊所。河洲区属贫困地区，交通不便，无一条公路，只有湘江水路。如何把医疗诊所建设好，逐步改变当地缺医少药的困难局面，我感到担子很重，压力很大。我团结全区卫生人员，依靠上级卫生行政领导机关和当地政府的支持，逐步改善医疗条件。到1957年，该联合诊所发展成了河洲区医院，下属6个乡卫生院，共有职工47人，全区卫生系统实行人员统一调配、财经统一分配、药品统一调剂。在上级主管部门的支持下，这一年还开办了中医中药培训班，招收学徒12人，学期3年。第1年集中授课，由两名老中医讲课；第2年跟师见习，指定医生带教；第3年上岗实习。这批学徒后来都成了当地医院（卫生院）的技术骨干或管理人员，为发展农村医疗卫生事业做出了较大贡献。

在河洲区医院工作初期，我的医疗技术还不够成熟，于是我就一边工作，一边自学，白天诊治患者，晚上挑灯夜读。每治好一位患者，就认真总结经验，碰到疑难病例，就跑回家去请教父亲。父亲去世后，我曾向常宁县中医院詹镇川医生、祁东县中医院李安国医生、衡阳市城北区医院欧宝祥医生等拜访请教过多次。在工作中做到虚心学习，脚勤，手勤，口勤，我不光是在家坐等患者，还经常出诊，坚持做到随叫随到，上门问诊，追踪回访。经过几年的努力，我的医术有了较大提高，医院和我在当地也慢慢地有了些名气，来就诊的患者也多了起来。这时河洲医院只有20多张病床，患者多住不下，于是镇上的旅社和附近老百姓家里，也都住了不少骨伤科患者。这个时期，我除了做好医院的工作外，遇到重大伤亡事故还要出诊参加抢救工作。

1959年，祁东县因修建姊妹岭水库发生土方倒塌，受伤民工有29人，其中死亡2人，重伤9人。衡阳地区卫生局通知我去工地参加抢救，我二话未说，立即动身。由于当时交通不便，步行40千米，整整走了一天，到下午6时多才到达工地。当晚，我和当地医生一道对伤员进行了初步分类检诊和处置，其中腰椎压缩骨折1人、股骨骨折1人、下肢胫腓骨折1人、上肢肱骨骨折1人、桡骨远端骨折1人、软组织挫伤4人。在软组织挫伤患者中，有位女患者叫李小娥，31岁，下阴部大出血。次日，衡阳地区人民医院来了一位大夫，在县委领导陪同下，召集我们会诊。他在检查伤员和听取我们的诊断情况后，当场肯定我在没有X线设备的条件下，对伤员的诊断分类是清楚的。会诊后决定，将腰椎压缩骨折和股骨骨折两位患者送祁东县中医院治疗，其余7位患者留在工地由我主治，我无条件地接受了任务。

衡阳地区人民医院那位大夫离开时向我特别交代，注意观察李小娥的病情，有问题及时转往衡阳。当时大多数医生诊断时都将李小娥列为重病号，我经过仔细检查发现，她腹部平软，腰腿无骨折征象，下阴部无青紫红肿现象，大小便正常，无任何疑难症状。其实，李小娥正处于月经高潮期，没有外伤，所以我大胆地把她留在工地治疗。这次，我在工地住了9天，经过精心治疗，2个患者痊愈、5个患者基本好转，群众很满意。我离开时，工地送我一面锦旗，并燃放鞭炮欢送。我回医院不久，原在祁东县中医院接受治疗的2位患者也转来了河洲医院。

1960年，常宁县鹅院镇炼铁厂烟囱坍塌，6位工人受伤。当天晚上9点多钟，接到县委通知，要我去现场抢救伤员。河洲到鹅院村有25千米山路，官岭镇到鹅院村一段，我从未走过，而院里的医生年龄都大了，无人可与我做伴，于是我只好单身只影摸黑赶路，直到大天亮才到达现场，并立即给伤员做检查。有一位伤员腹部鼓胀，拒按，口渴难忍，两眼角膜充血，疼痛不已，且四肢无骨折脱位象征，据此我初步诊断是脾脏破裂，急需转院手术治疗，否则将有生命危险。领导根据我的建议，立即将伤员送往县人民医院抢救，结果该伤员于当日12时，经抢救无效死亡。其他5位伤员经诊断分别为左下肢股骨骨折1人、上肢骨折2人、软组织挫伤2人。根据领导安排，我留在现场坐诊，与工人同吃、同住在工棚，既当医生，又做护士。经过7天治疗，有4位患者基本痊愈，我嘱咐他们要定期来河洲医院复诊。只有一位下肢股骨骨折的患者，与我一同到河洲医院继续住院治疗。不久，5位患者全部治愈，恢复劳动能力。这一年，常宁县委、县政府为肯定我的成绩，鼓励我更好地为伤病员服务，先后评选、推荐我出席常宁县和衡阳地区两级先进工作者表彰大会。

我在河洲医院工作的后期，由于河洲医院骨伤科颇有名气，且地处偏僻、远离城区，不少领导干部都乐意来这家小医院看病、住院、休养。他们来河洲医院找我看病，我都能精精心治疗、倍加关照，甚至冒着风险加以保护。这段时间，我接诊、收治住院的领导干部先后有湖南省高级人民法院院长苗捷夫、衡阳地委书记廖仁柯、衡阳地区中级人民法院院长李建唐、常宁水口山矿务局党委书记曹大吉、郴州地委书记史述、零陵地委书记唐盛世的爱人谢阳秀、衡阳市湘衡化工厂党委书记徐以政、衡阳市卫生敷料厂党委书记彭先双等领导同志。山西籍南下干部李建唐，新中国成立后是常宁县第一任公安局长，后任祁阳县委书记、衡阳地区中级人民法院院长。1967年，李建唐被打成肋骨骨折和腰椎间盘滑脱，找我为其诊治，我将他安排在我家里与我同床住了两个多月，我用理筋刀挑法复位，肋骨骨折对位良好，经过精心治疗，腰部、肋骨愈后均无后遗症。后来李建唐同志复职，担任衡阳地区专员公署副专员，他对我当时采取保护措施，为他治愈多处伤病，多次表示感谢。

　　我在担任常宁县中医院副院长期间，除完成门诊、住院患者的诊治工作外，还着力主抓医院的业务技术建设。当时常宁县中医院只收治闭合性骨折、关节脱位患者，开放性骨折、陈旧性骨折的诊治尚未开展，碰到这样的患者都是转送到县人民医院由西医治疗。中医骨伤科只有学习西医外科，走中西医结合的道路，才能拓展空间，更具活力。我采取"派出去、调进来"的办法，要求中医院校毕业的医生学习西医，西医院校毕业的医生学习中医。先后派出 4 名中医进修西医，调入 2 名西医，并派出进修麻醉和中医外科。我的三儿子唐超雄是西医院校毕业的，1986 年医院便派他去河南洛阳正骨医院进修了 1 年，现在能很好地将中西医骨科融为一体，已成为医院骨外科的技术骨干，并担负起骨外科主任的重任。

　　20 世纪 80 年代，衡阳地区和湖南省卫生行政部门先后委托常宁县中医院举办过两期中医骨伤科学习班和一次全省中医骨伤科学术交流会。我充分利用这些机会，争取领导重视，抓紧促进常宁市中医医院的技术设施建设。比如湖南省卫生厅除为常宁市中医医院承办的学习班和学术交流会拨了专款外，还给常宁市中医医院装备 200mA X 光机 1 台，赠送手术器械（甲、乙级包）3 套，有力地改善了常宁市中医医院医疗设备条件。

　　医生需要塑造名望，医院需要打造品牌。品牌是无形资产，在市场经济条件下尤为重要。有名望的医生，有品牌的医院，求医看病的人多，经济效益才好，社会效益才会好。如何塑造名望？如何打造品牌？根据我行医 60 年、担任科室和医院管理工作的体会，我认为硬件建设（院园、院舍、医术、医疗设备等）很重要，而软件建设（医德、医风、管理制度等）也很重要，打造品牌，必须下大力气抓医院业务技术建设，而医院业务技术建设主要是人才培养和医疗设备的更新。从管理层面上讲，医院领导干部既要坚持教育人、引导人、鼓舞人、鞭策人，又要做到尊重人、理解人、关心人、帮助人。多办得人心、暖人心、稳人心的好事实事。只有这样，医院才有出名医的土壤和气候，医院的品牌才会打造得更加夺目亮丽。

　　（本文选自《祖传正骨疗法》，唐益扬著，唐裕扬、唐梦雄、唐超雄整理，湖南科学技术出版社，2005 年）

南詹正骨传承人肖运生临证经验

肖运生 肖 伟

中医对骨折的临床检查手法

在中医学的伟大宝库中，中医骨伤科之所以能久盛不衰，正是因为它是在我国劳动人民长期与各种伤科疾病做斗争中创造和发展起来的一门独立学科。中医在对骨折的诊断方面有着许多独特的方法，手法诊断就是其中之一，现结合临床实践谈谈手法诊断骨折。

一、手法诊断骨折的悠久历史

关于骨折的诊断手法，在我国现存最早的伤科专著《仙授理伤续断秘方》中就记述着"凡认损处，只须揣摸骨头平正不平正，便可见""凡左右损处，只相度骨缝，仔细捻捺，忖度便见大概"。通过医者之手对损伤局部的认真触摸就可以明辨损伤的性质，诊断是否骨折。清代的《医宗金鉴·正骨心法要旨》指出："但伤有轻重，而手法各有所宜。"对骨折的诊断提出了多种检查手法，结合治疗正式提出了"正骨八法"，并且说："摸者，用手细细摸其所伤之处，或骨断、骨碎、骨歪、骨整、骨软、骨硬……"通过手法诊断对骨折进行了分类。后来钱秀昌的《伤科补要》也指出："且骨有截断、碎断、斜断，骱有全脱、半脱，筋有弛纵、卷挛、翻转、离合。在其肉内以手扪之，自悉其情。"历代伤科专家对手法诊断骨折均有不少论述，可见运用中医骨伤科的手法诊断骨折有着悠久的历史。

手法诊断骨折是过去历代医家在没有 X 线检测设备的条件下，依靠长期临床实践积累起来的经验。对于当今发达的社会仍然有着不可忽视的作用。它可以在设备简陋的情况下及时地给予骨折患者明确的诊断，从而又为骨折患者的转送提供一个暂时合理的固定，减轻伤患者的痛苦。同时，在骨折复位时仍然要用手法检查是否完全对位，治疗也有赖于手法诊断。

二、手法诊断骨折的基本要求

为了提高骨折诊断的准确性，进行手法诊断应该掌握一些基本要求。

1. 要熟悉骨骼的正常生理解剖知识 人体共有206块骨骼，其中有大有小，有长有短，即使是四肢骨骼亦有圆有扁，有粗有细。《医宗金鉴》中指出："盖一身之骨体既非一致，而十二经筋之罗列序属又各不同"。在手法诊断前，对正常人体骨骼必须要有一个熟悉的了解，真正做到"知其体相，识其部位"。

2. 手法要灵活轻巧 为了使骨折的诊断明确，及时得到治疗，减少患者痛苦，在检查时切勿粗鲁。检查四肢骨折时必须以一手握住骨折远端作维持牵引，另一手再灵活轻巧地进行检查。躯干部骨折患者检查前的安放位置必须适当，真正达到"虽在肉里，以手扣之，自悉其情，法之所施，使患者不知其苦"。既能得出正确诊断，又使患者没有什么痛苦感觉。

3. 进行手法检查时要认真仔细推敲 手法检查就是通过医生的两手与患者肢体的接触（包括挤压叩击等）和患者在接受手法检查时的感觉来对骨折进行正确的诊断。因此，在手法检查时必须集中精神，认真仔细地分析检查的每一个体征，达到"机触于外，巧生于内"，进一步提高骨折诊断的准确率。

三、介绍几种手法诊断

1. 顺骨摸脊，由远而近 骨折后由于气滞血瘀，肿胀严重，或者骨折在肌肉比较丰厚的部位，临床诊断比较困难。但是根据人体解剖学特点，骨骼周围并不是都有比较丰厚的肌肉附着，有些部位在某一个侧面还是比较浅薄的。如大腿股骨干骨折，尽管大腿的前、后、内侧三方都有较大的肌群附着，但是外侧肌肉比较浅薄，顺着骨脊用手去触摸，骨折的类型就比较容易诊断。

在临床上，如胫骨的前脊、前臂的后侧、上臂的外侧，这些部位的骨折顺着其骨脊完全可以用手摸到。触摸时要由远而近，从骨折断端的两端远处摸起，逐步向断端靠拢，一次摸不到可以反复几次。如胫骨中段骨折，就用两手分别从骨胫的上下两端向中间触摸到骨折断端。也就是说，在望诊时预知骨折大概发生在哪个部位，而在触摸时必须与预知骨折的部位保持一定距离。患者在初摸时不会感觉到疼痛，放心地让你去检查。到了有明显疼痛的部位时，再仔细触摸骨折与望诊是不是相符合。顺骨摸脊、由远而近，既能得到明确的诊断，又能减轻患者痛苦。

2. 挤压叩击，由表及里 一般骨折通过手法触摸可以做出诊断，有些特殊部位或特殊骨折就必须另施手法——挤压叩击法。挤压就是用手挤压患处上下、左右、前后，如果发现有刺痛感表示骨折。叩击就是利用冲击力来辨明骨折的有无。看起来为两种诊断方法，但在检查时往往挤压叩击并施，同时运用，由表及里，通过人体表面的挤压叩击来反映骨折的有无及错位情况。

　　胸部、脊背、骨盆等处骨折，根据患者的受伤情况及痛苦表情在临床上怀疑有骨折，在没有进行X线检查前就可以用这种手法诊断是否有骨折。肋骨骨折断端无明显错位时，触摸不能发现骨折，但患者亦有直接外伤史，咳嗽、深呼吸时反映伤处疼痛，为了证实是否有骨折，就可以用两手掌相互挤压患者胸廓伤处有刺痛感，或直接用大拇指压挤伤处肋骨有浮沉感，则表示肋骨骨折。腕舟骨骨折无移位，在早期X线片中难以发现，通过对伤肢腕部鼻烟窝处压挤时患者的疼痛表现，也可以诊断是否有骨折。一些在早期X线片难以发现的骨折，能够通过由表及里挤压检查得出一个正确的诊断，从而减少临床误诊。

　　叩击是在外表触摸不能发现骨折或者是仅有压痛的情况下而施行的一种手法。如股骨颈囊内骨折无移位或者有嵌入，伤后肢体不外翻外旋，与健侧对比等长，臀部肌肉又丰厚，用触摸的方法得不出正确的诊断。可用一手掌贴于股骨大粗隆部，另一手握拳锤击其手背部，根据患者反映和疼痛的性质就可以诊断股骨颈有无骨折。脊柱骨折患者叩击头顶反映疼痛的部位往往与局部压痛相符合。在临床摸触已经有明显后凸畸形的不稳定性骨折和出现下肢截瘫的脊柱骨折则不能用叩击法。挤压叩击法检查可以避免在骨折诊断时不被一些表面现象所蒙蔽。

　　3. 摇摆触碰，由轻到重　一般手法检查诊断骨折是属于单纯骨折还是复杂骨折，是横断型骨折还是斜形骨折，以及复位情况比较困难，摇摆手法就可以解决这个不足之处。如四肢长骨的完全骨折和不完全性骨折，只要对骨折断端轻轻地摇动一下就可以感觉到。有些骨折的变形移位方问往往在摇摆中可以发现。通过在摇摆手法检查时骨折断端产生的骨擦音，还可以判断骨折属何种类型。如横断骨折断端产生的骨擦音脆而短，斜形骨折的骨擦音低而长，粉碎性骨折的骨擦音多而散乱，有如"淅淅"之声，骨裂或嵌入性骨折没有骨擦音。摇摆手法检查时要由轻到重，通过轻微摇摆触碰发现骨折，切忌用力过猛。如前臂不完全性骨折，虽然患者自己在活动前臂时就觉得伤肢有疼痛，在检查时只要轻轻地摇摆前臂便可观察到有异常活动感，或稍加大一点力量前臂就出现弯曲畸形，这样切忌用力过猛去进行摆摇而使不完全性骨折变成完全性骨折而错位，给复位治疗带来困难，施行摇摆手法时应该由轻到重缓缓进行。

　　触碰手法是用骨折的远端去顶碰骨折近端，如果有对抗阻力存在则表示断端部分或完全对位，而且无重叠移位，在整复时就应该维持原来位置再去矫正残留侧方移位，其牵引力亦不宜过大，避免断端分离。在骨折复位时也可以用触碰手法检查其对位情况，通过两个断端触碰阻力的大小来判断其对位多少。但施行触碰手法也要缓缓进行，不宜用力过猛，避免在对位不良的情况下增加断端重叠，或断端刺伤骨折周围神经血管等。

总之,骨折的诊断手法命名繁多,但是只要掌握手法诊断的基本要求及主要方法,在检查骨折时便可真正达到"手随心转,法从手出"。

(原载《中国中医骨伤杂志》1991 年第 7 卷第 1 期)

谈手法正骨概要

手法正骨在骨伤科治疗中有着重要地位,要抓住骨折复位的最佳时机,通过医者熟练的复位手法,使每位骨伤患者的骨折达到或接近解剖对位。对某些不能达到解剖对位的骨折,也应该根据患者的不同年龄、职业、骨折部位,力求达到功能复位。争取"早、一、好",也就是我们提出的早期、一次、复位成功。关于正骨手法,历代医家有不少论述。现在就一般新伤骨折和畸形愈合骨折两个方面来谈谈正骨手法。

一、一般新伤骨折

一般新伤骨折是指伤员骨折后,或骨折后复位不理想而畸形愈合。我们根据骨折后出现的断端重叠、成角、旋转、侧方移位等采取不同的正骨治疗手法。

1. 牵引手法　牵引是治疗骨折的首要方法,在整复骨折时牵引的好坏直接影响骨折的手法整复,无论是医者本人还是助手,都要力求掌握其牵引要领,也就是平时讲到的牵引方向、牵引力量,以及在整复骨折时要求变换牵引方向,调整牵引力量,即牵引的灵活性。

牵引方向:在对伤肢作对抗牵引时,先要顺着骨折的变形方向牵引,也就是说无论伤肢呈外旋、内收或外展、屈曲,在拔伸时要根据其变形方向牵引。在对抗牵引达到骨折重叠移位矫正后就要在牵引中及时进行旋转、屈伸、内收、外展,使伤肢处于或接近于解剖生理位置。

牵引力量:牵引力量的大小以达到骨折重叠消失为标准。力量大小要适中,拔伸牵引时力量宜大。手法整复时,当触及骨折无重叠者,以维持牵引力稳定骨折断端防止再重叠移位。牵引力量应视其伤者体质强弱、年龄大小、受伤部位不同而采用不同的牵引力量,否则就会出现一些部位的骨折断端分离,有时造成软组织嵌入骨折断端。因此,牵引力量要轻重适宜,持续稳定,尤其是成年人下肢骨折重叠移位较多,骨折稳定性不好,骨折比较复杂的情况下,应该在配合骨牵引下实施复位。

2. 整骨手法　骨折在重叠移位得到纠正后再整复骨折侧方移位,无重叠移位在维持牵引情况下整复侧方移位，若是分离移位者，则在通过维持牵引的情况下，触碰两断端，同时亦要矫正侧方移位。侧方移位分前后侧方移位、内外侧方移位，有碎骨片者在侧方移位的同时，还存在上下移位。

因此，侧方移位的手法整复错综复杂，必须抓住其要领，使凹者复起，凸者复平，两骨端相对，达到或争取达到解剖对位。

我们在继承先辈们的传统方法上应做到：一般骨折后有前后移位者，采取端提挤按法，端提骨折远端，挤按骨折近端，使其对位。有内外侧方移位者，则采用推、扳、挤、拿手法；要求术者一手握其近端向外端提，另一手推挤远端向内使其骨折复位。对一些既有分离移位，又有侧方移位者，在使用触碰手法解决分离移位的同时，利用上述方法再矫正侧方移位，以免由骨折分离而产生不愈合。对于一些在复位上还难以完全纠正的残余侧方移位者，可以采用摇摆法使断端进行上下摇摆碰撞以达到完全对位。有些骨折既有重叠移位又有明显成角畸形；或长斜面有侧方背靠背移位者；双骨折断端重叠严重或者交叉错位者；如四肢长骨骨折重叠超过3cm，牵引以使其重叠消失后可以进行折顶法，使骨折远端顺着近端牵引；如仍有部分重叠，这时可进行成角折顶，矫正重叠移位；骨折后的斜形骨折，骨折面背靠背者绝不能进行挤压来矫正侧方移位。这样可以采用回旋折顶使其复位。在临床上，整复手法多种多样，但一定要坚持做到"手随心转，法从手出""法使骤然人未知，伤者知痛骨已合"。

二、骨折畸形愈合后的折骨整复

畸形愈合骨折在此主要讲四肢长骨干骨折畸形愈合的手法折骨整复。畸形愈合骨折发生在1个月左右都可以进行闭合性手法折骨；超过一个半月以上，骨折断端无摇动感、照片有骨痂形成但不丰富，骨折线模糊但无骨小梁通过，也可以进行闭合性手法折骨整复固定。上肢配合臂丛麻醉或局部麻醉，下肢采用腰麻，以减轻患者痛苦，亦可松弛伤肢肌肉，有利于骨折复位。

其具体折骨方法如下。

1. 对于重叠面在2cm以内的横断型和1cm左右的短斜型骨折，以及双骨折断端在同一水平面的骨折，由术者两手紧握骨折远端，用膝盖部顶住断端，顺着骨折的变形方向，两手用力往后扳，膝部向前顶即可折骨，力量不够时可由助手补充。

2. 对于重叠面超过3cm的横断型和斜面超过2cm的长斜型骨折，以及双骨折断端不在同一水平面，如前臂、小腿骨折，为了避免手法折骨造成软组织严重挫伤，可由术者一手握住骨折近端作固定，一手握住骨折远端，按骨折断端侧方移位的变形方向，向内或向外施加适当的力量进行旋转、摇摆，使之形成的骨痂松解，以致骨折断端分开，再进行对抗牵引，也可以达到重新折骨的目的。畸形愈合骨折进行手法折骨后，根据"欲合先离，离而复合"的原则，再按照新伤骨折手法进行整复。

手法诊治骨折的历史悠久，其简便、易行的特点更适合基层医院医务人员所熟悉运用。当然，这一手法也有不少的局限性，在诊断方面，条件允许的情况下，还是尽可能借助 X 线片确诊，以免误诊、漏诊。在治疗方面，由于有些部位肌肉较丰厚，徒手牵引难以使骨折重叠消除，要配合骨牵引进行持续牵引。

手法复位尽管较开放复位内固定简便，医疗费用低廉，但随着人们生活水平的提高，患者的要求也在逐渐提高，一部分骨折难以达到解剖复位；关节内骨折、躯干部骨折更是如此。因此，必要时还是要考虑手术治疗，行切开复位内固定术。

（2015 年 11 月湖南省"南詹正骨"新技术研讨班发言稿）

临证随笔四则

一、正骨需得法

正骨，使断骨恢复原位也。骨折治疗，其手法十分重要，否则虽有灵丹妙药亦难以显效。《医宗金鉴》说："手法者，诚正骨之首务哉。"正骨手法的种类繁多，数千年以来，其名称各不一致。《医宗金鉴》中有"摸、接、端、提、按、摩、推、拿"正骨八法。近二十年来，天津医院提出了新的正骨八法，武汉医院亦有正骨十法。归根结底我们认为常用正骨方法实为两法：一是摸法，二是接法。其他不过是一些具体的诊断治疗方法而已。

摸：就是要"手摸心会"，得出一个正确的诊断。用手触摸伤处肌表，通过不同程度按压而诊断出骨折的错位形态。摸法不同于寻常的抚摸，应该有轻有重，轻重适宜。应注意由远到近，由表及里，由轻到重，明知伤处在，也要从较远的地方摸起，分散伤者（尤其是小孩）的注意力，如能用较轻的手法可以摸到骨折错位，就不要重触，增加伤者的痛苦。伤处肌肉丰厚，在表皮下难以触及诊断明确者，其触摸力也应该由轻到重。一些不完全性骨折决不能草率行事,造成完全性骨折而错位。这样，就可以达到"以手摸之，自悉其情"，得出一个正确的诊断。同时，摸法也是检查骨折复位是否成功的一种方法。

接：就是运用手法使断骨复归于旧也。骨折大都有一个共同的特点,即重叠、短缩、畸形。要使骨折得到正确的复位，就必须先纠正重叠，故曰："欲合先离"。这就需要拔伸牵引，牵引必须顺其伤肢的变形状态，沿其伤肢的纵轴而牵引。在牵引的同时进行拔伸，拔伸力也要由轻到重，徐徐进行，切忌粗暴鲁莽，一旦重叠牵出，伤肢长短相等就进行维持牵引。

有些骨折在拔伸牵引的同时就可以纠正其断端的错位，或稍微进行捺压、捏正就可以完全复位。在这种情况下就不要再去进行挤按。有些比较复杂的骨折，通过拔伸牵引错位仍不能纠正时，就要根据其不同的错位方向进行端、提、按、挤。方法的运用要灵活，切勿呆板，要做到"手随心转，法从手出"，使断折复续，陷者复起，碎者复完，突者复平，再进行适当的固定。

正骨只要得法，就能达到前人的要求，"法使骤然人不觉，患者知痛骨已拢"。

二、血活瘀则祛，瘀祛骨能接

创伤骨折，血离筋脉，淤积不散，阻其经络，则气血不得宣通，对于骨折的愈合也颇受影响。跌打损伤、活血祛瘀必在其先，瘀血一祛，气行血活，胀痛乃除，骨乃能接。无论是新伤还是陈伤，一旦临证，必诊其瘀血是否已祛。

原因有二：一为早期未用祛瘀之法而瘀血未祛；二为治疗不彻底，用药不妥，瘀血未尽。陈士铎指出："内治之法，必须以活血化瘀为先，血不活则瘀不能祛，瘀不祛则骨不能接。"此说是也。

吾师曾治吴某，男性，四十有八。因其左手肱骨干被石块击伤而骨折，据其自述，在当地治疗，只用木皮夹板捆扎固定，内服消炎西药，而未服中药活血祛瘀，月余，其伤肢肿硬不消，表皮青紫瘀斑未退，断端不连接。继后又求医三处，医者均认为肝肾气血亏虚，一直进以补剂，4个月后来吾院治疗，乃诊其脉缓涩，视其伤处红紫肿硬，触其断端仍有活动。予正骨复位，拟用王清任补阳还五汤加味，重用桃仁、红花、当归、川芎、赤芍活血祛瘀，加以莪术、炮甲珠，消肿散结，取其黄芪佐以补气，地龙通经络，气行血活瘀祛。加减化裁，连服二十余剂，局部肿硬消除，皮色如常，继而治二月余，故断端愈合，功能恢复。由此可知，血活瘀则祛，瘀祛骨能接。

三、孕妇损伤，治有良方

妇人怀子，继而损伤。欲祛瘀血又恐伤其子，故保其子则伤体不能疗。医者临证，思前想后，顾虑重重。

孕妇损伤，固胎必然重要，但仍需活血祛瘀。有瘀不祛，则血不活，气不行，痛不止，骨乃不接。吾师诊伤五十余载，治孕妇损伤者近千人。据其常用苏木、骨碎补、丹参三药，虽有活血祛瘀之功，但合理施用亦不损胎。苏木重用则破血，轻用则活血，并有止血之功，前人曰："苏木为大造，妙用少人知。"骨碎补能补肾安胎，又为活血壮筋治跌打损伤之用。丹参能祛瘀血，生新血，又能行血养血，被誉为"一味丹参，功同四物"。临床运用安胎和气饮（当归、生地黄、川芎、白芍、白术、黄芩、砂仁、香附）加苏木、骨碎补、丹参，收效较佳。

四、杉树脂治外伤尿浊

尿浊，是以小便浑浊，白如泔浆，而尿时尿道无痛苦为主证。其病常与肝肾两脏有关。外伤尿浊因其外伤所致，伤后脊椎骨折或有下肢截瘫，在伤后或治疗之中其小便浑浊，白如米泔，偶尔并有鸡蛋清样条状物。一般尿浊乃为脾胃湿热下注膀胱，或脾胃生湿，或气不化浊，膀胱之清气不能上升，浊气不能下降，常用萆薢分清饮、五苓散或补中益气汤即可治愈，而外伤尿浊却不能奏效。故遵用吾师先父之经验，在进行辨证治疗时加以适量杉树脂（即杉树皮断裂处流出的白色结晶物）煎服，临床运用无一不效。

以上医话四则曾得到吾师詹镇川先生生前亲自批改，在此叩谢恩师。

（原载《长江医话》征文 1985 年 7 月）

第三节　南詹正骨成功"申遗"

常宁，一方神奇的热土，物华天宝，地灵人杰。千百年潮起潮落，勤劳睿智、心高志远的常宁人，世代承袭崇文尚武之风，创造了灿烂辉煌的非物质文化遗产。常宁现存的非物质文化遗产资源丰富、多姿多彩，包括民间文学、传统音乐、传统戏剧、传统体育、传统美术（板画、雕刻）、传统医药和民俗等数十类。

这是常宁人民智慧的结晶、华夏文明的瑰宝，是常宁人心灵的家园、精神的寄托。

2016 年 10 月中旬，从省政府传来喜讯，常宁市中医院"南詹正骨"疗法被列入第四批省级非物质文化遗产代表性项目名录。4 项"南詹正骨"绝技被列入省首批 18 项中医药绝技。常宁市委、市政府已把"南詹正骨"申报国家级非物质文化遗产纳入"十三五"经济社会发展规划。

南詹正骨起源于 19 世纪末，是湖南中医正骨"南詹北张"两大主流派之一，传承百余年。其特点是独创的疏经术、理经刀、鹤嘴式手法整骨钳、詹式古法悬吊法及自制的三角板架外固定治疗儿童新鲜股骨干骨折、波浪板腰垫矫正胸腰段压缩骨折等治疗方法，操作简便、疗效显著。

常宁市中医院在继承南詹正骨的基础上，不断探索接骨技巧，创新接骨手法，将传统的手法接骨八法发展到手法接骨十二法。医院还规定各科室所收治的骨伤患者，能传统手法接骨的，绝不开刀做手术。2016 年头 11 个月，医院共收治各类骨伤住院患者 4452 名，其中传统手法接骨 2313 名，占 52％。

同时，该院被湖南中医药大学确定为教学医院，促进临床医疗与教学科研融为一体，提高了医院社会知名度，更好地指导临床医疗，提升医疗服务疗效。

一、南詹正骨驰名华夏，发展战略催生申遗

南詹正骨，又名"茅芦正骨医学"，是一种运用独特手法接骨和家传秘方自制的骨伤系列中成药来治疗骨折的传统医学。

南詹正骨起源于晚清，创始人詹顺庭为豪商保镖护送银货受伤而立志习医伤之术，在滇、黔、湘、桂、粤诸省师事十余人，吸纳众家之长而自创南詹正骨医学体系。行医期间，凭着南詹绝技——理经刀、手法整复、疏经术等救治众生，效果灵验，声名大震，踵门就医者络绎不绝。

1924 年，詹顺庭应邀为湘军总司令谭延闿和其高级将领治病，谭延闿亲笔题授"济世益民"的横匾，颁发甲级勋章一枚。

詹顺庭在水口山矿务局任职期间，凭借南詹正骨绝技治愈时任北伐军旅长何健母亲的骨折损伤疾病后，何健即拜詹顺庭为师。1932 年，已升任湖南省主席的何健邀请詹顺庭为全国第二届国术比赛高级医疗顾问。比赛第三天，北派一选手被南派选手从十多米高的擂台上击败坠地，气息奄奄。经詹顺庭施以理经刀、疏经术，伤者立起，自行回到原队，翌日长沙各报均以大字标题进行报道，咸称詹法师。何健以其术奇，书赠《今之华佗》四字匾额。从此，南詹正骨驰名全国，创始人詹顺庭成一代名医。

1933 年，詹顺庭应邀赴穗、桂为广东省主席陈济堂夫人和李宗仁治愈跌伤。

1935 年，詹顺庭应邀赴武汉、南昌为因坠机受伤的江西省主席熊式辉、湖北省主席杨永泰治病，因其实施手法整复、疏经术、药物治疗十分灵验，被称恩师。詹顺庭被请赴南京中国国医馆讲学。

时光荏苒。1956 年，詹顺庭之子、南詹正骨第二代传人詹镇川加入原常宁县中医院，组建骨伤科，先后授徒詹经山、谭辉刚、肖运生、詹衡湘、刘贻运等人。

1970年，南詹正骨第三代传人唐益扬调入原常宁县中医院任职，与师叔詹镇川共同发展南詹正骨，他先后担任医院骨伤科主任、业务院长；并授徒周贻栩、唐梦雄、唐超雄、雷怀钰、孙德贵；并与师叔詹镇川齐心协力，勤勉攻关，使南詹正骨技术得到较好传承与发展。

1973年，原衡阳地区卫生局和空军459医院来常宁举办一期学制一年的中医骨科学习班，学员40人。

1979年11月，由省卫生厅组织的"湖南省骨科经验交流会"在原常宁县中医院召开，与会专家和代表现场参观南詹正骨疗法，高度赞扬南詹正骨技术。

1980年，受省卫生厅委托，原常宁县中医院举办为期一年的"湖南省中医正骨学习班"，由南詹正骨第二代传人詹镇川、第三代传人唐益扬任主讲老师，来自全省各县市中医院50名医生参加该班学习培训，受益匪浅。

1982年初，詹镇川、唐益扬获"湖南省名老中医"称号。

1991年10月，南詹正骨第三代传人詹经山、詹衡湘等编撰整理的《秘传疏经术》由湖南科学技术出版社出版发行。

2000年，在南詹正骨学术思想指导下，该院组织骨伤研究所牵头的《波浪板腰垫矫正胸腰段椎体压缩性骨折的研究》成果，获得省中医药科技进步三等奖和衡阳市科技进步三等奖；2002年被列为省中医药推广应用技术项目。同年，南詹正骨骨伤研究所更名为南詹正骨研究所。

2005年8月，南詹正骨第三代传人唐益扬、第四代传人唐梦雄、唐超雄撰著的《祖传正骨疗法》，由湖南科学技术出版社出版发行。当年，肖运生获"湖南省农村名中医"称号。

2008年，常宁市中医院骨伤科被确定为湖南省重点专科建设项目。当年，南詹正骨第四代传人、骨伤一科主任雷怀钰牵头的《三角板架固定法治疗儿童股骨干骨折的临床研究》列入省中医药科研课题。7月，省中医药管理局在常宁市中医院召开《南詹正骨传统手法接骨新进展研讨班》，与会专家对南詹正骨取得的新成果给予充分肯定和高度赞扬。

2010年元月，常宁市中医院组织举行南詹正骨传承拜师大会。在院工作的28名传承弟子揖拜了南詹正骨创始人詹顺庭、第二代传人詹镇川、唐文轩画像，正式开启"南詹正骨"传承后人航班。

2011年，南詹正骨被常宁市委、市政府列入"十二五"发展规划。

同年7月，国家中医药管理局"医院管理年"活动检查评估常宁市中医院时，专家组对南詹正骨技术给予高度评价。

2012 年，常宁市中医院骨伤科通过省中医药管理局专家评审验收，重点专科建设达标。

2013 年 3 月，原解放军广州军区武汉总医院政委刘铁桥大校率领医学专家专程考察常宁市中医院骨伤科。医学专家现场观摩"南詹正骨"手法整复骨折，翔实了解理经刀、鹤嘴式整骨钳、疏经术等接骨技术和系列中成药临床应用情况。专家们对"南詹正骨"传统手法复位治疗骨折的疗效称赞不已。

2015 年 11 月，由省中西医结合学会骨伤科专业委员会主办，常宁市中医院承办的"南詹正骨疗法暨新技术新进展"讲习班开班。来自省内外 300 余名骨伤科专家和同行汇聚一堂，探讨南詹正骨学术思想和骨伤科相关学术问题，并与南詹正骨传人进行经验交流。

目前，南詹正骨除在全省影响较大外，广东、广西、云南、四川、江西、重庆、黑龙江、新疆、浙江等全国 15 个省市区均有患者慕名前来就医，社区外住院患者占医院收治骨伤住院患者数的 40% 以上，被誉为"湖湘骨科泰斗"。

二、勇立潮头敢为人先，"南詹正骨"成功申遗

常宁市荫田镇湾里村患者肖国秀，不小心在家楼梯上摔一跤，腰部感到剧烈疼痛，后被家人送到市中医院骨伤四科治疗，经医生检查诊断为腰 1 椎爆裂性骨折。

骨伤医师决定对患者采用传统手法复位治疗。在手法牵引复位时，运用"南詹正骨"的点、拨、牵引、旋转、挤压等手法，将其骨折部迅速复位，然后采用医院自制的波浪板腰垫给她外固定，同时运用"南詹正骨"祖传秘方研制的中成药口服治疗。经过科室 20 多天精心治疗，患者病愈出院。

邓芳文院长介绍，南詹正骨是以"茅芦正骨医学"理论体系为核心，灵活掌握中医正骨八法，自创接骨四法，熟练运用手法接骨技术，让患者在无痛或痛苦较轻的前提下，快捷、准确地将其骨折复位，配以鹤嘴式整骨钳、理经刀、杉木皮夹板外固定和卫气营血辨证及十二时辰子午流注用药等方法，进行综合治疗，费用低廉，疗效显著。

江山代有才人出，各领风骚数百年。邓芳文院长告诉记者，目前，该院南詹正骨传人 40 余人，能熟练掌握和运用南詹正骨技术。

2009 年 9 月，常宁市中医院迎来一位新的掌门人——邓芳文。他告诉记者，南詹正骨以传统手法整复骨折，体现中医药的"简、便、验、廉"，使骨折患者痛苦少，痊愈快，安全，便利。在医疗市场不断西化的背景下，南詹正骨坚持手法整复骨折、传统中药治疗疾病，传承和保留古老中医药文化，真正体现中医药的价值，在保护

人民健康方面显得尤为重要。

名医绝技，妙手回春。为使南詹正骨特色技术进一步升华，该院强化南詹正骨手法应用，使每一位南詹正骨传人娴熟掌握接骨技巧，都能达到在瞬间轻柔地将患者的骨折复位；同时，医院组织专门班子，成立南詹正骨研究所，收集整理骨伤泰斗詹顺庭及其传人手法接骨和疏经术的精髓，整理成为一部具有临床指导作用的南詹正骨专著；对医院骨伤系列中成药制剂进行临床应用研究，使之转化为科技成果。

自2010年至今，医院先后获得湖南省卫生计划生育委员会、湖南省中医药管理局科研课题3项，其中南詹正骨第四代代表性传承人主任医师尹新生主持的课题《詹氏消瘀酊治疗急性软组织损伤》荣获2016年度湖南省中医药科技进步三等奖。

南詹正骨以传统手法整复骨折，体现了中医药的"简、便、验、廉"，使骨折患者痛苦少，愈痊快，且安全，便利。在医疗市场不断西医化的背景下，南詹正骨坚持手法整复骨折、传统中药治疗疾病，传承和保留了古老中医药文化，真正体现了中医药的价值，在保护人民健康方面显得尤为重要。

为使南詹正骨特色技术进一步升华，常宁市中医院强化了南詹正骨手法的应用，使每一位南詹正骨传人娴熟掌握接骨技巧，都能达到在瞬间轻柔地将患者的骨折复位；同时，医院组织专门班子，成立南詹正骨科研攻关小组，收集整理骨伤泰斗詹顺庭及其传人手法接骨和疏经术的精髓，使之成为一部具有临床指导作用的医学专著；对医院骨伤系列中成药制剂进行临床应用研究，研究新剂型，创造新品种。

正是这种清醒与睿智，以邓芳文为首的常宁市中医院领导班子抢抓机遇，报请常宁市政府，按照申遗的程序和要求，聘请省内外专家考察论证，成立专门班子，于2012年4月正式拉开"南詹正骨"申报湖南省非物质文化遗产工作的序幕。

常宁市委、市政府全力支持南詹正骨申遗，并于2011年将发展南詹正骨列入常宁"十二五"发展规划，作为重点项目扶植。省中医药管理局于2012年将南詹正骨申遗工作列入全省中医工作计划。常宁市中医院成立了南詹正骨发展领导小组和申遗工作组，组建了南詹正骨研究中心，为发掘整理南詹正骨学术资料、开展传承、创新工作奠定了基础。同时，为使该工作落实到实处，医院建立了南詹正骨专项基金，计划每年投入专项经费不少于100万元，在常宁市委、市政府的支持下，同时引导社会力量参与保护，预计每年投入专项经费可达200万元。常宁市中医院"十二五"发展规划和年度工作计划，已把发展南詹正骨作为工作重点，制定了相关制度，建立了诊疗路径，规范了工作程序，并将其纳入医院目标管理。

三、南詹正骨薪火相传，中医国粹造福人民

2016年5月18日，湖南省传统医药非遗进校园活动在湖南中医药大学启动。南詹正骨与苗医药、小儿推拿、陈氏蜂疗等10余位非物质文化遗产代表性传承人走进校园，向大学生展示传统中医药绝技。

南詹正骨第四代代表性传承人、常宁市中医院副院长、主任医师尹新生从南詹正骨的特色、起源、专长绝技、治疗效果、传承与保护等6个方面详细介绍南詹正骨。现场展示南詹正骨各项专长绝技，全校师生反响热烈。

优秀的传统医药文化遗产，不仅仅属于一个国家、一个地区、一个民族，同时也属于全世界、全人类。保护本民族文化遗产，使之薪火相传，是义不容辞的责任和义务。

责任重于泰山。为使南詹正骨这一传统医学长盛不衰，更好地为人民健康服务，常宁市制定保护内容，采取保障措施，南詹正骨的保护内容在于传承与发展上。

南詹正骨手法整复技术——南詹正骨十二法及整骨钳的临床应用；杉木皮夹板外固定及其改良技术；理经刀与疏经术；按脏腑与卫气营血辨证施治和子午流注用药技术；家传秘方研制的骨伤系列中成药；波浪板腰垫治疗胸腰段椎体压缩性骨折的临床应用。

其保障措施是：

领导重视。在"南詹正骨"疗法被申报列入第四批省级非物质文化遗产代表性项目名录过程中，常宁市委、市政府咬定青山不放松，攻坚克难，强力推进申遗进程，诠释了"尊重科学、敢为人先、坚韧不拔、众志成城"的申遗精神。

"十八大报告对中医药事业再次强调'坚持中西医并重'、'扶持中医药和民族医药事业发展'，中医药事业应当有所作为。"常宁市委、市政府全力支持南詹正骨申遗，市委、市政府领导拍板：市直相关部门要坚定不移地支持南詹正骨申遗，市卫计局和市中医院要坚定不移地做好申报工作。"申报需要什么，市里就支持什么"。

常宁市委、市政府于2011年就将发展南詹正骨列入该市"十二五"发展规划，作为重点项目扶植。湖南省中医药管理局于2012年将南詹正骨申遗工作列入全省中医工作计划，确定医院为湖南省南詹正骨医院。并投入资金，大力支持南詹正骨传统制剂室建设，使管理更规范、制剂质量更优良、患者用药更方便有效。

组织保障。"南詹正骨"申遗投入大，项目多，技术要求高，程序复杂，争取支持是事关申遗成败的关键环节。为此，常宁市委、市政府积极向省、衡阳市汇报，争取项目和资金支持；积极与省内外专家和科研院校衔接，争取技术智力支持；从而形成从各级党委、政府到各方专家、学者以及相关部门共同支持"南詹正骨"申

遗的联动机制，加快申遗进程。

该院成立南詹正骨发展领导小组和申遗工作组，组建南詹正骨研究所，为发掘整理南詹正骨学术资料、开展传承、创新工作奠定基础。

人才保障。为使南詹正骨得到较好传承与发展，近几年医院梳理了南詹正骨传承谱，医院现有 38 名南詹正骨传承弟子。计划"十三五"期内，每年充实 2～3 名中医药院校本科及以上毕业生进入骨伤医师队伍，选派 3～5 名在职医师到上级医院进修培训，使南詹正骨技术队伍不断发展壮大。

资金保障。该院建立南詹正骨专项基金，计划每年投入专项经费不少于 30 万元，在常宁市委、市政府的支持下，引导社会力量参与保护，预计每年投入专项经费达60 万元以上。

措施保障。该院"十三五"发展规划和年度工作计划，已把发展南詹正骨作为工作重点，制定相关制度，建立诊疗路径，规范工作程序，将其纳入医院目标管理考核，与科室评先、绩效分配挂钩。

南詹正骨术，国医之瑰宝。邓芳文院长信心百倍谋未来："十三五"时期，该院将再接再厉将南詹正骨疗法申报国家级非物质文化遗产名录，让南詹正骨疗法更好地传承和保护，名扬华夏。记者真心希望"南詹正骨"这一传统医药的瑰宝，在世界文化遗产星空中闪耀出夺目的光芒！